J. Jerosch

J. Heisel

Das lumbale Facettensyndrom

2. Auflage

J. Jerosch
J. Heisel

Das lumbale Facettensyndrom

2. Auflage

Mit 80 Abbildungen und 17 Tabellen

Unter Mitarbeit von Norbert Schippers
und Pedro Michael Faustmann

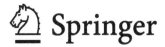

Prof. Dr. med. Jörg Jerosch
Johanna-Etienne-Krankenhaus, Orthopädie, Am Hasenberg 46, 41472 Neuss

Prof. Dr. med. Dr. h. c. mult. Jürgen Heisel
Fachkliniken I und II, Bereich Orthopädie, Immanuel-Kant-Str. 31, 72574 Bad Urach

Die 1. Auflage ist 1994 unter dem Titel »Das Facettensyndrom« beim Thieme-Verlag erschienen.

ISBN-10   3-540-27709-9 Springer Medizin Verlag Heidelberg
ISBN-13   978-3-540-27709-5 Springer Medizin Verlag Heidelberg

Bibliografische Information der Deutschen Bibliothek
Die Deutsche Bibliothek verzeichnet diese Publikation in der Deutschen Nationalbibliografie;
detaillierte bibliografische Daten sind im Internet über http://dnb.ddb.de abrufbar.

Springer Medizin Verlag.
Ein Unternehmen von Springer Science+Business Media
springer.de
© Springer Medizin Verlag Heidelberg 2006

Planung: Antje Lenzen
Projektmanagement: Lindrun Weber
Design und Umschlaggestaltung: deblik Berlin

SPIN 11427155
Satz: TypoStudio Tobias Schaedla, Heidelberg
Druck: Stürtz GmbH, Würzburg

Gedruckt auf säurefreiem Papier   2111 – 5 4 3 2 1 0

Geleitwort

Es ist dem bewährten Autorenteam Jerosch und Heisel wieder einmal gelungen, mit dem lumbalen Facettengelenk ein Thema aufzugreifen und systematisch zu bearbeiten, das von der Sache her, aber auch berufspolitisch von großer Bedeutung ist. Alle, die von sog. einfachen oder unspezifischen Kreuzschmerzen reden, die sich nicht erklären lassen und nur multimodal interdisziplinär zu behandeln sind, sollten dieses Buch lesen. Es enthält alle anatomischen und neurophysiologischen Grundlagen mit einer genauen Beschreibung der Krankheitsbilder, die von den lumbalen Wirbelgelenken und deren Umgebung ausgehen. Die zuständigen Fachbereiche Neuroanatomie (Faustmann), konservative Orthopädie (Heisel), orthopädische Chirurgie (Jerosch) und Neurochirurgie (Schippers) sind kompetent vertreten. Besonders hervorzuheben ist die Darstellung der verschiedenen konservativen und operativen Behandlungsmethoden beim Facettensyndrom. Die therapeutischen Ansätze ergeben sich aus der differenzierten Schmerzdiagnostik mit genauen klinischen und bildgebenden Untersuchungsbefunden, wobei der probatorischen Infiltration und der manualmedizinischen Untersuchung zur Ermittlung des Schmerzausgangspunktes eine besondere Bedeutung zukommt. Das Buch, mit seinem hohen Informationswert, ist nicht nur Orthopäden, sondern auch allen Ärzten anderer Fachrichtungen zu empfehlen, die Kreuzschmerzen behandeln, aber nicht wissen, woher diese kommen.

Prof. Dr. med. J. Krämer
Orthopädische Universitätsklinik Bochum

Vorwort

Das lumbale Facettengelenk konkurriert als Schmerzursache bei degenerationsbedingtem tiefem Rückenschmerz seit Beginn der Wirbelsäulenforschung ganz wesentlich mit der Bandscheibe. Nach den Berichten von Mixter und Barr fokussierte sich die Sicht des ärztlichen Therapeuten fast ausschließlich auf die Bandscheibenstrukturen der Lendenwirbelsäule. In den 70er und 80er Jahren des letzten Jahrhunderts wuchs dann zunehmend das Interesse auch am Facettengelenk. Es wurden inbesondere minimal invasive Verfahren in Form der perkutanen Facettendenervation inauguriert und intensiv klinisch erforscht. Die theoretischen neurophysiologischen Grundlagen hierzu wurden nur in einigen wenigen Basisarbeiten veröffentlicht. Die Euphorie der Kliniker reduzierte sich Anfang der 90er Jahre jedoch deutlich, als sorgfältige klinische Studien zeigten, dass die ursprünglich publizierten Erfolgsraten dieser Behandlungsmethode keinen dauerhaften Bestand zeitigten. Aus operativer Sicht wandte man sich daher vermehrt den Fusionsoperationen zu, um das Problem hier möglichst »endgültig« zu lösen. Auch hier blieben die Fehlschläge jedoch nicht lange aus. Leider gibt es nach wie vor nur wenige Studien, welche die Effektivität einer Fusion – in welcher Technik auch immer – beim chronischen tiefen Rückenschmerz belegen können.

Aus diesem Grund, aber auch wegen des gesundheitspolitischen Willens der letzten Jahre, die ambulanten Interventionen zu stärken, wuchs das Interesse wieder, am Facettengelenk minimal invasiv tätig werden zu können. Verschiedene Firmen haben diesen Trend aufgegriffen und bieten modernere Geräte an, mit denen sich eine perkutane Facettendenervation durchführen lässt. Instruktionskurse – beispielsweise von der IGOST organisiert, auf denen diese Techniken erlernt werden können – sind oft lange im Voraus ausgebucht. Aktuelle Literatur zu diesem Thema ist jedoch nicht nur im deutschen Sprachraum kaum vorhanden.

Unsere Zielsetzung war es deshalb, das gegenwärtige Wissen zum lumbalen Facettengelenk zusammenzutragen. Hierbei flossen eigene weitreichende Erfahrungen zu diesem Thema mit ein; zusätzlich wurden wesentliche Gesichtspunkte aus neuroanatomischer (Pedro Michael Faustmann) und neurochirurgischer Sicht (Norbert Schippers) mit eingebunden.

Jörg Jerosch, Neuss
Jürgen Heisel, Bad Urach

Inhaltsverzeichnis

4 Therapeutische Maßnahmen bei degenerativer Veränderungen der lumbalen Facettengelenke

5 Begutachtungsrichtlinien

6 Literaturverzeichnis

Mitarbeiterverzeichnis

Pedro M. Faustmann
PD Dr. med.
Ruhr-Universität Bochum
Abt. für Neuroanatomie und Molekulare
Hirnforschung
Universitätsstr. 150
44780 Bochum
Tel: 0234-32-24405
Fax: 0234-32-14089 oder 32-14655
Email: Pedro.M.Faustmann@ruhr-uni-bochum.de

Jürgen Heisel
Prof. Dr. med. Dr. h.c. mult.
Fachkliniken Hohenurach I und II
Chefarzt der orthopädischen Abteilung
Immanuel-Kant-Str. 31
72574 Bad Urach
Tel: 07125-151-1142
Fax: 07125-151-1144
Email: Katrin.salzer@fachkliniken-hohenurach.de

Jörg Jerosch
Prof. Dr. med. Dr. h.c. mult.
CA der Klinik für Orthopädie und Orthopädische
Chirurgie
Johanna-Etienne-Krankenhaus
Am Haselberg 46
41462 Neuss
Tel: 02131/529-2001
Fax: 02131/529-2015
Email: j.jerosch@jek-neuss.de

Norbert Schippers
Dr. med.
Oberarzt der Klinik für Orthopädie und Orthopädische
Chirurgie
Johanna-Etienne-Krankenhaus
Am Haselberg 46
41462 Neuss
Tel: 02131/529-2001
Fax: 02131/529-2015
Email: n.schippers@jek-neuss.de

Einleitung

1.1   Allgemeine Vorbemerkungen

Prävalenz und
Ursachen unspezifischer
Rückenschmerzen

Beschwerden im Bereich der Wirbelsäule stellen ein Hauptproblem im Bereich des Haltungs- und Bewegungsapparates dar. So waren im Jahre 1990 von 100 Versicherten 35 wegen Muskel- und Skeletterkrankungen arbeitsunfähig, davon mehr als die Hälfte wegen Rückenleiden. Die durchschnittliche Dauer der Arbeitsunfähigkeit betrug in diesen Fällen 22 Tage. Demoskopische Studien belegen eine jährliche Prävalenz lumbaler Rückenschmerzen zwischen 2 % und 5 %, die Inzidenz liegt bei 80 % (Nachemson 1985). Über den exakten Ursprung lumbaler Rückenschmerzen und deren genaue Ursache gibt es bis zum heutigen Tag noch keine allgemeingültigen Vorstellungen (Nachemson 1985, Mooney 1987b). In zunehmendem Maße werden jedoch die ätiologischen Faktoren für lang anhaltende Rückenschmerzen aufgedeckt. Neben anatomisch-pathologischen Gründen spielen auch psychologische und soziale Faktoren eine wichtige Rolle (Nachemson 1985, Haddad 1987, Steffen 1991). Als Ausgangspunkt für lokale lumbale Rückenschmerzen werden in erster Linie Strukturen des Bewegungssegmentes (Bandscheibe, Facetten- oder Wirbelgelenke, ligamentäre Verbindungen, Muskeln) angesehen (Nachemson 1985, Steffen et al. 1991). Die Wirbelgelenke der LWS sind fortwährend verschiedensten Kräften ausgesetzt, eine axiale Überbeanspruchung besonders der Bandscheiben bewirkt Veränderungen der gesamten Einheit (Farfan et al. 1981, Nachemson 1985, Steffen et al. 1991). Für eine erfolgreiche Behandlung von Rückenschmerzen im Lumbalbereich muss die **Therapie direkt auf die schmerzauslösenden Strukturen ausgerichtet** sein (Oudenhoven 1979, Mooney 1987, Bernard et al. 1987). Dafür ist eine exakte Diagnosefindung erforderlich; sie ist aber häufig schwierig (Oudenhoven 1979, Mooney 1987).

Schmerzen radikulären Ursprungs mit typischen neurologischen Symptomen lassen sich in den meisten Fällen adäquat diagnostizieren mit Hilfe einer:

- exakten Anamnese,
- detaillierten körperlichen Untersuchung und
- Anzahl apparativer Methoden.

Dagegen existieren für Patienten mit **therapieresistenten Lumbalgien ohne neurologische Auffälligkeiten** keine geeigneten selektierenden Untersuchungskriterien (Park 1980, Schulitz u. Lenz 1984, Steffen et al. 1991).

Problematik der ätiologischen Differenzierung sog. »unspezifischer« Rückenschmerzen

Die **diagnostische Abgrenzung akuter von chronischen Rückenschmerzen** einerseits und die **Ursachenfeststellung lumbalgieformer Beschwerden** andererseits ist bis heute in vielen Fällen aufgrund fehlender radiologischer (Long et al. 1988) oder anderer Diagnosekriterien (Park 1980, Jackson et al. 1988) nicht möglich (Schulitz u. Lenz 1984, Hedtmann et al. 1985, Nachemson 1985). Oft lassen sich nur unspezifische arthrotische Veränderungen und Asymmetrien an den Wirbelgelenken feststellen, die allerdings auch bei schmerzfreien Individuen gefunden werden können (Mooney u. Robertson 1976, Destouet et al. 1982). Ausstrahlende Schmerzen ohne Zeichen radikulärer Beteiligung, die nicht sicher bestimmten anatomischen Strukturen zugeordnet werden können (Hirsch et al. 1963,

Mooney u. Robertson 1976), werden pseudoradikulär oder »übertragen« genannt (Schulitz u. Lenz 1984). Viele Autoren gehen davon aus, dass diese im radikulären Versorgungsgebiet auftretenden Beschwerdebilder durch pathologische Prozesse im Bereich der gut innervierten Facetten- oder Wirbelgelenkskapseln zumindest mitverursacht werden. Die Frage, wo Schmerzen verspürt werden, wenn sie vom Innervationsgebiet der Facettengelenke ausgehen, ist ebenfalls nicht geklärt (McCall et al. 1979).

Über **Bedeutung und Häufigkeit der Facettenbeteiligung** bei Rückenschmerzen finden sich in der Literatur unterschiedliche Angaben. Ray (1982) geht davon aus, dass Rückenschmerzen in erster Linie von den kleinen Wirbelgelenken ausgelöst würden (»mechanical low-back pain«). Auch bei dem größten Teil der Patienten mit typischer diskogener Symptomatik und Spinalkanalstenose ohne neurologische Dysfunktionen oder Defizite haben die Schmerzen nach seiner Meinung ihren Ursprung in den Facettengelenken. Shealy (1976) gab an, dass 79 % seiner Patienten mit chronischen Rückenschmerzen eine Mitbeteiligung von einem oder mehreren Facettengelenken aufwiesen. Im selben Patientengut fand er nur einen Anteil von 1 %, bei denen die Rückenschmerzen von der Bandscheibe ausgingen, aber einen Anteil von 20 %, bei denen das Iliosakralgelenk der Auslöser war. Andere Untersucher konnten diese Erhebungen bestätigen. Viele Fakten weisen auf eine **Kombination von Facettenbeschwerden mit Bandscheibenvorfällen** hin (King u. Lagger 1976, Fidler 1981, Sluijter u. Mehta 1981, Ray 1982) – und damit auf eine Störung des gesamten Bewegungssegmentes – oder auf eine Spinalkanalstenose (Abel 1977, Bogduk 1980a, Ray 1982, Schellinger et al. 1987).

Lumbale Facetten-veränderungen als mögliche Ursache von Rückenschmerzen

Operationsverfahren wie **Nukleotomien** oder **stabilisierende Wirbelsäuleneingriffe** haben bei einem hohen Prozentsatz der Patienten langfristig **nicht** zu den gewünschten subjektiven Ergebnissen geführt. Nach einer Literaturübersicht von Spangfort (1972) führten Bandscheibenoperationen zwischen 1951 und 1970 nur in knapp 50 % der Fälle zu einer völligen Schmerzfreiheit. Krähe u. Zielke (1986) fanden bei 210 Patienten mit Stabilisierung des lumbosakralen Abschnittes durch eine distrahierende posterolaterale Spondylodese nach anfänglich nahezu kompletter Schmerzfreiheit ein Wiederauftreten der Beschwerden in 63,3 % der Fälle zu einem späteren Zeitpunkt. Aufgrund dieser eher unbefriedigenden Langzeittherapie-Erfolge vertraten einige Autoren die Ansicht, man habe möglicherweise – fehlgeleitet durch die Schmerzsymptomatik – jahrelang die falschen Strukturen behandelt (Hildebrand u. Weyland 1987). Aufgrund dieser diagnostisch unklaren und therapeutisch unbefriedigenden Situation sprechen sich einige Autoren für die bevorzugte Anwendung weniger invasiver Methoden aus (Pawl 1974).

Unbefriedigende Ergebnisse operativer Behandlungsverfahren

❶ **Wichtig**

Mit den **lokalen Maßnahmen an den Facettengelenken** (konservative Therapie, Facetteninfiltrationen, perkutane Thermo-/Kryokoagulation oder -denervation) verfügt man heute über wenig traumatisierende Behandlungsmethoden bei übertragenen Schmerzen mit Ursprung aus dem Bereich der kleinen Wirbelgelenke.

Die Behandlung eines Facettensyndroms, oder allgemeiner eines »Syndroms des R. medialis des lumbalen Ramus dorsalis«, mit Methoden geringer invasiver Potenz kann vor einer schwereren Operation bewahren (Bogduk 1980b). Aus einem publizierten Briefwechsel zwischen H.A. Wilkinson (1989) und D.M. Long über das »failed back surgery«-Syndrom lässt sich entnehmen, dass das Facettensyndrom oder schmerzvolle Arthralgien, hervorgerufen durch Bandscheibendegenerationen, immer noch schwierig zu diagnostizieren seien und infolgedessen eine konventionelle Operation zu schnell erwogen werde.

1.2   Inzidenz degenerativer LWS Beschwerden

Volkskrankheit »degenerative Wirbelsäulenerkrankungen«

Degenerative Erkrankungen der Wirbelsäule zählen zu den Volkskrankheiten. Rückenschmerzen aufgrund degenerativer Veränderungen stehen bezüglich der Ursache und auch der Lokalisation an der Spitze der täglich in Deutschland durchgeführten Schmerztherapien. Basisdaten des Bundesverbandes der pharmazeutischen Industrie aus den Jahren 1983/1984 zeigen, dass der Umsatz an Analgetika und Antirheumatika 1982 zusammen 781,8 Mill. DM betrug. Hierbei handelte es sich im Vergleich zum Jahre 1971 um eine Steigerung von 130 % (Grönemeyer u. Seibel 1989). Von diesen Aufwendungen entfallen schätzungsweise 30–40 % auf die Therapie von Rückenschmerzen.

Die **Häufigkeit von Kreuzschmerzen bei 30- bis 60-Jährigen** betrug 1983 (Biering-Sorensen 1983):

- bei Frauen   82–83 %,
- bei Männern   68–70 %

Ein Zusammenhang mit einer beruflichen Exposition bestand bei 52–60 % (Biering-Sorensen 1983). Nur 50 % der Patienten, die länger als 6 Monate mit Rückenschmerzen erkrankt waren, konnten wieder in den Arbeitsprozess reintegriert werden.

❶ Wichtig

Die Kosten für die vorzeitige Berentung liegen über den Therapiekosten.

60 % aller Invaliditätsanträge und der allergrößte Anteil aller Voranträge werden wegen rezidivierender und therapieresistenter Rückenschmerzen gestellt (Mau 1982).

Hohe Kosten für die Behandlung schmerzhafter Wirbelsäulensyndrome mit volkswirtschaftlicher Bedeutung

Nach statistischen Angaben der Allgemeinen Ortskrankenkassen führten schmerzhafte Wirbelsäulensyndrome 1981 in 700.000 Fällen zum Ausfall von 13 Millionen Arbeitstagen (Grönemeyer u. Seibel 1989). Allein die Kosten für kurative und rehabilitative Maßnahmen bei chronischen Rückenschmerzen und besonders zur Behandlung von Schmerzen der unteren Rumpfwirbelsäule belasten den Gesundheits- und Sozialetat enorm. In Großbritannien werden jährlich € 120 Millionen (pro Kopf € 2,10) und in den Vereinigten Staaten € 1,2 Milliarden (pro Kopf € 5,50) nur für die Behandlung der tiefen Rückenschmerzen (»low back pain«) aufgewendet.

Leider liegen zur Zeit keine umfassenden epidemiologischen Daten für die Bundesrepublik Deutschland vor. Der Bundesverband der Betriebskrankenkassen weist in der Statistik für das Jahr 1990 Rückenerkrankungen als die mit Abstand führende **Ursache für den Ausfall an Arbeitstagen** an:

- Degenerative Rückenerkrankungen 17,3 %,
- Verletzungen 14,2 %,
- Grippe und Erkältungskrankheiten 9,9 %,
- Magen-und Darmerkrankungen 6,5 %.

Die effektive Therapie von Rückenschmerzen mit Wiederherstellung der vollen Funktionsfähigkeit der Rumpfwirbelsäule ist nicht nur eine große medizinische, sondern auch eine volkswirtschaftliche Herausforderung.

Aus Quellen des statistischen Bundesamtes, der Krankenkassen und der Rentenversicherungen ist Folgendes zu entnehmen:

> **❶ Wichtig**
>
> Zur Zeit leiden mehr als 30 Millionen Menschen in Deutschland gelegentlich oder häufiger an Rückenschmerzen.
>
> - Rückenschmerzen sind zur Zeit nach wie vor der häufigste Grund für Krankschreibungen.
> - Über 300.000 Menschen werden jährlich wegen Rückenschmerzen stationär behandelt.
> - Jedes Jahr müssen rund 56.000 Beschäftigte aufgrund von Problemen mit ihrem Rücken in den vorzeitigen Ruhestand gehen.
> - Im Jahr 2002 haben Krankheiten des Muskel-Skelett-Systems in Deutschland Kosten von 25 Milliarden Euro verursacht.

1.3 Historischer Hintergrund

Goldthwait lenkte erstmals 1911 die Aufmerksamkeit auf die **Wirbelgelenke als Ursprungsort für Lumbago und Ischiasschmerzen**. Er schloss aus einer Einzelfallbeobachtung, dass posteriore Bandscheibenvorfälle vielfach für derartige Beschwerdebilder verantwortlich seien. Putti zeigte 1927, dass osteoarthritische Veränderungen der lumbalen Facettengelenke in allen Fällen der über 40-Jährigen seiner 75 Leichensektionen vorkamen. Der Begriff »Facettensyndrom« wurde schließlich 1933 von Ghormley eingeführt. Nach damaliger Auffassung waren Rückenschmerzen im Bereich der unteren Rumpfwirbelsäule auf Nervenwurzelkompressionen als pathologisches Resultat einer hypertrophischen Arthritis der kleinen hinteren Wirbelgelenke zurückzuführen (Goldwaith 1911, Putti 1927, Ghormley 1933). Badgeley (1941) und Sinclair et al. (1948) weisen auf **die Bedeutung der Facettengelenke für Rücken- und Beinschmerzen** hin. Nach Badgeleys (1941) Auffassung sind 80 % der Rückenbeschwerden oder ischialgieforme Schmerzen auf übertragene Irritationen und nicht auf eine echte radikuläre Beteiligung zurückzuführen. Durch diese Beobachtung und die erfolgreiche Behandlung von Bandscheibenvorfällen durch Mixter u. Barr (1934) wurde die allgemeine Aufmerksamkeit auf die Bandscheiben gelenkt. Die Bedeutung der Facettengelenke für die Schmerzgenese rückte zu diesem Zeitpunkt mehr in den Hintergrund.

Erstmalige Verwendung des Begriffes »Facettensyndrom«

Moderne neuroanatomische Betrachtungen zur Ursachenfindung des lumbalen Facettensyndroms

Erst Mitte der 50er Jahre richtete sich der Blick wieder auf **die lumbalen Facettengelenke, die lokalen Ligamente und Muskelgruppen als Ursprungsort für eine akute und/oder chronische Schmerzauslösung**, als Harris u. McNab (1954) sowie McRae (1955) degenerative Veränderungen der Wirbelbogengelenke als Folge von Bandscheibenverschleiß und -schrumpfung für das Aufkommen pseudoradikulärer Beschwerdebilder verantwortlich machten. Die Untersuchungen von Pederson et al. (1956) boten hierfür die erforderliche neuroanatomische Grundlage. Zu dieser veränderten Betrachtungsweise hatte beigetragen, dass sich durch Anästhetikainjektionen in Ligamente und Muskeln eine deutliche Symptomreduktion einstellte, anderereits durch Injektion einer hypertonen Kochsalzlösung in die gleichen Strukturen pathognomonische klinische Beschwerdebilder ausgelöst werden konnten (Steindler et al. 1938, Kellgren 1939, Inman u. Saunders 1944, Steindler 1948, Inman 1952, Feinstein et al. 1954). Hirsch et al. (1963) nutzten die von hypertoner Kochsalzlösung ausgehende bekannte schmerzauslösende Wirkung zu Schmerzreproduktionsanalysen, indem sie erstmals **Facetteninjektionen** durchführten und damit die bis dahin mutmaßliche Schmerzpotenz der lumbalen Wirbelbogengelenke nachwiesen. Aufsehen erregte 1971 die Publikation von Rees. Er berichtet über Behandlungserfolge von 99,8 % bei 2.000 Patienten mit Rückenschmerzen, die er seit 1960 mit seiner multiplen bilateralen perkutanen Rhizolyse erzielt haben wollte. In diesem Zusammenhang ist die Veröffentlichung von Spangforts (1972) Untersuchungen ein Jahr später hervorzuheben. Er fand bei Nachuntersuchungen von 2.500 Patienten nach lumbaler Bandscheibenoperation folgende Ergebnisse:

- komplette Schmerzfreiheit   60 %,
- Ischialgien waren vollständig verschwunden   77 %,
- Ischialgien waren zum Teil verschwunden   18 %,
- verbliebene Rückenschmerzen waren therapieresistent   31,5 %.

❗ **Wichtig**

Nach einer Übersicht der Weltliteratur führten lumbale Nukleotomien in den Jahren zwischen 1951 und 1970 in nur knapp 50 % der Fälle zu einer völligen Schmerzfreiheit. Bandscheibenoperationen wurden zu häufig und damit zu kritiklos indiziert.

Ein Umdenken wurde erforderlich. Auf der Grundlage der von Rees entwickelten »Rhizolyse« bot sich hier ein neuer Ansatzpunkt. Shealy (1975) führte seit 1970 eine **perkutane Thermokoagulation** zur Denervation der Facettengelenke durch. Seit Anfang der 70er Jahre folgten zahlreiche Publikationen, in denen über die von Rees entwickelte Methode und die nach Fox u. Rizzoli (1973), Shealy (1974), Bogduk u. Long (1980) und später nach Ray (1982) sukzessive den anatomischen Verhältnissen angepasste, weniger traumatisierende **Radiofrequenz-Denervation** mit unterschiedlichen klinischen Ergebnissen berichtet wurden (Marshall 1973, Shealy 1974, 1975, 1976, Pawl 1974, Mooney 1975, King u. Lagger 1976, Lazorthes et al. 1976, Ogsbury 1977, Oudenhoven 1981).

Anatomische, biomechanische und neurophysiologische Grundlagen

2.1   Anatomischer knöcherner Aufbau eines Bewegungssegmentes der Wirbelsäule

Das vertebrale Bewegungssegment als funktionelle Einheit der Rumpfwirbelsäule

Ein Bewegungssegment wird aus zwei benachbarten Wirbelkörpern gebildet, die anterior durch die Bandscheibe und posterior über die oberen und unteren Gelenkfortsätze verbunden sind (Bogduk 1979, Lippit 1984). Die Gelenkfortsätze (Processus articulares) bilden die (kleinen) **hinteren Wirbelgelenke** (Synonyma: **Facettengelenke, Wirbelbogengelenke;** anatomisch: Articulationes zygapophysiales) (◘ Abb. 2.1).

Jeder obere Gelenkfortsatz trägt auf seiner dorsolateralen Oberfläche eine prominente knöcherne Struktur, den **Processus mamillaris**. Dieser »Muskelhöcker« dient dem Ursprung der tiefen medialen Abschnitte der Mm. multifidi, die mit ihrer segmentalen Innervation aus dem medialen Ast des Ramus dorsalis nervi spinalis ebenfalls funktioneller Bestandteil des Bewegungssegmentes sind. Ein weiterer knöcherner Vorsprung erhebt sich von der dorsalen Oberfläche des Processus transversus (anatomisch: costarius oder costalis) nahe seiner Verbindung mit dem Processus articularis superior: Die Größe dieses **Processus accessorius**, bei dem es sich entwicklungsgeschichtlich-anatomisch um den eigentlichen Querfortsatz der Lendenwirbelkörper handelt, variiert intra- und interindividuell. Große Processus accessorii finden sich häufig an den Wirbelkörpern von L4 und L5. Zwischen beiden Processus findet sich zudem eine unterschiedlich tiefe mamilloakzessoriale Kerbe (Bogduk 2000) (◘ Abb. 2.2 a–c).

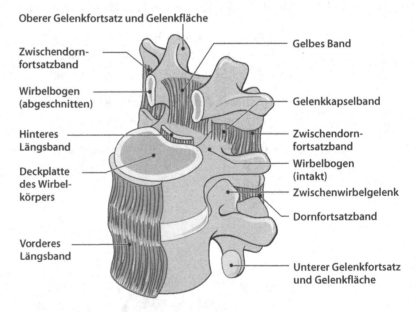

Oberer Gelenkfortsatz und Gelenkfläche

Zwischendorn-fortsatzband

Wirbelbogen (abgeschnitten)

Hinteres Längsband

Deckplatte des Wirbel-körpers

Vorderes Längsband

Gelbes Band

Gelenkkapselband

Zwischendorn-fortsatzband

Wirbelbogen (intakt)

Zwischenwirbelgelenk

Dornfortsatzband

Unterer Gelenkfortsatz und Gelenkfläche

◘ **Abb. 2.1.** Lumbale Wirbelverbindungen: Dargestellt sind die Anteile des passiven Bewegungsapparates (Knochen, Gelenke, Bänder, Bandscheibe). Auf die funktionellen aktiven Anteile des Bewegungsapparates im Segment, besonders die Mm. multifidi und die nervalen Leitungsbahnen wird weiter unten gesondert eingegangen

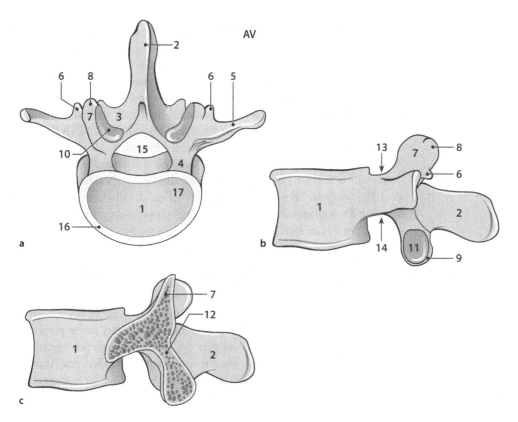

AV

☐ Abb. 2.2 a–c. Knöcherne Anatomie der lumbalen Wirbel. **a** Von oben betrachtet, **b** von der Seite betrachtet, **c** Interartikularportion. *1* Corpus vertebrae lumbalis, *2* Processus spinosus, *3* Lamina arcus vertebrae, *4* Pediculus arcus vertebrae, *5* Processus costalis (klinisch: Processus transversus), *6* Processus accessorius (entwicklungsgeschichtliches Relikt des anatomischen Processus transversus), *7* Processus articularis superior, *8* Processus mamillaris (Insertion der tiefen medialen Mm. multifidi), *9* Processus articularis inferior, *10* Facies articularis des Processus articularis superior (nach medial ausgerichtet), *11* Facies articularis des Processus articularis inferior (nach lateral ausgerichtet), *12* klinisch: Interartikularportion, *13* Incisura vertebralis superior (unterer Teil des entsprechenden Foramen intervertebrale), *14* Incisura vertebralis inferior (oberer Teil des entsprechenden Foramen intervertebrale), *15* Foramen vertebrale, *16* Epiphysis anularis corpus vertebrae, *17* Substantia spongiosa corpus vertebrae

2.2 Funktionelle Anatomie und Pathophysiologie der Bewegungssegmente der Wirbelsäule

Anatomie und Histologie der Bandscheibe

Der Zwischenwirbelraum wird von der Bandscheibe (Discus intervetrebralis) mit ihrem **Anulus fibrosus** und dem zentral gelegenen **Nucleus pulposus** ausgefüllt. Letzterer besteht zwar zu 70–90 % aus Wasser, enthält aber eine zähflüssige Grundsubstanz mit nur wenigen Knorpelzellen und bildet so ein inkompressibles Gelpolster als belastungsfähigen Puffer für Bewegungen zwischen zwei benachbarten Wirbelkörpern. Die gallertartige Struktur des Nucleus pulposus entsteht durch die Bindung der Wasseranteile an

Die lumbale Bandscheibe als Puffer axialer Belastungen der Rumpfwirbelsäule

Proteoglykane, die mit 65 % Trockengewichtanteil die größte Gruppe der festen Bestandteile dieses Faserkernes sind. Proteoglykaneinheiten werden durch mehrere Glykosaminoglykane gebildet, welche aus sich wiederholenden, längeren Zucker-Aminosäure-Zucker-Aminosäure-Struktureinheiten bestehen. Hyaluronsäure, Chondroitin-4-sulfat und -6-sulfat sowie das Keratansulfat stellen die typischen Glykosaminglykane der Bandscheibe dar. Die Proteoglykaneinheiten werden über Linkproteine und Hyaluronsäureketten zu Proteoglykanaggregaten stabil verbunden. Als wesentliches Proteoglykan der Bandscheiben konnte das Aggrekan identifiziert werden (Johnstone u. Bayliss 1995). Die Druckbelastbarkeit des Nukleus pulposus wird überwiegend über Typ-II-Kollagenfibrillen, die direkt oder indirekt über Typ-IX-Kollagenfibrillen mit den Proteoglykanaggregaten verbunden sind (Roberts et al. 1991).

Der **Anulus fibrosus** besteht im Gegensatz zum Nukleus pulposus überwiegend aus Typ-I-Kollagenfasern (50–60 %) und elastischen Fasern (10 %), die zusammen mit ca. 20 % Anteil an Proteoglykanen die wichtige kombinierte Dehnungs- und Druckbelastbarkeit ermöglichen (Best et al. 1994). Die konzentrisch angeordneten Kollagenfaserlamellen sind im anterioren und lateralen Anulus fibrosus zu dickeren Schichten angeordnet als im posterolateralen Abschnitt, so dass dort Einrisse des Anulus fibrosus prädisponiert sind (Taylor 1990). Die Kollagenfasern der inneren Lamellen des Anulus fibrosus strahlen in die funktionell zur Bandscheibe gehörenden vertebralen Endplatten der Wirbelkörper ein. Die vertebrale Endplatte besteht aus einer ca. 0,6–1,0 mm dicken Faserknorpelschicht, die bis zum jüngeren Erwachsenenalter in Richtung der Wirbeklkörper in eine hyaline Knorpelschicht übergeht, welche mit steigendem Lebensalter durch zunehmende Faserknorpelanteile ersetzt wird. Die äußeren Kollagenfaserlamellen des Anulus fibrosus liegen dem Epiphysenring der Wirbelkörper auf (◻ Abb. 2.3).

◻ **Abb. 2.3.** Histologie einer Bandscheibe: Ausschnitt aus dem Anulus fibrosus der Bandscheibe (Schwein, Paraffinschnitt, Massonfärbung, Präparat von Dr. Elisabeth Petrasch-Parwez und Annegrit Schlichting, Institut für Anatomie der Ruhr-Universität Bochum).
Der Anulus fibrosus besteht zum größten Teil aus Faserknorpel: Im Vordergrund stehen Typ-I-Kollagenfasern, die sich – im Gegensatz zum elastischen und hyalinen Knorpel – anfärben lassen und häufig eine fischgrätenmusterartige Textur aufweisen. Chondrozyten, deren Zellkerne rot gefärbt sind (ca. 5 μm Durchmesser), sind spärlich vorhanden. Die Chondrone sind überwiegend einzellig

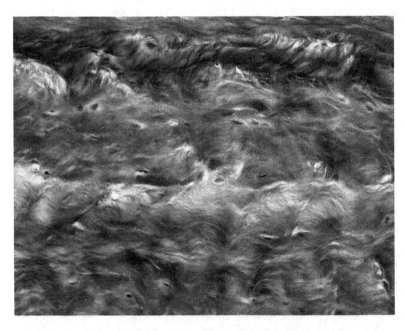

❶ Wichtig

Die Bandscheibe ist die größte gefäßlose Struktur des menschlichen Körpers.

Stoffwechselsituation der Bandscheibe

Für die **nutritive Versorgung der Bandscheibe** bestehen daher einige Besonderheiten (Holm et al. 1982, Holm u. Nachemson 1982, Holm u. Nachemson 1984, Nachemson 1985, Roberts et al. 1989, Taylor 1990, Oshima u. Urban 1992). Die Funktionsfähigkeit des Nukleus pulposus hängt von Diffusionsvorgängen durch den Annulus fibrosus und durch die Endplatten ab. **Subchondral sind ca. 10 % der vertebralen Endplatte direkt mit der Markhöhle verbunden**, über die die Nährstoffversorgung der Bandscheibe erfolgt. In der Mitte der Bandscheibe beträgt die Sauerstoffkonzentration jedoch nur 2–5 % der Peripherie, so dass in den Bandscheiben **hauptsächlich ein anaerober Stoffwechsel mit Laktatazidose** und leicht saurem pH abläuft. Eine **weitere Zunahme des anaeroben Stoffwechsels** unter pathologischen Bedingungen, besonders bei entzündlich bedingten Gewebereaktionen, geht einher mit:

- einer Zunahme an saurem Gewebemilieu,
- einem pH-Abfall,
- einer Reizung nozizeptiver Nervenendigungen in der Bandscheibe.

Degenerative Veränderungen als Ergebnis natürlichen Alterns oder von Verletzungen führen zu folgenden pathomorphologischen Veränderungen:

- Wasserverlust und Eindickung des Nukleus.
- Einrisse des Anulus.
- Bruch der Endplatten. Dadurch können mechanisch oder sekundär entzündlich-ödematös nozizeptive Nervenendigungen in der Bandscheibe gereizt werden.

Die Nervenversorgung der Bandscheibe (Faustmann 2004) und ihrer umgebenden Strukturen (ventrale Dura mater, Blutgefäße des Wirbelkanales, Periost der Wirbelkörper, Ligg. longitudinale posterius et anterius) erfolgt durch die Sinuvertebralnerven, die sog. Rami meningei. Hierbei handelt es sich um die ersten in die Foramina intervertebralia zurücklaufenden Abzweigungen des Ramus ventralis des Spinalnerven.

Die **sinuvertebralen Nerven** sind gemischte Nerven. Sie bestehen aus einer Radix spinalis aus dem Ramus ventralis und aus einer Radix sympathica, die aus dem Ramus communicans des Truncus sympathicus gespeist wird (Suseki et al. 1998, Ohtori et al. 2001). Die segmental entspringenden sinuvertebralen Nerven teilen sich im Segment in einen kürzeren Ast in Richtung des Lig. longitudinale posterius und die umgebenden Strukturen sowie in einen längeren, um die Bandscheibe und den Wirbelkörper herum laufenden, im Truncus sympathicus und im Lig. longitudinale anterius endenden Ast. Von besonderer funktioneller Bedeutung ist die über das Segment hinausgehende, zum Teil plexusartige Ausweitung der sinuvertebralen Nerven: Am menschlichen Föten konnten verschiedene Verlaufstypen der sinuvertebralen Nerven mit ein- oder zweisegmentalem kaudokranialen oder kraniokaudalen Verlauf, nach kranial und kaudal

Stoffwechsel der Bandscheibe vor allem über Diffusionsvorgänge

Sinuvertebralnerven aus dem Ramus ventralis als wichtige Struktur für die nervöse Versorgung der Bandscheibe

aufzweigend oder in Segmenthöhe kreuzend nachgewiesen werden (Groen et al. 1990). Hinzu kommen topographische Varianten der Rami communicantes mit nach Entfernung des M. psoas major oberflächlich schrägem oder tiefem queren Verlauf, wodurch ebenfalls die Segmentgrenzen überschritten werden (Higuchi u. Sato 2002). Experimentelle Untersuchungen an der Ratte konnten nach intradiskaler Tracerapplikation im Segment L5/6 nach sieben Tagen den Tracer (Fluoro-Gold) sowohl in den über die sinuvertebralen Plexus angeschlossenen Nervenwurzeln L3/4 und L5/S1 nachweisen, als auch in den weiter entfernten, über den Truncus sympathicus funktionell verbundenen Nervenwurzeln Th12/L1 und L2/3 (Ohtori et al. 2001). Zudem ließen sich tierexperimentell an der Ratte reflektorische Verbindungen zwischen den ventralen Anteilen der Bandscheibe L5/6 und dem L2 zugehörigen Hautareal des N. genitofemoralis nachweisen (Takahashi et al. 1996) (◘ Abb. 2.4).

Nervale Einsprossungen bei chronischen Schmerzphänomenen

In einer kontrollierten Studie konnte bei Patienten mit degenerierter Bandscheibe und chronischem Schmerzsyndrom eine **Zunahme freier Nervenendigungen im Anulus fibrosus** nachgewiesen werden (Brown et al 1997). Zudem fanden sich in degenerierten Bandscheiben **nervale Einsprossungen in den Nukleus pulposus** (Coppes et al. 1990, 1997). In einer kontrollierten Querschnittsstudie waren bei 50 % der Patienten mit chronischem Rückenschmerz nervale Einsprossungen mit erhöhtem Anteil an Mechanorezeptoren im Nukleus pulposus nachzuweisen, während sich in der Vergleichsgruppe von schmerzfreien Skoliosepatienten nur bei 15 % derartige Infiltrationen fanden (Freemont et al. 1997). Immunhistochemische

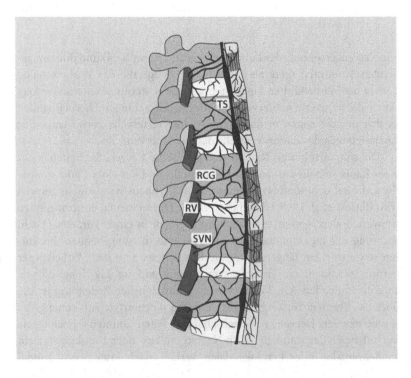

◘ **Abb. 2.4.** Sinuvertebraler Nerv: Schematische Zusammenfassung der plexusartigen Verbindungen des Ramus ventralis nervi spinalis (*RV*) mit dem Truncus sympathicus (*TS*) über die sinuvertebralen Nerven (*SVN*) und die Rami communicantes grisei (*RCG*) sowie der Innervation der Wirbelkörper und Bandscheiben. Im rechten Bildteil erkennt man die Innervation des Lig. longitudinale anterius

Untersuchungen an lumbalen Bandscheibenhernien konnten Substanz-P, sympathische C-Peptide und Neuropeptid-Y-positive sensorische und autonome Nervenendigungen nachweisen (Palmgren et al. 1996).

2.3   Anatomischer Aufbau der lumbalen Facettengelenke

Die lumbalen Facettengelenke werden durch die oberen und unteren Gelenkfortsätze benachbarter Wirbelkörper gebildet (◘ Abb. 2.5 a, b) (Bogduk 2000).

Die **Facettengelenke sind echte synoviale Gelenke** mit einer Gelenkfläche aus hyalinem Knorpel und einem Gelenkspalt, der von einer dünnen fibrösen Kapsel umgeben ist. Der Gelenkknorpel überzieht die Facetten in vier Zonen mit einer maximalen medialen Dicke von 2,0 mm. Der überwiegende Teil des Gelenkknorpels besteht aus kleinen Knorpelzellgruppen, die in eine Matrix von Glykosaminoglykanen und Typ-II-Kollagenfasern eingebettet sind, sich zur Oberfläche hin in Längsachse parallel ausrichten und von einer Kollagenfaserschicht (Lamina slendens) überdeckt werden (Giles 1992). Die Gelenkkapsel geht mit ihrem Ansatz weit über den artikulären Rand des Processus articularis inferior hinaus, läuft in obere und untere Recessus aus und wird von einer synovialen Membran ausgekleidet (Lippit 1984). Diese synoviale Membran bildet reiskorngroße Villi und Fettpolster, welche die Rezessus ausfüllen (Lewin et al. 1962). **Ultrastrukturell** lässt sich eine Zweischichtung der Kapsel mit einer inneren Schicht unregelmäßig

> Lumbale Facetten mit allen anatomischen Strukturen bilden ein echtes Körpergelenk

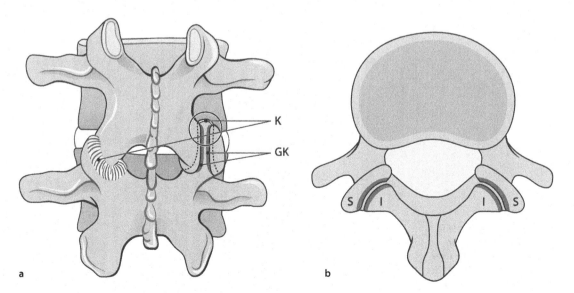

a   b

◘ **Abb. 2.5 a, b.** Anatomischer Aufbau des lumbalen Facettengelenkes: **a** Posteriore Ansicht L3/4 mit links unversehrter Kapsel (*K*), rechts entfernter Kapsel mit Darstellung des Gelenkknorpels (*GK*) und der Insertion der Gelenkkapsel (gepunktete Linie). **b** Transversalschnitt durch das Gelenk: Gelenkraum und Gelenkfacetten sind in der Transversalebene gebogen, Processus articularis superior (*S*), Processus articularis inferior (*I*)

ausgerichteter elastischer Fasern und einer äußeren Schicht dicht parallel verlaufender kollagener Fasern nachweisen (Yamashita et al. 1996).

Die Gelenke sind schräg und symmetrisch zur Sagittalebene angeordnet. Gelegentlich ist der Neigungsgrad zur Sagittalebene seitendifferent und führt damit zu einer Facettenasymmetrie (Tropismus) mit entsprechenden degenerativen Folgeerscheinungen (Schellinger et al. 1987). Da die Gelenkkapsel die knöcherne Artikulation locker umgibt, ist ein großer Bewegungsspielraum in verschiedene Richtungen möglich (Morris 1980). Der laterale Teil des Lig. flavum (Pars capsularis) verschmilzt mit der Kapsel des Facettengelenkes an deren medialen und superioren Bereich. Über die einzelnen lumbalen Segmente lassen sich für die verschiedenen Anteile des Lig. flavum (Partes capsularis, interlaminaris et spinalis) unterschiedliche Dickenprofile nachweisen (Grifka et al. 1997). Durch diese Anordnung stabilisiert das Ligament die Gelenkkapsel und verhindert bei Bewegungen ein Einklemmen der Kapsel zwischen die beiden Gelenkflächen und einen Vorfall in das Foramen (Mooney u. Robertson 1976). Eine **zusätzliche Stabilisierung der Gelenkkapsel** kann durch Faserzüge der Mm. multifidi erfolgen (Yamashita et al. 1996). An den Gelenkrändern sind Rezessus angelegt (Dory 1981). Von hier aus können sich synoviale Zotten, welche in Größe, Struktur und Erscheinungsform erheblich variieren können, Kollagen und Fett enthalten und eine reiche Gefäß- und Nervenversorgung aufweisen, zwischen die Gelenkknorpel hinein ausdehnen und die Form meniskusartiger Körper (fibroadipöse Menisci) annehmen. Ihnen wird **eine Schutzfunktion bei Flexionsbewegungen im Facettengelenk** zugeschrieben (Bogduk und Engel 1984, Lippit 1984, van Schalk et al. 1984, Bogduk 2000). Diese meniskusartigen Strukturen sind im oberen und unteren Gelenkrezessus lokalisiert und können mittels Facettenarthrographie sichtbar gemacht werden (Dory 1981) (◘ Abb. 2.6).

Ligg flava als sekundäre Stabilisatoren der lumbalen Facettengelenke

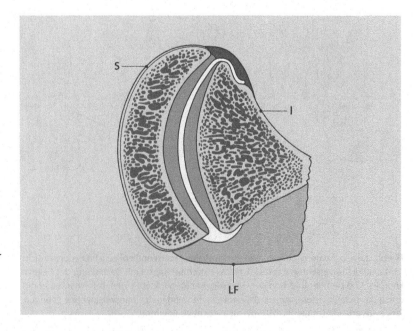

◘ **Abb. 2.6.** Facettengelenk im Transversalschnitt: Die Gelenkkapsel geht weit über den artikulierenden Anteil des Processus articularis inferior (*I*) hinaus. Der anteriore Anteil der Gelenkkapsel wird durch das Lig. flavum (Pars capsularis) (*LF*) gebildet. Processus articularis superior (*S*)

2.4   Biomechanische Funktion der Facettengelenke

Facettengelenke sind diarthrodiale Gleitgelenke, die wegen der lockeren Gelenkkapsel Bewegungen größeren Ausmaßes in verschiedene Richtungen ermöglichen (Morris 1980, Bogduk 2000). Diese hinteren Elemente des Bewegungssegmentes haben eine wichtige stabilisierende Funktion für die Wirbelsäule (Cyron u. Hutton 1980). Einerseits erlauben sie, andererseits beschränken sie die Beweglichkeit zwischen zwei benachbarten Wirbelkörpern (Cyron u. Hutton 1980, Paris 1983). Die relative Bewegung der spinalen Segmente wird durch die Stellung der Ebenen dieser Gelenke bestimmt. Im **Zervikalbereich** sind die Ebenen eher horizontal angeordnet und erlauben dadurch eine größere Beweglichkeit der Halswirbelsäule. Die fast vertikale Einstellung der Gelenkflächen in der **thorakalen Wirbelsäule** ermöglicht eine gute Rotation, gestattet aber nur eine geringe Seitwärtsneigung. Im Bereich der **lumbalen Wirbelsäule** ist die axiale Rotation eingeschränkt, dafür erlauben die lumbalen Facettengelenke Streckung, Beugung und Seitwärtsneigung in größerem Ausmaß (◘ Abb. 2.7 a, b).

Die Ebene der lumbalen Facettengelenke ändert sich von kranial nach kaudal (Cyron u. Hutton 1980). Die Stellung in der Sagittalebene (vertikale Orientierung) wird zunehmend in die Frontalebene (schräge Orientierung) gedreht. Der Neigungswinkel der beiden Facetten, bezogen auf den Wirbelkörper, verändert sich von 20° (Th12/L1), 10° (L1/2), 20° (L2/3), 40° (L3/4), 60° (L4/5) bis 100° (L5/S1) (Putz 1981). Diese **nach kaudal zunehmende Außenrotation der Facettenstellung** entwickelt sich im Laufe des Lebens bis hin zum adulten Stadium em ehesten funktionell durch einen mit dem aufrechten Sitzen und Stehen zunehmenden muskulären Zug der Mm. multifidi am Processus mamillaris (Bogduk 2000).

Rotation des Rumpfes in der BWS, Ante- und Reklination sowie Lateralflexion in der LWS

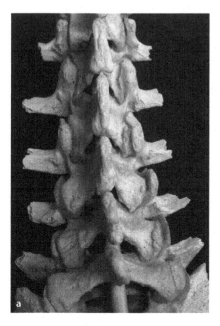
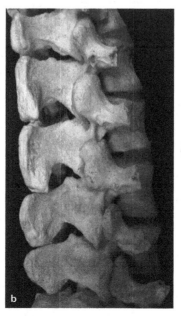

◘ **Abb. 2.7 a, b.** Facettenstellung: Lumbales knöchernes Wirbelsäulenpräparat aus der Sammlung des Institut für Anatomie der Ruhr-Universität Bochum. Die Stellung der Facettengelenke ändert sich von kranial nach kaudal von einer sagittalen in eine frontale Ausrichtung. **a** Dorsalansicht, **b** Rechtsseitenansicht

**Kombinierte
Bewegungsfunktionen
der LWS**

Im Prinzip sind im Bereich der Lendenwirbelsäule Bewegungen um alle 3 Achsen möglich. Das Bewegungsausmaß um die x-Achse (Flexion/ Extension) nimmt kaudalwärts zu. Die Lateralflexion ist am geringsten im lumbosakralen Übergang, die axiale Rotation ist hier allerdings am größten (Lumsden u. Morris 1968) (◘ Tab. 2.1). Neben den isolierten Bewegungen gibt es im Bereich der Lendenwirbelsäule auch immer Begleitbewegungen: So ist die Lateralflexion streng mit einer axialen Rotation gekoppelt (Miles u. Sullivan 1961, White u. Panjabi 1990). Dies führt an der Lendenwirbelsäule mit normaler Lordose im Zuge einer Lateralflexion zu einer zwangsläufigen Rotation zur Gegenseite. Ist die Lendenwirbelsäule flektiert, dann wird eine Lateralflexion zu einer Seite von einer axialen Rotation zu derselben Seite begleitet (Mitchell et al. 1979, Greenman u. Buerger 1984).

Neben der kraniokaudalen Veränderung der Neigungswinkel der lumbalen Facettengelenke lassen sich Orientierungs- und Kurvaturvarianten der Gelenke mit unterschiedlicher Häufigkeit nachweisen. So finden sich flache Facetten überwiegend im Bereich L5/S1 und gebogene häufiger in Höhe L2/3 und L3/4 (Bogduk 2000) (◘ Abb. 2.8 a–f).

Artikulärer Tropismus, gleichbedeutend mit Asymmetrie der Gelenke, ist allgemein verbreitet und wird am häufigsten in den unteren beiden lumbalen Gelenken beobachtet (Badgley 1941, Cyron u. Hutton 1980). Kräfte, die auf asymmetrisch orientierte Facetten einwirken, führen zu einer Instabilität des Wirbelgelenkes in Form einer Rotationsbewegung, wie Cyron und Hutton (1980) zeigen konnten. Dieser Rotationstendenz wird offensichtlich durch Wölbung (»cupping«) der Gelenkflächen entgegengewirkt, wodurch ein Gleiten verhindert wird. Durch eine Stabilisierung der Facetten kommt es aber zu einer einseitigen Erhöhung der Kompressionskräfte auf ein Facettengelenk und unter Einbeziehung der gut innervierten synovialen Strukturen zu Schmerzen (Cyron u. Hutton 1980).

Lorenz et al. (1983) führten **Belastungsstudien an Facettengelenken** von Leichenwirbelsäulen durch. Sie konnten mit drucksensitiven Filmen (Fuji-Folien) kontinuierlich den Kontaktdruck aufzeichnen und die Kontaktflächen bestimmen. Sie untersuchten Facettenbelastung, Spitzendruck und Veränderung der Kontaktfläche bei unterschiedlichen Belastungen und Haltungen. Die Studie zeigte besonders, dass die absolute Facettenbelastung trotz steigender Druckbelastung relativ konstant bleibt. Außerdem

◘ **Tab. 2.1.** Ausmaß der einzelnen Bewegungsausschläge im Bereich der Lendenwirbelsäule. (Nach White u. Panjabi 1990)

Bewegungs-segment	Flexion/Extension		Seitneigung		Axiale Rotation	
	Grenzwert	Mittelwert	Grenzwert	Mittelwert	Grenzwert	Mittelwert
L1–L2	5–6	12	3–8	6	1–3	2
L2–L3	8–18	14	3–10	6	1–3	2
L3–L4	6–17	15	4–12	8	1–3	2
L4–L5	9–21	16	3–9	6	1–3	2
L5–S1	10–24	17	2–6	3	0–2	2

konnte belegt werden, dass mit steigender Belastung in Streckhaltung die Kontaktflächen in einem Gelenk bei L2/L3 kranialwärts und bei L4/L5 kaudalwärts wandern (Lorenz et al. 1983).

Ähnliche biomechanische Versuche führten Dunlop et al. (1984) durch, um den **Einfluss unterschiedlicher Zwischenwirbelhöhen auf die Belastung der Facettengelenke** zu messen (Dunlop et al. 1984). Sie fanden, dass der Druck zwischen den Facetten signifikant mit verminderter Bandscheibenhöhe und wachsendem Streckungswinkel zunahm. Die Autoren sahen in diesen erhöhten Drücken eine mögliche Ursache für eine Facettengelenksbeschädigung. In ihren Experimenten stellten sie fest, dass eine Wulstbildung (»lipping«) der Wirbelkörper im Allgemeinen mit einer verminderten Bandscheibenhöhe einherging. Das von Lewin (1964) berichtete gemeinsame Auftreten einer Osteoarthritis der Facettengelenke mit einer Osteophytenbildung der Wirbelkörper und ihre eigenen Ergebnisse lassen die Autoren zu dem Schluss kommen, dass eine Osteoarthritis der Facettengelenke eine Folge degenerativer Bandscheibenerkrankungen sein kann (Lewin 1964, Dunlop et al.1984).

> Vermehrte axiale Druckbelastung der lumbalen Facettengelenke bei Höhenminderung des Zwischenwirbelraumes

Während in früheren konventionellen Röntgenuntersuchungen bei 90 % der Patienten mit Rückenschmerzen ein artikulärer Tropismus festgestellt wurde (Farfan u. Sullivan 1967), konnten in den meisten CT- und MRT-Untersuchungen keine signifikanten Zusammenhänge zwischen einem artikulären Tropismus und einer Bandscheibendegeneration und -hernierung gefunden werden (Hagg u. Wallner 1990, Noren et al. 1991, Cassidy et al. 1992, Grogan et al. 1997, Ko u. Park 1997, Berlemann et al. 1998, Park et al. 2001). Allerdings sehen aktuelle Untersuchungen einen Zusammenhang zwischen artikulären Tropismus und Bandscheibenhernien, besonders bei größeren Patienten (Karacan et al. 2004) und lateralen versus posterolateralen Bandscheibenhernien (Park et al. 2001).

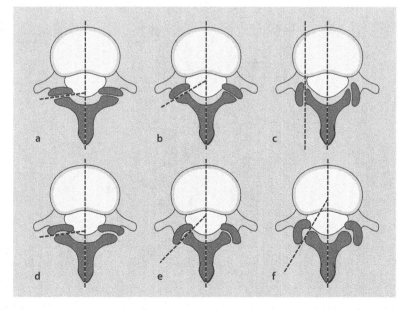

▢ **Abb. 2.8 a–f.** Facettenformen (Winkelgrade jeweils zur Sagittalebene).
a Flache Gelenke 90°,
b flache Gelenke 60°,
c parallel zur Sagittalebene,
d leicht gebogen 90°,
e C-förmig 45°,
f J-förmig 30°

2.5 Neuroanatomie der lumbalen Facettengelenke

Extraartikuläre Nervenversorgung

Die Nervenversorgung der lumbalen Facettengelenke ist die anatomische Grundlage für die Facettendenervation, die diesbezügliche Literatur wurde in Übersichtsartikeln von Bogduk (1983, 2000) ausführlich erläutert (Pedersen 1956, Stillwell 1956, Lewin et al. 1962, Bradley 1974, Bogduk u. Long 1979). Erwähnt seien in diesem Zusammenhang auch klinische Arbeiten (Lynch u. Taylor 1986, Bogduk u. Holmes 2000, Laslett et al. 2004, Lau et al. 2004, Greher et al. 2004). **Die lumbalen Facettengelenke werden von den medialen Ästen der Rami dorsales der Spinalnerven nervös versorgt** (◘ Abb. 2.9). Hervorzuheben ist, dass für jedes Facettengelenk eine Innervation aus zwei Segmenten nachgewiesen und allgemein akzeptiert ist (Stillwell 1956, Lewin et al.1962, Bogduk 1982, 1983, 2000, Lynch u. Taylor 1986). Ob eine Innervation aus drei Ebenen für jedes einzelne Facettengelenk besteht, wie von Paris (1983) beschrieben, ist von anderen Autoren bisher nicht bestätigt worden (Paris et al. 1980, O'Brian 1983, Lippit 1984, Lynch u. Taylor 1986, Bogduk 2000). Allerdings folgen die klinischen Schmerzausstrahlungen keinem verlässlichen segmentalen Muster, weshalb bei der **Schmerzgenerierung** Axonreflexe und funktionelle Verbindungen mit den sinuvertebralen Nervengeflechten über den

Jedes Facettengelenk wird aus zwei Segmenten nerval versorgt

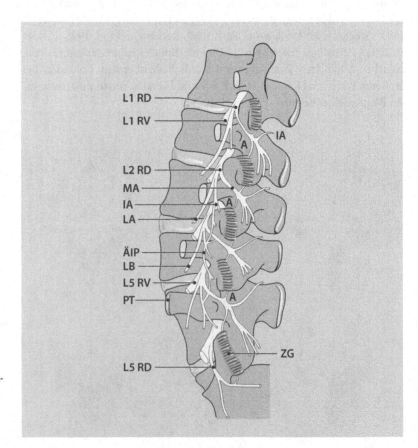

◘ **Abb. 2.9.** Neuroanatomie der Facettengelenke. Der mediale Ast (*MA*) des Ramus dorsalis (*RD*) gibt jeweils nach oben und unten einen artikulären Ast (*A*) zum Facettengelenk (Zygapophysialgelenk – *ZG*) ab. Über intermediäre Äste (IA und ÄIP) sind die Rami dorsales intersegmental plexusartig verbunden. *LA* und *LB* = Laterale Äste des Ramus dorsalis, *RV* = Ramus ventralis

Ramus ventralis nervi spinalis angenommen werden müssen (▶ Kap. 2.2). So konnte durch elektrische Stimulation des posterolateralen Anulus fibrosus der Bandscheibe eine **Verstärkung motorischer Aktionspotenziale in der paraspinalen Muskulatur** (Mm. multifidus et longissimus) nachgewiesen werden (Indahl et al. 1997). Diese Befunde sprechen für funktionell bedeutsame neuronale Verbindungen zwischen den rezeptiven Feldern mit ihren somatosensiblen und autonomen Afferenzen der Bandscheibe, die über die sinuvertebralen Neven aus dem Ramus ventralis des Spinalnerven und dem Truncus sympathicus stammen, und der paraspinalen Muskulatur, die über den medialen Ast des Ramus dorsalis des Spinalnerven innerviert wird (◘ Abb. 2.10). Eine Denervierung der paraspinalen Muskulatur kann immunhistochemisch über eine fehlende sarkolemmale

Zusätzliche nervale Verbindungen mit sinuvertebralen Nervengeflechten

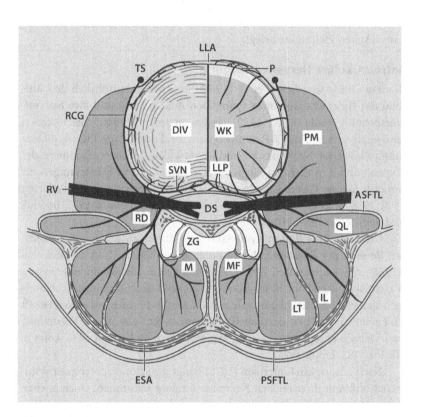

◘ **Abb. 2.10.** Neuroanatomie des Bewegungssegmentes.
Linke Seite in Höhe des Discus intervertebralis (*DIV*). **Rechte Seite** in Höhe des Wirbelkörpers (*WK*). *P* = Periost, *PM* = M. psoas major, *QL* = M. quadratus lumborum, *IL* = M. iliocostalis lumborum, *LT* = M. longissimus thoracis, *M* = M. multifidus, *ASFTL* = anteriore Schicht der Fascia thoracolumbalis, *PSFTL* = posteriore Schicht der Fascia thoracolumbalis, *ESA* = Aponeurose des M. erector spinae, *DS* = Duralsack, *ZG* = Zygapophysialgelenk = Facettengelenk, *LLP* = Lig. longitudinale posterius, *LLA* = Lig. longitudinale anterius, *RV* = Ramus ventralis nervi spinalis, *RD* = Ramus dorsalis nervi spinalis, *M* = medialer Ast des Ramus dorsalis nervi spinalis (Innervation der Facetten und des M. multifidus), *I* = intermediärer Ast (in der Längsachse plexusartig intersegmental verbunden), *L* = lateraler Ast des Ramus dorsalis nervi spinalis, *SVN* = sinuvertebraler Nerv (Ramus meningeus) aus dem Ramus ventralis nervi spinalis, *RCG* = Ramus communicans grisei (Verbindung des sinuvertebralen Nerven und des Ramus ventralis mit dem Truncus sympathicus), *TS* = Truncus sympathicus

Expression der neuronalen Stickoxidsynthase (nNOS) nachgewiesen werden (Zoidl et al. 2003).

Bogduk u. Long (1979) kritisierten bei der Facettendenervation die von verschiedenen Untersuchern vorgeschlagenen Zielpunkte für die Thermokoagulation (Fox u.Rizzoli 1973, Shealy 1975, Lora u. Long 1976) und die Ebene (Shealy 1975, Lora u. Long 1976), entlang welcher die Elektroden eingeführt werden. Bogduk (2000) zeigte anatomische Ungenauigkeiten bei den unterschiedlichen Neurotomieverfahren auf und sah hierin einen Grund für die differierenden untersucherabhängigen Erfolgsraten (s. dazu auch Lau et al. 2004). Aufgrund dieser Überlegungen und unter Einbeziehung der neuroanatomischen Untersuchungsergebnisse von Paris et al.(1980) und Paris (1983) entwickelte Ray (1982) neue Zielpunkte für die perkutane Thermokoagulation. Es liegt jedoch keine Studie vor, die signifikant bessere Behandlungsergebnisse bei Berücksichtigung der von Ray entwickelten Zielpunkte belegt.

Intraartikuläre Nervenversorgung

Auch synoviale Strukturen der lumbalen Facettengelenke sind nerval versorgt

Hadley (1961) und Lewin et al. (1962) beschrieben ausführlich den **Aufbau der Gelenkkapsel, ihrer synovialen Auskleidung und ihre Nervenversorgung**. Nade et al. (1980) fanden in jeder fibrösen Gelenkkapsel ein nozizeptives Typ-IV-Rezeptorsystem in Form eines Plexus dichter unmyelinisierter Nervenfasern und korpuskuläre Mechanorezeptoren der Typen I und II. Außerdem existieren eine Reihe weiterer Darstellungen zur Innervation der Gelenkkapseln durch sensorische Nervenfasern (Pedersen et al. 1956, Stillwell 1956, Wyke 1967, 1972, Wyke u. Polacek 1975, Bogduk u. Long 1979, Selby u. Paris 1981).

Über die **Beteiligung synovialer Strukturen an Schmerzprozessen im Bereich der Facettengelenke** publizierten bereits Kraft u. Levinthal (1951). Als Folgereaktion von Einklemmungen der Synovialmembran von Facettengelenken können schmerzverursachende Entzündungserscheinungen auftreten, die sich dann auch auf den Anulus fibrosus auswirken (Kraft u. Levinthal 1951) (s. dazu auch oben und ► Kap. 2.2). Diese Vorstellung war vielfach akzeptiert (Hadley 1961, Mooney u. Robertson 1976, Giles u. Taylor 1982, Lippit 1984).

Nach Mooney u. Robertson (1976) hängt die Schmerzpotenz der synovialen Villi mit ihrer reichen Nervenversorgung zusammen. Doch blieben Untersuchungen über lange Zeit den Nachweis einer eigenen nervösen Versorgung synovialer Villi schuldig (Nade et al. 1980, Giles u. Taylor 1987). Erst spät wurden auch nicht dem Gefäßverlauf folgende Nervenfasern gefunden und somit Mooney's Vermutung ein Jahrzehnt darauf bestätigt (Giles et al. 1986, Giles u. Taylor 1987, Giles 1987). Yamashiti et al. (1990) konnten 24 somatosensorische Rezeptoreinheiten an den Facettengelenken von männlichen Neuseelandkaninchen nachweisen. Sie fanden sich in der Region der Gelenkkapsel, dem Übergang zwischen Muskel und Sehne und im Lig. flavum. Sehr bemerkenswert war auch der Nachweis Substanz P-positiver Nervenfasern (► Kap. 2.6) (Giles 1987, Cavanaugh et al. 1997). Substanz P besitzt einen exzitatorischen Effekt auf nozizeptive wie auf propriozeptive Anteile der Kapsel (Yamashita et al. 1993).

2.6 Immunologische Erkenntnisse in der Schmerzphysiologie

Nozizeptor und neurogene Entzündung

Nozizeptive Axonterminale lassen sich ultrastrukturell als freie, nicht-korpuskuläre Nervenfaserendigungen mit lokalen axonalen Varikositäten darstellen (Andres u. v. Düring 1972, Iggo u. Andres 1982), wobei die funktionell bekannte Differenzierung modalspezifischer Nozizeptoren (Handwerker 1993, Mense 1996) morphologisch bisher nicht abgebildet werden kann. Die nozizeptiven Axone sind dünne myelinisierte A-δ und unmyelinisierte C-Fasern (v. Düring et al. 1995). Klinisch bedeutsam ist die gemeinsame Endigung mit marklosen Afferenzen anderer Sinnesmodalitäten (z. B. Temperatur) und vegetativen marklosen Nervenfasern im rezeptiven Feld (v. Düring u. Andres 1990).

Periphere Nozizeption durch freie Nervenfaserendigungen

❗ Wichtig

Nozizeptoren sind eine heterogene Gruppe von Nervenfaserendigungen primär afferenter Neurone, die nach weiteren zentralen Informationsverarbeitungen zur Sinneswahrnehmung »Schmerz« führen (s. dazu auch: Düring u. Fricke 2001).

Nozizeptive Ganglienzellen finden sich in den Ganglien aller Spinalnerven. Neben der afferenten Funktion der nozizeptiven Signalweiterleitung haben diese Ganglienzellen die efferente Fähigkeit, über einen Axonreflex im rezeptiven Feld Neuropeptide (z. B. Substanz P und Calcitonin-gene-related-peptide – CGRP) aus den axonalen Varikositäten zu sezernieren (v. Düring et al. 1990). Die **Freisetzung dieser Neuropeptide** induziert eine neurogene Entzündungsreaktion mit (Maggi 1995, Hakanson u. Wang 1996):

- Vasodilatation,
- Plasmaextravasation und
- Mastzellendegranulation.

CGRP-positive nervale Verbindungen konnten zwischen Anulus fibrosus und den sinuvertebralen Nerven sowie den Rami communicantes der Ratte nachgewiesen werden (Suseki et al. 1998), Substanz-P positive Nervenendigungen fanden sich auch in den synovialen Villi der Facettengelenke (Giles 1987). Neue therapeutische Einsätze selektiver Natriumkanalblocker werden diskutiert, nachdem in **bis zu 25 % der Patienten mit chronischem Rückenschmerz (n = 40) positive Immunreaktionen für die sensorischen neuronenspezifischen Natriumkanäle** SNS/PN3 und NaN/SNS2 im Lig. flavum und in den Gelenkkapseln der Facetten gefunden wurden (Bucknill et al. 2002). Hinzu kommt, wie neuere molekularbiologische Untersuchungen zeigen, dass neben spannungsabhängigen Ionenkanälen (VGSC = voltage gated sodium channel) protonengesteuerte Ionenkanäle aus der DEG/ENaC-Superfamilie (Degenerin/Epithelial Natrium Channel) in die Transduktion nozizeptiver mit Reize eingebunden sind (McCleskey u. Gold 1999).

Während eine durch Mastzellen vermittelte inflammatorischer Reaktion bei der Bandscheibendegeneration wahrscheinlich keine bedeutsame

Rolle spielt, kommt der **Freisetzung von Metalloproteasen und proinflammatorischer Zytokine** eine größere Rolle zu. In lediglich 18 % der untersuchten Bandscheiben (9 von 50) konnten Mastzellen nachgewiesen werden (Habtemariam et al. 1999). Dagegen wird als Ursache der Bandscheibendegeneration eher die Freisetzung von Fibronektinfragmenten diskutiert: Die im Rahmen der Entzündungsreaktion produzierten Metalloproteasen und Zytokine hemmen die Synthese von Matrixproteinen (Oegema et al. 2000).

Schon Anfang der 90er Jahre wurde auf die Rolle proinflammatorischer Zytokine im Rahmen der Schmerzentstehung bei degenerativen Bandscheiben- und Gelenkprozessen verwiesen (Wehling 1991). Es wurde postuliert, dass bei den Patienten infolge degenerativer Veränderungen an der Bandscheibe und den kleinen Wirbelgelenken **Entzündungsmediatoren** wie z. B. das Interleukin-I freigesetzt werden. Diese Mediatoren werden lokal durch die Synovialzellen der Facettengelenke und die Chondrozyten der Bandscheibe produziert. Die Mediatoren durchqueren die Synovialmembran bzw. verlassen den Bandscheibenraum und diffundieren zur Nervenwurzel, zu den Nervenendigungen und den Rezeptoren in der Nähe der kleinen Wirbelgelenke.

Wichtige Rolle der Entzündungsmediatoren bei der peripheren Schmerzauslösung

❗ **Wichtig**

Entzündungsmediatoren bewirken eine lokale Irritation des Nerven, gefolgt von einer Funktionsverschlechterung und Destabilisierung der Nervenmembran.

Neuere experimentelle Grundlagenuntersuchungen an Zellkulturmodellen zeigten, dass proinflammatorische Zytokine, welche von glialen und mononukleären Zellen produziert werden, elektrophysiologische Funktionsveränderungen von Nervenzellen und Astrozyten induzieren, indem sie die Expression und Funktion von Ionenkanälen und elektrischen Synapsen (»gap junction«) verändern (Köller et al. 1997, 1998, Faustmann et al. 2003).

Tierexperimentell induziert die intrathekale Gabe von Interleukin-1-β eine thermale Hyperalgesie über eine erhöhte Expression der induzierbaren Stickoxidsynthase (iNOS) im Rückenmark der Ratte (Sung et al. 2004). Experimentelle Untersuchungen an isolierten dorsalen Spinalwurzeln konnten zeigen, dass die mechanische Empfindlichkeit der rezeptiven Felder und damit die Schmerzempfindlichkeit nach Applikation proinflammatorischer Zytokine (Interleukin-1-β und Tumor-Nekrose-Faktor-α) steigt (Ozaktay et al. 2002).

Zusammenhang von neurogener Entzündung und Schmerzsyndrom unter funktionell klinischen Aspekten

Stimuli und Noxen, die über freie Nervenendigungen oder andere Schmerzrezeptoren unter Nutzung der afferenten und efferenten Nervenbahnen zu Schmerzsensationen führen, können nach Durchtrennung der entsprechenden Nervenbahnen keinerlei Schmerzen mehr auslösen. Eine weitgehende Zerstörung der Nervenversorgung, z. B. der Facettengelenke, führt aber häufig **nicht** zu einer Schmerzfreiheit in den durch den Ramus dorsalis innervierten Bereichen. Aufgrund der komplexen Vernetzung kann erwartungsgemäß nicht die gesamte Nervenversorgung eines Gelenkes durchtrennt werden. **Warum werden aber bei anderen Patienten durchaus gute bis sehr gute Ergebnisse bzgl. Schmerzfreiheit bei mutmaßlich gleicher Diagnose erzielt?**

Ergebnisse aus dem Bereich der Schmerzforschung können in diesem Zusammenhang von Bedeutung sein (Nachemson 1985, Mooney 1987b). Offenbar bestehen Zusammenhänge zwischen der Schmerzsuppression und dem Endorphinspiegel in der Zerebrospinalflüssigkeit (Puig et al. 1982, Terenius u. Tamsen 1982), basierend auf der Beobachtung, dass bei Patienten mit chronischen Rückenschmerzen verminderte Endorphinspiegel in der Zerebrospinalflüssigkeit vorliegen (Shyu et al. 1982). Im Zuge von Untersuchungen an **Patienten mit diabetischer Neuropathie** konnten folgende Erkenntnisse gewonnen werden:

— Nur im Vergleich zur gesunden Kontrollgruppe ließen sich signifikante Konzentrationsunterschiede für das β-Endorphin, nicht jedoch für die Precurser Substanz Proopiomelanocortin im Liquor cerebrospinalis nachweisen.

— Es fanden sich keine signifikanten Unterschiede für das β-Endorphin und seinen Precurser im Liquor zwischen den Patienten mit schmerzhafter vs. schmerzloser Neuropathie (Tsigos et al. 1995).

— Es ließen sich bisher keine Zusammenhänge zwischen der Stärke der Schmerzen und der Endorphinkonzentration nachweisen (Tsigos et al. 1995, Imasato et al. 1997).

— Umgekehrt führte die Aktivierung großer Muskelgruppen zu einem Anstieg des Endorphinspiegels in der Zerebrospinalflüssigkeit, damit verbunden ist eine Reduktion der Schmerzempfindlichkeit (Young 1979, Colt et al. 1981, Fraioli et al. 1980, Scott u.Gijsbers 1981).

Auch therapeutische tiefe Hirnstimulationen (mit Elektrodenpositionen im periventrikulären Höhlengrau und/oder im Nucleus ventralis posterolateralis thalami) induzierten bei chronischen, bisher therapierefraktären Schmerzpatienten signifikante Konzentrationserhöhungen der endogenen Opioidpeptide β-Endorphin und Methionin-Met-Enkephalin im Liquor (Young et al. 1993).

Die **Wirkung der Akupunktur**, besonders der Elektroakupunktur, wird u. a. auch mit der vermehrten Ausschüttung von Endorphinen in Verbindung gebracht (Ulett et al. 1998). Eine neuere klinisch-experimentelle kontrollierte und randomisierte Studie an Pferden stützt dieses über eine Endorphinausschüttung propagierte Wirkprinzip der Akupunktur (Skarda et al. 2002). Der **Opiatantagonist Naloxon schmälert den analgetischen Effekt einer Akupunktur**. Unter Berücksichtigung dieser Ergebnisse stellt sich die Frage, ob durch den Punktionsvorgang einer Facetteninfiltration oder einer Thermokoagulation möglicherweise nicht auch ein »Akupunktur«-Effekt erzielt wird. Hierdurch könnte auch erklärt werden, dass eine Facetteninfiltration mit physiologischer Kochsalzlösung zu einer Schmerzreduktion bei Patienten führen kann. Allerdings wird dabei nicht an klassischen Akupunkturpunkten stimuliert, sondern direkt am Ort des Schmerz-

Anatomisch komplexe Vernetzung der nervösen Versorgung der lumbalen Facettengelenke

Bedeutung des Endorphinspiegels für die Schmerzempfindung

Akupunktur und Schmerzempfindung

geschehens. So könnte man sich alternativ auch vorstellen, dass durch eine Kochsalzinfiltration die im Rahmen der neurogenen Entzündung vorliegende Gewebsazidose ausgeglichen wird, Ionenkonzentrationen und die Exzitabilität von Neuronen sich verändern und Konzentrationen proinflammatorischer Zytokine verdünnt werden.

Als **biologischer Marker** entzündlich bedingter Schmerzen wird die bei Patienten mit Bandscheibenvorfall und kurzer Schmerzanamnese gefundene erhöhe Konzentration des proinflammatorischen Zytokins Interleukin-8 im Liquor diskutiert. Andere proinflammatorischen Zytokine (Interleukin-1-β, Interleukin-6, Interferon-γ und Tumor-Nekrose-Faktor-α) ließen sich nicht in erhöhten Konzentrationen bei Patienten mit Bandscheibenprotrusion und Ischialgie nachweisen (Brisby et al. 2002). Dabei ist natürlich zu berücksichtigen, dass sich nicht alle lokoregionalen Prozesse durch sytemische Konzentrationsveränderungen der untersuchten Zytokine abbilden müssen, so dass solche Ergebnisse nicht dem Konzept und den experimentellen Befunden zur neurogenen Entzündung widersprechen.

Wie kompliziert die Wechselwirkungen zwischen den endogenen entzündungsregulierenden und den analgesierenden Systemen sind, wird an einer aktuellen Arbeit deutlich, die klinisch-experimentell zeigen konnte, dass das proinflammatorische Zytokin Interleukin-1 auch einen endogenen Regulator der therapeutischen Morphinanalgesie darstellt. Interleukin-1 ist dabei an der nach chronischer Opioidgabe möglichen Analgetikatoleranz und an der gesteigerten Schmerzempfindlichkeit beteiligt (Johnston et al. 2004).

Spezielle proinflammatorische Zytokine *(Randnotiz)*

2.7 Schmerzentstehung im Bereich der lumbalen Facettengelenke

Neben rein degenerativen Prozessen der kleinen Wirbelgelenke, die für die Schmerzauslösung in den Facettengelenken (pseudoradikulär) und Wurzelirritationen (radikulär) verantwortlich gemacht werden, können gleiche oder ähnliche (pseudoradikuläre) Schmerzen auch durch benachbarte Bandstrukturen wie das Ligg. flavum et interspinosum oder die lumbodorsale Faszie ausgelöst werden (Schulitz u. Lenz 1984). Selbst im Rahmen eines myofaszialen Schmerzsyndroms (King u. Lagger 1976) können entsprechende Beschweren auftreten. Des Weiteren können Verwachsungen im kleinen Becken sich mit dem Hauptsymptom Rückenschmerzen äußern (Krämer 1986).

Die Vielzahl der in der Literatur angegebenen Ursachen für die Schmerzentstehung im Bereich der lumbalen Facettengelenke können in unterschiedliche Rubriken eingeteilt werden. Hierzu zählen **humoral-entzündliche** Mechanismen (z. B. Arthritis), die **mechanische** Kompression einer Nervenwurzel (z. B. arthrotische Facettenhypertrophie mit lateraler Wirbelkanalstenose), der Zug an einer Nervenwurzel (z. B. durch eine Narbe), eine **Instabilität** oder eine **segmentale Funktionstörung** (z. B. »Blockierung«).

Randnotiz: Vielzahl ätiologisch bedeutsamer Faktoren für Facettenschmerz

> ❗ **Wichtig**
>
> In vielen Fällen greifen die unterschiedlichen Mechanismen derart inein-
> ander, dass eine Primär- oder Hauptursache oft nicht eindeutig definiert
> werden kann.

Im Folgenden werden die unterschiedlichen Ansätze zur Vorstellung der
Schmerzentstehung dargestellt.

Entzündung

Im Zuge einer lumbalen Facettenarthrose kann es zu Entzündung oder Einklemmung (Ursache für den plötzlichen Blockierungsschmerz) reichlich
innervierter kleiner synovialer Villi oder Fettpolster kommen (▶ Kap. 2.5)
(Hadley 1961, Mooney u. Robertson 1976, Destouet et al. 1982, Giles u.
Taylor 1982, 1987, Lippit 1984). Entzündungsprozesse können sich durch
myofasziale Gebiete ausbreiten und nahe gelegene Nervenwurzeln mit einbeziehen (Key 1924, Murthag 1984). Die hierfür verantwortlichen humo-
ralen Mechanismen sind im vorangegangenen Kapitel dargestellt worden.
Synovialzysten können eine weitere chronische Schmerzquelle darstellen.
Diese Gelenkkapsel-Aussackungen repräsentieren einen Zustand, der auf
einer Einklemmung von Synovia durch die Facettengelenkskapsel beruht
(Kao et al. 1974). Dieses synoviale Divertikel ist produktiv und hat häufig
einen dichten Ring, der frisches hämorrhagisches Material enthält (Mani
1983), das sich dann im Laufe mehrerer Wochen langsam auflöst. Kommt
es zur Strangulation der Zyste, erfolgt eine derartige spontane Auflösung
nicht mehr (Kao et al. 1968). Diese stenoseähnlichen Effekte mit dann
radikulärer Schmerzsymptomatik können durch Expansion der Facettengelenkskapsel als Folge von Flüssigkeitsbildung im Gelenk oder durch eine
entzündlich geschwollene Gelenkkapsel entstehen (Key 1924, Oppenheimer 1938, Dory 1981). Hierbei ist der Übergang von entzündlichen Ursachen zu Stenosen fließend.

Entzündliche myofasziale Veränderungen und synoviale Irritationen als schmerzauslösende Faktoren

Arthrose/Stenose

Die lumbale Facettenarthrose stellt durch die Entwicklung einer generali-
sierten Facettenhypertrophie, durch oberen Facettentropismus und fokale
Ostheophytenbildung eine bedeutende Ursache für die **Entwicklung lumbaler zentraler und lateraler Stenosen dar** (Epstein et al. 1972, Mooney
u. Robertson 1976, Carrera et al. 1980, Steffen et al.1991). Über die
Wechselwirkungen von Tropismus, degenerativen Facettengelenken und
Rückenschmerzen wurde bereits von einer Vielzahl von Autoren berichtet
(Fergusen 1934, Badgley 1941, Howard 1942, Hirsch 1966, Farfan u. Sullivan 1967). Degenerative Veränderungen entstehen oftmals als Folge einer
lange bestehenden Instabilität oder persistierender chronischer Reaktionen
von Synovialmembran und Kapsel der Facettengelenke (Mooney u. Robertson 1976, Ray 1982, Lippit 1984, Steffen et al. 1991). An verschiedenen
anatomischen Orten im Bereich der lumbalen Wirbelsäule kann es zu Ner-
veneinklemmungen kommen, die zu ähnlichen Symptomkomplexen mit
Rücken- und Beinschmerzen Anlass geben können. Eine Darstellung dieses
Problems unter besonderer Berücksichtigung des gemeinsamen Sympto-

Degenerative knöcherne Veränderungen der lumbalen Facettengelenke als Kofaktoren für die Schmerzentstehung

menkomplexes von Facettensyndrom, Sakroiliakalsyndrom, Piriformissyndrom und einer Nerveneinklemmung im lateralen Recessus lieferten Kirkaldy-Willis et al. (1979). Auch ein verknöchertes Lig. mamillo-accessorius kann durch Einklemmung des medialen Zweiges zu einer chronischen Schmerzursache werden (Bradley 1974, Sunderland 1978, Bogduk 1981).

Narbe

Hypertrophisches Narbengewebe nach vorausgegangenen Wirbelsäulenoperationen kann ebenfalls Nervenwurzeln irritieren und zu facettensyndromähnlichen Schmerzzuständen Anlass geben (Mooney 1975).

Instabilität

Lokale Segmentinstabilität als Schmerzursache

Verschiedene Autoren sehen eine Hauptursache für Rückenbeschwerden in **Segmentinstabilitäten der Wirbelsäule** (Mooney u. Robertson 1976, Ray 1982, Nachemson 1985). Die Zusammenhänge zwischen Instabilität und Entstehung der Schmerzen sind letztlich nicht vollständig aufgeklärt (Kirkeldy-Willis u. Farfan 1982, MacNab 1971, Nachemson 1984). An dieser Stelle sei jedoch angemerkt, dass der Begriff der lumbalen Instabilität bisher in keinster Weise exakt definiert ist.

Teilweise wird auch versucht, die degenerative segmentale Hypermobilität nativ-radiologisch durch Funktionsaufnahmen im seitlichen Strahlengang zu objektivieren. Hier werden in der Literatur gemäß Mitteilungen der einzelnen Autoren unterschiedliche Normalwerte und pathologische Werte angegeben. Nach Boden u. Wiesel (1990) spricht eine dynamische, d. h. eine unter Berücksichtigung der Extensions- und Flexionsaufnahme erfolgte antero-posteriore Translation von mehr als 3,0 mm bzw. 8 % der Wirbelkörperbreite für eine segmentale Hypermobilität.

> **❗ Wichtig**
>
> Bei chronischen Rückenschmerzsyndromen geht eine klinisch beobachtbare Symptombesserung mit einer verringerten Segmentmobilität einher (Lidström u. Zachrisson 1970).

Myofasziales Schmerzsyndrom

Auf das myofasziale Schmerzsyndrom soll wegen seiner von King u. Lagger (1976) hergestellten Beziehung zur Facettendenervation ausführlicher eingegangen werden. Durch Bandscheibenvorfälle in den Spinalkanal soll es durch Reizung beteiligter Strukturen (Anulus, Ligamente) zu schädlichen afferenten Nervenimpulsen kommen, die über die sinuvertebralen Nerven fortgeleitet werden. Dies führt zu einer reflexgesteuerten Muskelkontraktur, welche wiederum eine Immobilisation der Wirbelgelenke nach sich zieht. Eine verlängerte Muskelkontraktion zieht eine Belastung und Entzündung der Stützmuskulatur und der Bänder nach sich (King u. Lagger 1976). Es resultiert eine Verstärkung der schädlichen Nervenimpulse, wodurch das Fortbestehen der Muskelspasmen unterhalten wird. Damit ist der myofasziale **»Schmerzkreislauf«** geschlossen (Perl 1972, Berges 1973, King u. Lagger 1976).

Reflexgesteuerte Muskelirritation beim unspezifischen myofaszialen Schmerzsyndrom

Auch Entzündungserscheinigungen im Versorgungsgebiet des Ramus dorsalis können zu Muskelspasmen Anlass geben (Schellinger et al. 1987).

In Ligamenten und Stützmuskulatur vorkommende Triggerpunkte, die auch im Versorgungsgebiet des Ramus posterior liegen, sind für das myofasziale Schmerzsyndrom charakteristisch. Hiervon ausgehende Schmerzimpulse werden in Gebiete übertragen, die vom Ramus anterior der gleichen und der kontralateralen Spinalwurzel innerviert werden (King u. Lagger 1976).

Zum Themenkomplex des myofaszialen Schmerzsyndroms existiert umfassende Literatur (Berges 1973, Bogduk u. Munro 1973, Wyke u. Polacek 1975, King u. Lagger 1976, Nade et al. 1978, Bogduk 1981, 1983). Eine Differenzialdiagnose zwischen myofaszialen Schmerzsyndromen und anderen allgemeinen Ursachen für lumbale Rückenschmerzen wie Facettensyndrom, Bandscheibenvorfall und Lateralstenose ist schwierig, da sich Referenzzonen der Schmerzübertragung überlappen (Freiberg 1937, Travell u. Rinzler 1952, Pace u. Nagle 1976, Simons u. Travell 1982, 1983, 1984, Neidre u. MacNab 1983, Jokle 1984, Simons 1985, Bernard u. Kirkaldy-Willis 1987).

Sonstiges

Für die Entstehung chronischer Rückenschmerzen sind **anatomische Hochrisikofaktoren** bekannt. Ray (1982) und Burton (1977b) listeten hier bestimmte kongenitale Anomalien (besonders bei jungen Patienten) wie z. B. eine Spina bifida occulta, eine anomale Position oder Orientierung von Facetten, Teillumbalisationen und -sakralisationen, hyperplastische oder hypoplastische Facetten oder Processus transversi, Teilfusionen von Segmenten, eine Skoliose, ein niedrig liegendes Becken, Beinlängendifferenzen oder Pars interarticularis-Defekte auf. Ein erhöhtes Risiko für die Entstehung chronischer Rückenschmerzen tragen weiterhin Patienten mit einem Kissing spine-Syndrom (Baastrup-Syndrom) bei anlagebedingter Vergrößerung der Dornfortsätze und bei verstärkter Lendenlordose. An ihren Kontaktflächen kommt es zur Ausbildung von Nearthrosen (Hipp et al.1989).

Eine Spondylolisthese, eine kongenitale oder traumatische Kyphose, eine Scheuermann-Erkrankung mit Beteiligung von mindestens zwei lumbalen Wirbelkörpern werden ebenfalls als mögliche Ursachen für chronische Schmerzzustände im Zusammenhang mit den Facettengelenken angesehen (Sorenson 1964, Nachemson 1985). Letztlich seien Systemerkrankungen mit chronischen Rückenschmerzen erwähnt: Spondylosis ankylosans, seronegative Spondylarthritiden (M. Reiter, M. Bechterew, Psoriasis, Colitis ulcerosa, M. Crohn etc.), Osteoporose (Nachemson 1985).

> Angeborene oder erworbene anatomische Malformationen als Schmerzursache

2.8   Definition des lumbalen Facettensyndroms

Die »klassische« Definition des lumbalen Facettensyndroms bezeichnet ein Schmerzbild, das seinen **Ursprung in den kleinen Wirbelgelenken** hat (Lenz u. Schultz 1980), und das zu den chronisch-rezidivierenden mechanischen (»mechanical low back syndrom«, Ray 1982) Kreuzschmerzen gehört (Krämer 1986). Biomechanisch betrachtet leitet es sich als Folge einer Höhenminderung des Bewegungssegmentes (Degeneration, Bandscheibenoperation) ab. Über eine Mobilitätszunahme des Bewegungssegmentes und hierdurch gegebener lokaler Instabilität entwickeln sich

> Facettensyndrom als chronisch rezidivierender, mechanisch ausgelöster Kreuzschmerz

Über- und Fehlbeanspruchungen der Wirbelgelenkskapsel (Hedtmann et al. 1985). Es kommt durch Alteration der durch den Ramus dorsalis über mehrere Segmente versorgten gelenkverbindenden Weichteile zu sog. pseudoradikulären (übertragenen) Schmerzen (Steffen et al. 1991, Jerosch u. Castro 1993). Dieses klinische Bild wird übereinstimmend als Facettensyndrom bezeichnet. Allerdings ist das Auftreten der übertragenen Schmerzen, die bis zum Knie, selten auch bis zum Fuß (Mooney u. Robertson 1976) angegeben werden, nicht obligat.

Synonym = R.-dorsalis-Syndrom

Da **neben Schmerzen auch Beeinträchtigungen der Rückenstreckmuskulatur**, die ebenfalls durch den Ramus dorsalis innerviert wird, auftreten (Schulitz u. Lenz 1984) und es außerdem reflektorisch zu einer gegenseitigen Verstärkung kommt (Berges 1973), bevorzugt Bogduk (1980b) den Begriff »**Ramus-dorsalis-Syndrom**«.

Bei dieser »klassischen« Definition ist allerdings kritisch anzumerken, dass viele der im vorangegangenen Abschnitt dargestellten Ursachen nicht erklärt werden.

2.9 Bedeutung der übertragenen Schmerzen für die Diagnose des lumbalen Facettensyndroms (radikulärer Schmerz – übertragener Schmerz)

Häufig werden im Zusammenhang mit dem Facettensyndrom übertragene oder pseudoradikuläre Schmerzen (»referred pain«) beobachtet. Alle Autoren grenzen hiervon differenzialdiagnostisch radikuläre Schmerzzustände ab. Letztere können den beim Facettensyndrom auftretenden übertragenen Schmerzen verwechselbar ähnlich sein, besonders wenn typische radikuläre Zeichen fehlen (Park 1980, Lippit 1984, Jerosch u. Castro 1993).

Ungeklärte Genese übertragener Schmerzen beim Facettensyndrom

Die **Ursache der übertragenen Schmerzen ist nicht bekannt**. Es wird eine reflexartige Aktivierung des Repräsentationsgebietes durch Gelenkrezeptoren vermutet (Mooney 1987). Bis heute ist unklar geblieben:
- **wo** Schmerzen erfahren werden, wenn sie von Facettengelenken verursacht werden und
- **wie** sie sich von Schmerzen unterscheiden, die eher von umgebenden Geweben ausgehen (McCall et al. 1979).

In früheren Studien hatten verschiedene Autoren ein **niveauabhängiges Schmerzverteilungsmuster** analog den Dermatomen vermutet und zu beweisen versucht (Kellgren 1939, Inman u. Saunders 1944, Sinclair et al. 1948). Durch Stimulation des Lig. interspinosum meinten Kellgren (1939) sowie Inman u. Saunders (1944) eine genügende Übereinstimmung der Schmerzübertragungsareale zur Begründung der Existenz von Sklerotomen gefunden zu haben. Sinclair et al. (1948) sowie Hockaday u. Whitty (1967) berichteten jedoch über nur unzureichende Übereinstimmungen zwischen normalen Testpersonen und bezweifelten die Existenz eines derartigen Musters.

Lokale Injektionen mit Provokation übertragener Schmerzen

Injektionen hypertoner Kochsalzlösungen in die Ligg. interspinosa, in die Muskeln oder die Facettengelenke der Lumbalregion gesunder Testpersonen lösen Rückenschmerzen aus, die dann häufig (Kellgren 1939,

Feinstein et al. 1954), aber nicht immer (Sinclair et al. 1948, Hockaday u. Whitty 1967, Bogduk 1980), von übertragenen Schmerzen in die unteren Extremitäten begleitet wurden. Das Auftreten dieser Symptomatik korrelierte mit der Stärke des Stimulus und der Innervationsdichte der stimulierten Gewebe (Bogduk 1980).

Übertragene Schmerzen in die unteren Extremitäten konnten durch Injektion in die Ligg. interspinosa (Kellgren 1939, Hockaday u. Whitty 1967), in paramedian zwischen den Wirbelkörpern gelegene Gewebe (paramedian interspinous tissues) (Feinstein et al. 1954), den M. multifidus (Kellgren 1938, Sinclair at al. 1948, Bogduk 1980) und in die Facettengelenke ausgelöst werden (Hirsch 1963, Mooney u. Robertson 1976, Marks 1989).

❗ **Wichtig**

Intraindividuell wiederholte Injektionen führten immer zu einem reproduzierbaren Verteilungsmuster übertragener Schmerzen. Dagegen ließen sich **interindividuell** keine einheitlichen Schmerzverteilungsmuster feststellen (Bogduk 1980).

Dem Argument, diese Injektionsexperimente seien unzuverlässig, da es zur unkontrollierten Ausbreitung der physiologischen Kochsalzlösung kommen könne und eine Zuordnung der nachfolgenden Schmerzbilder zu bestimmten Strukturen somit nicht möglich sei, begegnet Bogduk (1980) mit dem Hinweis, dass Elektrostimulationversuche des R. dorsalis die gleichen Schmerzsensationen nach sich zögen wie Infiltrationen an anatomisch gleicher Stelle.

McCall et al. (1979) untersuchten an 11 medizinisch geschulten Freiwilligen die **Schmerzverteilungsmuster und -intensitäten nach intra- und periartikulärer Facetteninjektion in Höhe L4/L5 und L1/L2.** Zu Injektionszwecken verwendeten sie 6 %ige Kochsalzlösung. Im Falle einer periartikulären Applikation war der Schmerzanstieg steiler und die Schmerzintensität größer als bei intraartikulärer Injektion; die obere Lumbalregion war deutlich sensitiver als die untere. Durch Anpassung der Injektionsvolumina konnte diesem Effekt entgegengewirkt werden.

Für jedes einzelne Facettengelenk wurden nur geringe Abweichungen der Schmerzverteilungsmuster zwischen peri- und intraartikulärer Injektion beobachtet. Es wurden individuelle Unterschiede im Ausmaß der Übertragung festgestellt, wobei dieser Unterschied auf dem unteren Niveau stärker ausfiel. Obwohl die Injektionsstellen durch zwei Niveaus (L2/L3 und L3/L4) getrennt waren, wurde bei den meisten Individuen eine Überlappung der Schmerzempfindungszonen hinten über der Crista iliaca und im oberen Bereich der Leiste registriert. Schmerzübertragungen bis zum Oberschenkel kamen vor, aber in keinem Fall unterhalb des Knies, was für eine mäßige, nicht sehr starke Schmerzprovokation spricht (Bogduk 1980). Eine **Hyperalgesie** wurde nach zwei Injektionen festgestellt, paraspinale Muskelspasmen kamen gelegentlich vor.

Das **Fehlen signifikanter Beinschmerzen bei normalen Testpersonen** steht in Übereinstimmung mit den Ergebnissen von Hockaday u. Whitty (1967) sowie Mooney u. Robertson (1976). Im Gegensatz hierzu wurden in **Stimulationsstudien an Rückenschmerzpatienten häufige und weit-**

Fehlen typischer radikulärer Schmerzbilder

reichende Ausstrahlungen in die Beine festgestellt. McCall et al. (1979) sprachen sich wegen der Überlappung von Schmerzübertragung aus weiter auseinanderliegenden Spinalnervenniveaus gegen die Existenz von Sklerotomen aus. Zum gleichen Ergebnis kam Marks (1989): Auch er berichtete, dass eine Schmerzausstrahlung bis in die Leiste, entgegen den Berichten von Dejerine (1926) und Kellgren (1939), von L2 bis L5 gleichermaßen auslösbar war. Weiterhin stellte er fest, dass eine Schmerzausstrahlung in das Gesäß und in die Gegend des Trochanters nur von L3/L4 bis L5/S1 und nicht von höheren Niveaus initiiert wurde. Außerdem sei es unwahrscheinlich, dass die in Rückenmitte oder in der paraspinalen Region lokal auftretenden Irritationen von einem anderen Spinalnervenniveau ausgelöst würden. Er vertrat die Ansicht, dass eine Struktur, welche bei Provokation eine bestimmte Schmerzlokalisation bietet, nicht notwendigerweise die einzige oder tatsächlich übliche Schmerzquelle sei (Marks 1989). Eine genaue anatomische Zuordnung zur Pathologie auf der Basis der Schmerzbeschreibung des Patienten ist demnach nicht möglich (Bogduk 1980a, Marks 1989).

❗ Wichtig

Eines der diagnostischen Hauptprobleme des Klinikers: Verschiedene, ganz unterschiedliche Läsionen haben häufig gleiche Symptome (Mooney u. Robertson 1976, Kirkaldy-Willis u. Hill 1979, Marks 1989).

2.10 Gemeinsames Auftreten von Facetten- und Bandscheibenbeschwerden

Ein weiteres diagnostisches Hauptproblem für den Kliniker ergibt sich aus dem Konzept des »Drei-Gelenk-Komplexes« nach Farfan:

Im Falle einer Funktionsstörung der Facettengelenke sind die entsprechenden Bandscheibenareale in aller Regel mitbetroffen

Wird eine Störung oder Beeinträchtigung durch die Facettengelenke hervorgerufen, dann sind die Bandscheiben mitbetroffen und können gleichzeitig für aufscheinende Schmerzen verantwortlich sein; umgekehrt gilt das gleiche (Kirkaldy-Willis u. Hill 1979, Farfan u. Kirkaldy-Willis 1981).

Die Erfahrungen aus zahlreichen Untersuchungen unterstreichen diesen Leitsatz:

Verschiedene Autoren verzeichneten bei Patienten mit Facettensyndrom nach einer Facettendenervation Beschwerden vor allem diskogener Natur, die klinisch vorher eher im Hintergrund gestanden hatten (Sluijter 1983, Hildebrandt u. Weyland 1987). Weitere Beobachtungen sprechen für die Annahme, dass das Facettensyndrom in vielen Fällen Ausdruck einer Störung des gesamten Bewegungssegmentes ist (Oudenhoven 1981, Sluijter 1983, Hildebrandt u. Weyland 1987). Wer zusätzliche Schmerzafferenzen der Bandscheiben koagulierte, verbesserte seine Behandlungsergebnisse.

Schulitz u. Lenz (1984) bestätigten durch ihre Untersuchungen das gemeinsame Auftreten von Facetten- und Bandscheibenbeschwerden. Sie fanden nach 9-jährigem Beobachtungszeitraum bei an den lumbalen Bandscheiben voroperierten Patienten in 66 % der Fälle Beschwerden pseudoradikulären Ursprungs. Derartige Postdiskotomiebeschwerden waren bis dahin fast ausschließlich auf eine unvollständige Nervenwurzeldekompression oder aber auf lokale Verwachsungen zurückgeführt worden (Lenz u. Schulitz 1980).

Ebenso sieht Krämer (1986) die Ursache für chronisch-rezidivierende Kreuzschmerzen wie dem Facettensyndrom in **Elastizitäts- und Volumenänderungen der lumbalen Bandscheibe** mit ihren sekundären Rückwirkungen auf Wirbelgelenke und Muskeln.

Andere Autoren stellten fest, dass das Facettensyndrom sowohl mit als auch ohne neurologische Defizite auftreten kann (Farfan u. Kirkaldy-Willis 1981). Da im Zuge der Rumpfwirbelsäulen-Reklination neben einer mechanischen Überlastung der Wirbelgelenke auch eine relative Raumenge im lumbalen Wirbelkanal bzw. in den Zwischenwirbellöchern auftreten kann, sei das Aufscheinen radikulärer Symptome nicht auszuschließen (Krämer 1986, Steffen et al. 1991).

Mooney u. Robertson (1976) machten durch ihre intraartikulären Facetteninjektionen ebenfalls deutlich, dass radikuläre Symptome durch eine Stimulation der Wirbelgelenke erzeugt werden können. Da die Autoren bis zu 3 ml 5 %ige Kochsalzlösung in ein Facettengelenk – bei einer Gelenkkapazität von nur 1 ml oder weniger (Bogduk 1980b, Raymond u. Dumas 1984) – injizierten, könnten aber möglicherweise durch Flüssigkeitsaustritt aus dem Gelenk durchaus auch andere Strukturen für die Schmerzauslösung verantwortlich gewesen sein.

2.11 Das Facettenganglion (Juxtafacettenzyste)

Der Begriff der Juxtafacettenzyste wurde 1974 von Kao et al. erstmals eingeführt. Hierunter werden sog. Synovialzysten und Ganglien ausgehend von den Facettengelenken oder vom Lig. flavum zusammengefasst. Während Synovialzysten mit einer Synovialschicht ausgekleidet sind, fehlt diese bei den Ganglien. Erstmalig wurde von derartigen Zysten, ausgehend vom Facettengelenk, bereits 1880 durch von Gruker (Heary et al. 1992) bei Autopsien berichtet; klinisch gelang allerdings die präoperative Diagnosestellung erstmalig 1968 (Kao et al. 1974).

Juxtafacettenzysten treten vorwiegend im Bereich der Lendenwirbelsäule auf und hier am häufigsten im Segment L4/5 (Sabo et al. 1996, Antoniadis et al. 1997, Deinsberger et al. 1997, Lyons et al. 2000, Pirotte et al. 2003, Sandhu et al. 2004), sie sind aber **auch im Bereich der Hals- und Brustwirbelsäule** beschrieben (Conrad u. Pitkethly 1985, Lopes et al. 1992, Freidberg et al. 1994). Insgesamt sind Juxtafacettenzysten relativ selten (Antoniadis et al. 1997), wobei ihre **exakte Inzidenz und Prävalenz nicht bekannt** sind. In einer Studie wurden bei 1500 Wirbelsäulen-CT Untersuchungen nur 3 Fälle von Juxtafacettenzysten nachgewiesen (Mercader et al. 2000). Antoniadis et al. (1997) fanden in einer retrospektiven Untersuchung unter 19107 operierten lumbalen und thorakalen Wurzelkompressionssyndromen nur 24 Juxtafacettenzysten über einen Zeitraum von 16,5 Jahren.

Hauptlokalisation von Facettenganglien im Bereich der LWS

Nachweis durch
Kernspintomographie

> **❶ Wichtig**
> Heutzutage gelingt der präoperative Nachweis einer Juxtafacettenzyste
> mittels Kernspintomographie deutlich häufiger, so dass die Inzidenz bislang
> eher unterschätzt wurde.

In einer Arbeit von Hagen et al. (2001) wird die Nachweishäufigkeit im Rahmen der lumbalen Kernspintomographie mit etwa 1 % angegeben. Neuere Untersuchungen zeigten sogar eine **Prävalenz** in der bildgebenden Kernspindiagnostik von 2,3 % intraspinaler Juxtafacettenzysten (Doyle u. Merrilees 2004). Ihre **geschlechtsspezifische Häufigkeitsverteilung** belegt eine **leichte Prädominanz von Frauen gegenüber Männern** (Liu et al. 1989, Sabo et al. 1996). Das durchschnittliche Erkrankungsalter lag in verschiedenen Studien (Liu et al. 1989, Sabo et al. 1996, Parlier-Cuau 1999, Lyons et al. 2000, Oertel et al. 2003) bei 58–67 Jahren mit einer Spanne zwischen 33 und 87 Jahren. Eine Ausnahme stellt ein Einzelfallbericht eines 15-jährigen Jungen mit einer Juxtafacettenzyste dar, wobei hier eine körperliche Überaktivität bzw. ein geringfügiges Trauma als mögliche Ursache diskutiert wurden (Maezawa et al. 2000).

Ätiologie

Lumbale (Mikro-)-
Instabilität als wichtiger
kausaler Faktor

Die Ätiologie von Juxtafacettenzysten ist bislang nicht eindeutig bekannt und vermutlich auch nicht einheitlich. Verschiedene Faktoren zu ihrer Entstehung stehen in der Diskussion, so z. B. eine Synoviaextrusion degenerativ veränderter Facettengelenke oder eine mukoide Degeneration von periartikuärem Bindegewebe. Sicherlich spielt eine Segmentdegeneration mit vermehrter Beweglichkeit bis hin zur offensichtlichen **Segmentinstabilität** (Pseudospondylolisthese, degenerative Torsionsskoliose) ebenfalls eine entscheidende Rolle. Hierfür spricht zum einen das gehäufte Auftreten der Juxtafacettenzysten im höheren Lebensalter, zum anderen das Vorhandensein stark ausgeprägter Spondylosen und Facettenarthrosen bei der überwiegenden Anzahl der Patienten (Silbergleit 1990). Darüber hinaus liegt bei etwa 25 % bis zu 50 % der Patienten eine Pseudospondylolisthese und in etwa 12 % eine degenerative Skoliose vor (Sao et al. 1996, Banning et al. 2001, Tillich et al. 2001, Epstein 2004, Sandhu et al. 2004, Trummer et al. 2003). Auch das gehäufte Auftreten im beweglichsten Lendenwirbelsäulensegment L4/5 spricht für diese Theorie. Da derartige degenerative Veränderungen häufig beidseitig bestehen, können Juxtafacettenzysten auch primär bilateral aufscheinen (Conrad u. Pitkethly 1987, Pirotte et al. 2003).

Desweiteren wird eine traumatische Genese der Juxtafacettenzysten diskutiert (Frank et al. 1987, Onofrio u. Mih 1988), jedoch nur bei einem relativ kleinem Anteil der Patienten (etwa 14 %) (Sabo et al. 1996).

Histologie

Feingeweblich lokale
Einblutungen nicht selten

Feingeweblich bestehen die Zystenwände aus fibrösem Bindegewebe unterschiedlicher Dicke und Zelldichte. Infektions- oder Entzündungszeichen liegen in aller Regel nicht vor, vereinzelt können **Proliferationen kleiner Gefäße im Bindegewebe** der Zystenkapsel gesehen werden. Ferner können **Hämosiderinablagerungen** als Zeichen stattgefundener kleinerer Blutungen gedeutet werden. Gelegentlich kommt es auch **zu stärkeren, akuten**

Einblutungen in die Facettenzysten, was dann zu einer plötzlichen Zunahme des raumfordernden Effektes Anlass geben kann (Tatter u. Cosgrove 1994, Kaneko u. Inoue 2000). Diese könnten dann auch einen Hinweis auf eine traumatische Genese geben (Sabo et al. 1996).

Weiterhin sind **Verkalkungen der Zystenwand** beschrieben worden (Hemminghytt et al. 1982). Die bei den Facettenzysten nachweisbare synoviale Auskleidung fehlt in aller Regel bei den Ganglien. Diese Unterscheidung kann allerdings histologisch sehr schwierig sein (Freidberg et al. 1994), da Ganglien in Einzelfällen auch eine synovialisähnliche Schicht ausbilden können (Soren 1996).

ⓘ **Tipps**

Hinsichtlich der Symptomatik, der Therapie und der Prognose ist die Unterscheidung zwischen Synovialzysten und Ganglien irrelevant, da sich hieraus keine klinisch-therapeutische Konsequenzen ergeben.

Klinisches Bild

Juxtafacettenzysten können sich nach allen Richtungen hin ausdehnen. Die nach extraspinal gerichteten Gewebeaussackungen sind meist symptomlos, es sei denn, es besteht ein Schmerzbild von Seiten der Facettenarthrose im Sinne eines Facettensyndroms mit Lumbalgien und eventueller pseudoradikulärer Ausstrahlung. Die nach intraspinal gerichteten Juxtafacettenzysten verursachen am häufigsten, d. h. zu mehr als 70 % der Fälle, ein **radikuläres Schmerzsyndrom** (Sabo et al. 1997, Lyons et al. 2000), welches durch Kompression des Spinalnerven im Recessus lateralis oder im Neuroforamen bedingt ist.

Klinik meist geprägt durch radikuläres Schmerzsyndrom

Nicht selten sind Juxtafacettenzysten **auch Bestandteil der Pathologie einer zentralen Spinalkanalstenose** und verursachen dann die typischen Symptome einer neurogenen Claudicatio (in bis zu mehr als 40 % der Fälle; Conrad u. Pitkethly 1987, Sabo et al. 1996) mit vorwiegend gehstreckenabhängiger Schmerzsymptomatik im Bereich der unteren Extremitäten. Seltener kann auch ein Cauda equina-Syndrom durch eine Juxtafacettenzyste bedingt sein. Eine plötzliche Exazerbation dieser klinischen Symptome kann Ausdruck einer akuten Einblutung in eine Gelenkkapselaussackung sein.

Facettenganglion und lumbale Spinalkanalstenose

Im Bereich der Hals- und Brustwirbelsäule können entsprechende radikuläre und myelopathische Symptome auftreten. Motorische und sensible radikuläre Ausfälle lassen sich in über 40 % der Fälle nachweisen. Wie bei anderen intraspinalen Pathologien können manche, teilweise auch große Zysten symptomlos sein (Hemminghytt et al. 1982). Bei Hagen et al. (2001) konnten z. B. nur 78 % der kernspintomographisch nachgewiesenen Juxtafacettenzysten für die klinische Symptomatik verantwortlich gemacht werden.

Differentialdiagnose

Die wesentlichen **Differenzialdiagnosen** von Juxtafacettenzysten sind die der Radikulopathie und der Claudicatio spinalis. Neben den bildmorphologisch abzugrenzenden spinalen Differenzialdiagnosen sind aber vor allem

Differentialdiagnosen:
- *Radikulopathie*
- *Claudicatio spinalis*

von Seiten der Symptomatik her weitere periphere Krankheitsbilder zu beachten. Hier seien vor allem die Claudicatio intermittens, Erkrankungen des Hüftgelenkes und periphere Nervenerkrankungen genannt.

Die wichtigsten spinalen Differenzialdiagnosen sind in ◘ Tab. 2.2 mit ihren wesentlichen Abgrenzungsmerkmalen dargestellt.

◘ **Tab. 2.2.** Wichtige, bildgebend zu beachtende Differenzialdiagnosen der Juxtafacettenzysten (JFZ)

Lokalisation	Differenzialdiagnose	Abgrenzung zu einer JFZ
Extradural	Bandscheibenvorfall	Nicht zystisch, meist ventral
	Spinalkanalstenose	In der Regel konzentrische, symmetrische Einengung
	Extradurale Tumore — Plasmozytom — Lymphom — Metastase	Nicht zystisch, knöcherne Destruktion
Intradural	Intradurale Tumore — Meningeom — Neurinom — Metastase	Keine Beziehung zum Facettengelenk, meist solide, intradurale Lage mittels Myelographie darstellbar
	conjoined nerv root	Schwer zu diagnostizieren (Myelographie?)
	Wurzeltaschenzysten/ Arachnoidalzysten	Dünnwandig, keine Beziehung zum Facettengelenk

Diagnostische Maßnahmen

3.1   Allgemeine Grundlagen

Aus den einleitenden Ausführungen wird deutlich, dass es sich bei der Diagnose »Facettensyndrom« nur um die Feststellung der im Vordergrund des Krankheitsgeschehens stehenden klinischen Symptome handeln kann, die durch Störungen im Bereich der Facettengelenke verursacht werden. Letztlich bleibt hier festzuhalten, dass keine zuverlässigen klinischen Zeichen für die Diagnose des Facettensyndroms existieren (Bogduk 1980b, Raymond u. Dumas 1984, Hildebrandt u. Weyland 1987, Anderson et al. 1987, Jackson et al. 1988, Lilius et al. 1989, 1990). Im Folgenden werden die Kriterien, die nach Ansicht verschiedener Autoren zur Diagnose eines Facettensyndroms erfüllt sein sollten, und Diagnoseverfahren dargestellt und diskutiert.

3.2   Klinische Untersuchungskriterien zur Erfassung eines Facettensyndroms

Zur sicheren Diagnosestellung eines lumbalen Facettensyndroms müssen im Allgemeinen eine Reihe von Voraussetzungen erfüllt sein. Hierzu gehören klinisch zunächst übertragene Schmerzen (**Synonyma**: pseudoradikuläre Schmerzen, »referred pain«), die von verschiedenen Autoren wie folgt beschrieben werden:

Symptome

Übertragene Schmerzen

Nach Bernard u. Kirkaldy-Willis (1987) sind **übertragene Schmerzen** dumpf, bohrend, diffus, schlecht beschreibbar und nicht exakt lokalisierbar. Schulitz u. Lenz (1984) beschreiben den Schmerz als stechend, brennend, bohrend, in der Tiefe gelegen, mit schlechterer Lokalisierbarkeit als bei radikulären Beschwerden, im Laufe des Tages zunehmend, im Liegen in aller Regel vollständig nachlassend. Lippitt (1984) unterscheidet Symptome und Befunde: **Subjektive Beschwerdebilder** eines klassischen Facettensyndroms:

- Hüft- und Gesäßschmerzen.
- Krampfartige Beinschmerzen.
- Steifheit der lumbalen Rückenpartie, besonders morgens oder bei Inaktivität.
- Fehlen von Paraesthesien.

Klinische Befunde eines klassischen Facettensyndroms:

- Lokaler paralumbaler Druckschmerz (»tenderness«).
- Schmerzen bei Wirbelsäulenüberstreckung.
- Hüft-, Gesäß- oder Rückenschmerzen bei Anheben des gestreckten Beines.
- Fehlen neurologischer Defizite.
- Fehlen radikulärer Zeichen (»root tension signs«) (Burton 1977b, Lippitt 1984); ein längeres Sitzen wird kaum toleriert.

Schmerzausstrahlung

Die **Schmerzausstrahlung** verläuft posterolateral in den Oberschenkel oder bis zur Wade, selten bis zum Fuß (Ray 1982, Bernard u. Kirkaldy-

Willis 1987) und soll Sklerotomen oder Myotomen (schlecht lokalisierbar) folgen. Andere Autoren halten nur eine Schmerzausstrahlung bis zum Knie für typisch (Oudenhoven 1979, Schulitz u. Lenz 1984, Lynch u. Taylor 1986). Da Schmerz und **Schmerzempfindung** größtenteils Ausdruck eines erlernten Prozesses sind (Ray 1982), sind bei gleichartiger Affektion der Facettengelenke **interindividuell erhebliche Unterschiede** zu erwarten (Waddell et al. 1984). Weitere Einflüsse auf Schmerzempfindungen sind durch die Intensität des Stimulus gegeben (Inman u. Saunders 1944, Marks 1989). Außerdem gilt zu beachten, dass eine anatomische Struktur, welche bei Provokation eine bestimmte Schmerzlokalisation bietet, nicht notwendigerweise die einzige oder tatsächlich übliche Schmerzquelle sein muss (Marks 1989).

Schmerzempfindung

Das **Auftreten radikulärer Zeichen** im Rahmen eines Facettensyndroms wird in der Literatur kontrovers bewertet. In ► Kap. 2.9. (»Bedeutung der übertragenen Schmerzen für die Diagnose des Facettensyndroms«) sind einige Aspekte zu diesem Thema bereits ausgeführt.

Kontroverse Bewertung radikulärer Zeichen

Sensible Störungen (radikuläres Zeichen) sollten bei Vorliegen eines Facettensyndroms nur selten erwartet werden (Bernard u. Kirkaldy-Willis 1987), von anderen Autoren wurden sie gar nicht gefunden (Schulitz u. Lenz 1984).

Sensible Störungen sind selten

Motorische Schwächen (radikuläres Zeichen) werden häufiger festgestellt. Hier muss jedoch kritisch geprüft werden, ob diese nicht eher als subjektive Schwäche bei schmerzbedingter Schonhaltung zu interpretieren sind. Objektiv sind Schwäche oder eine muskuläre Atrophie selten (Bernard u. Kirkaldy-Willis 1987). Unilaterale Parästhesien sind häufig mit pseudoradikulären Symptomen assoziiert (Oudenhoven 1979). Bei hypertropher Facettenarthrose kann der Übergang vom reinen Facettensyndrom zur lateralen Wirbelkanalstenose mit entsprechender Nervenkompression jedoch fließend sein.

Motorische Schwächen als gelegentliches klinisches Phänomen

Eine **Schmerzsteigerung durch Husten, Niesen oder Pressen** (radikuläres Zeichen) wurde von Ray (1982) im akuten Stadium gelegentlich beobachtet.

Ein **Reflexdefizit** (radikuläres Zeichen) wurde selten (Mooney et al. 1976, Bernard u. Kirkaldy-Willis 1987), von anderen Autoren gar nicht gefunden (Schulitz u. Lenz 1984)

Eine weitere im Rahmen eines Facettensyndroms zu erwartende Schmerzauslösung oder -verstärkung wird besonders bei **Überstreckung der Rumpfwirbelsäule**, verbunden mit einer Seitwärtsbewegung bzw. einer Rotation (Schulitz u. Lenz 1984) oder beim Beugen und Heben (McCulloch 1976) beobachtet. Das Anheben des gestreckten Beines kann zu stärkeren, kaudal lokalisierten Rückenschmerzen führen (Bernard u. Kirkaldy-Willis 1987). Eine Bewegungseinschränkung wie z. B. eine eingeschränkte Kyphosierung, eine typische Differenzierung in der Seitneigung und eine häufig deutlich eingeschränkte Reklinierbarkeit des Rumpfes sollen eine Schmerzverstärkung durch vermehrte Dehnung der Gelenkkapsel und durch Abstützvorgänge der Gelenkfortsätze an benachbarten Wirbelbögen mit schmerzhaftem Aneinanderreiben des Periostes bewirken (Oudenhoven 1979, Lenz u. Schulitz 1980).

Typische funktionelle Befunde der Rumpfwirbelsäule

> **❶ Wichtig**
> **Wesentlicher klinischer Hinweis auf das Vorliegen eines Facettensyndroms:**
> Schmerzauslösung im Augenblick der Facetteninjektion, wenn die hierdurch
> provozierte klinische Symptomatik den üblichen Beschwerden des Patienten
> im Alltag entspricht (Kirkeldy-Willis u. Hill 1979, Schulitz u. Lenz 1984)

Probatorische Facettenanästhesie

Eine **Schmerzreduktion durch Anästhetikainjektionen** in Höhe des Lig. intertransversum direkt unterhalb eines Facettengelenkes ist nach Oudenhoven (1979) die beste Methode, um den R. dorsalis des Spinalnerven als Schmerzursache zu identifizieren und am sichersten eine Schmerzbeteiligung von rekurrenten sinuvertebralen Nerven auszuschließen.

Folgende, im Allgemeinen bei radikulärer Mitbeteiligung gefundene Kriterien schließen ein Facettensyndrom nicht aus:

- Reflexausfälle (Mooney u. Robertson 1976).
- Ein positiver Lasègue (Mooney u. Robertson 1976).
- Ein Beinschmerz.
- Eine erhöhte Aktivität der paravertebralen und ischiokruralen Muskulatur (Mooney u. Robertson 1976).
- Hyperästhesien (McCall et al. 1979).
- Das Fehlen übertragener Schmerzen (Marks 1989).
- Kontralaterale Schmerzen oder Schmerzen mit Ausstrahlung bis in den Fuß (Burton 1977, McCall et al. 1979).

3.3   Bedeutung der Anamnese und der körperlichen Untersuchung für die Diagnose des Facettensyndroms

Unverzichtbare Einzelpunkte bei der Anamneseerhebung

Die **Anamnese erfasst** (Steffen et al. 1991):

- vorausgegangene Rückenerkrankungen,
- hereditäre oder erworbene Wirbelsäulenerkrankungen,
- besondere Auslösefaktoren (Verheben, langes Bücken etc.),
- Abklärung sozialer Konfliktsituationen (Arbeitsplatzsituation, Rentenansprüche o. ä.) (Haddad 1987).

> **❶ Tipps**
> In der Anamnese sollte bereits nach Hinweisen für eine **mögliche psychogene (Mit)Beteiligung** gefahndet werden, da die Diagnose auf der subjektiven Schmerzangabe des Patienten beruht und psychosomatische Bilder die Diagnose erheblich beeinflussen können (Steffen et al. 1991).

Psychosomatische Aspekte haben gerade in den letzten Jahren zunehmend an Bedeutung gewonnen.

Wie bereits dargestellt, gibt es zur Zeit keine strenge diagnostische Möglichkeit, um das Facettensyndrom zu identifizieren (Raymond u. Dumas 1984, Anderson et al. 1987, Jackson et al. 1988). Zwar wird die Schmerzausstrahlung gelegentlich als Leitsymptom angesehen (Schulitz u. Lenz 1984); dabei muss aber berücksichtigt werden, dass verschiedene, ganz unterschiedliche Läsionen häufig gleiche Symptome zeigen (Mooney u. Robertson 1976, Kirkeldy-Willis u. Hill 1979, Schulitz u. Lenz 1984, Marks 1989).

> ❗ **Wichtig**
>
> Die **körperlichen Untersuchung** kann untypische Störungen (»inappropriate signs«) und damit das Vorliegen einer psychosomatischen Krankheitsbeteiligung aufdecken.

Hier kommt einer exakten Erhebung des lokalen funktionellen Befundes mit Schmerzprovovokationstesten eine wichtige differentialdiagnostische Bedeutung zu.

Folgende weitere Kriterien werden von verschiedenen Untersuchern zur Feststellung eines Facettensyndroms verwendet:

- bildgebende Verfahren,
- psychologische Untersuchungen,
- Einfluss sozialer Faktoren,
- diagnostische Facetteninjektion.

3.4 Bildgebende Verfahren

3.4.1 Radiographische Untersuchungen

Die **Röntgenaufnahme**, welche uns seit nahezu 100 Jahren zur Verfügung steht, **ist und bleibt das erste Glied in der diagnostischen Kette der bildgebenden Verfahren**. Sie zeigt uns Tumoren, angeborene oder erworbene knöcherne Defekte und Frakturen auf (Köhler u. Zimmer 1989, Greenspan 1990). Auch an der degenerativen Wirbelsäule findet sich eine Vielzahl radiologischer Befunde.

Der **Aussagewert bei verschleißbedingten vertebralen Veränderungen** ist bekanntermaßen jedoch nur sehr eingeschränkt. LaRocca u. MacNab (1969) vermerkten, dass die Röntgenveränderungen bei Patienten und bei asymptomatischen Probanden keine signifikanten Unterschiede aufwiesen. Sie schlossen hieraus, dass das Röntgenbild keinen prädiktiven Wert bezüglich des Faktors Rückenschmerz habe. Park (1980) korrelierte Röntgenveränderungen mit der klinischen Symptomatik. Er fand für die Nativröntgenbilder eine Sensitivität von 59 % und eine Spezifität von nur 55 %. Das bedeutet eine Rate falsch-negativer Befunde von 41 % und falsch-positiver Befunde von 45 %. Auch diese Zahlen belegen eindrücklich die nur geringe Aussagefähigkeit von Nativröntgenbildern beim degenerativen Rückenschmerz. Gleiches gilt auch für die röntgenologische Untersuchung der Facettengelenke, weil viele asymptomatische Patienten radiographisch durchaus auffällige Facettengelenke aufweisen können (Carrera 1979).

> Röntgenologisches Ausmaß fassbarer morphologischer Veränderungen oft ohne wesentliche Relevanz

> ❗ **Wichtig**
>
> Die Korrelation röntgenologisch nachweisbarer Gelenkveränderungen zur Schmerzrepräsentation ist schlecht. Röntgenologische Veränderungen sind für das Facettensyndrom nur dann von Bedeutung, wenn Infiltrationen und Koagulationseingriffe an radiologisch auffälligen Gelenken durchgeführt werden sollen (Magora u. Schwarz 1976, Mooney u. Robertson 1976, Bogduk 1980a, 1980b, Farfan 1980, Hedtmann et al. 1985, Nachemson 1985, Lynch u. Taylor 1986).

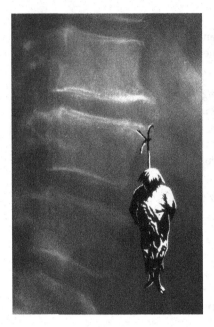

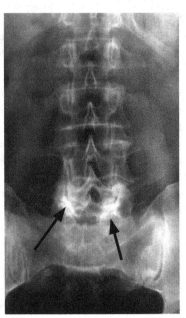

☐ **Abb. 3.1.** Osteophyt

☐ **Abb. 3.2.** Ausgeprägte bilaterale Facettenarthrose im lubosakralen Übergangsbereich im a.p.-Röntgenbild der LWS (Pfeil)

❶ **Cave**

Patienten mit degenerativen radiologischen Veränderungen dürfen aufgrund eines morphologisch auffälligen Röntgenbefundes nicht stigmatisiert werden (☐ Abb. 3.1).

Bedeutung und Funktionsaufnahmen zur Aufdeckung einer segmentalen Instabilität

Auch bei der **diagnostischen Klärung auf ein mögliches Vorliegen eines Facettenganglions** (Juxtafacettenzyste) ist das Röntgenbild von entscheidender Bedeutung. Aufgrund der hohen Rate an begleitenden Instabilitäten sind standardmäßig zur Diagnostik neben den konventionellen **Röntgenaufnahmen in zwei Ebenen** immer auch **Funktionsaufnahmen** zu fordern. Hiermit lässt sich eine Segmentdegeneration in Form von Facettenarthrosen (☐ Abb. 3.2) und Spondylosen, aber auch eine Bandscheibendegeneration mit Höhenminderung des Zwischenwirbelraumes aussagekräftig beurteilen.

Patienten mit asymmetrischen Facettengelenken neigen besonders zu einer unilateralen Facettenarthrose (☐ Abb. 3.3).

Therapeutische Relevanz hat der **eindeutige Nachweis einer Pseudospondylolisthese**, besonders wenn gleichzeitig eine Spinalkanalstenose vorliegt. Hier besteht die Gefahr einer zusätzlichen Destabilisierung des Segmentes durch die dekomprimierende Operation. In diesen Fällen sollte bereits bei der Primäroperation eine Segmentfusion in Erwägung gezogen werden.

❶ **Tipps**

Knöcherne Begleitpathologien im Röntgenbild

In Röntgenaufnahmen sollte immer auf **Begleitpathologien** (Osteoporose, Fraktur, direkte und indirekte Tumorzeichen, etc.) geachtet werden.

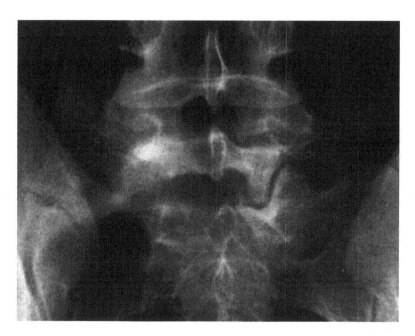

3.4.2 Ultraschall

Der **Durchmesser des Wirbelkanales** ist bei Patienten mit chronischen Rückenschmerzen signifikant kleiner als bei denen, die zuvor niemals Rückenschmerzen hatten (Porter 1980). Diese Beobachtung wurde auch bei Patienten mit einem Bandscheibenvorfall gemacht (Ramani 1976). Für den Einzelfall kann dieser Umstand wegen der ungenügenden Konstanz diagnostisch nicht genutzt werden (Finlay u. Stockdale 1981). Bemerkenswert ist in diesem Zusammenhang der größere Durchmesser des Spinalkanales bei Patienten mit konsekutiver Schmerzreduktion nach Facetteninjektion im Vergleich zu Patienten ohne Schmerzreduktion (Fairbank et al. 1981, Lewennik u. Warfield 1986).

Die **Messung der Weite des Spinalkanales** erfolgte durch Porter et al. (1978) noch im A-Scan-Mode, d. h. eindimensional. Später beschritten die Arbeitsgruppen von Stockdale u. Finklay (1980), Hawkes u. Roberts (1980) und von Kaziolka et al. (1981) denselben Weg. Es stellte sich jedoch als schwierig heraus, den Inhalt des ossären Wirbelkanales und die Bandscheiben von dorsal exakt darzustellen. Die Ausnutzung sonographischer Fenster über den ventralen transabdomiellen Zugang eröffnete hier neue Wege (Tölly u. Ebner 1984, Tölly 1984). Es zeigte sich, dass es möglich ist, auch transabdominell die Bandscheibe und den Spinalkanal zu vermessen. Besonders der **zweidimensionale B-Scan-Mode und das Real-Time-Verfahren boten hier deutliche Vorteile** (Tölly 1984, Hagen et al. 1987, 1988) (◘ Abb. 3.4).

Sonographie ohne diagnostische Relevanz beim lumbalen Facettensyndrom

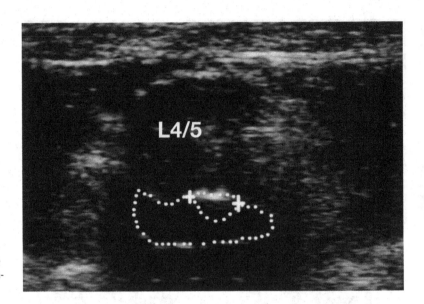

■ Abb. 3.4. Bandscheibenvorfall im Segment L4/5 über eine
ventrale Schnittebene sonographisch dargestellt

ⓘ Tipps

Der Vergleich der eigene Erfahrungen (Jerosch et al. 1992) mit den Angaben
in der Literatur über die diagnostischen Möglichkeiten der Sonographie mit
den Ergebnissen anderer bildgebender Verfahren lässt schlussfolgern:
Mit der z. Zt. vorhanden Technik ist die Sonographie als diagnostisches
Hilfsmittel bei der Frage nach pathologischen Veränderungen der lumbalen
Wirbelsäule für den breiten klinischen Einsatz **nicht** geeignet.

3.4.3 Myelographie

Die Myelographie wird zum bildgebenden Ausschluss mechanischer Einklemmungen des Rückenmarkes oder von Nervenwurzeln durch Bandscheibenvorfälle unter Injektion wasserlöslichen Kontrastmittels auch heutzutage
noch häufig eingesetzt. Mit dieser Methode sind differenzialdiagnostische
Aussagen über die Ursache der Kompression in vielen Fällen möglich (Pro-
laps, laterale Stenose, zentrale Stenose, Archnoiditis, Narbe) (■ Abb. 3.5).
Über **Kontraindikationen** und den **korrekten Einsatz der Myelographie**
existieren umfangreiche Veröffentlichungen (Farfan u. Kirkeldy-Willis
1981, Burton et al. 1981, Nachemson 1985). Immer wieder wird auf den
**hohen Prozentsatz (30 %) falsch-positiver Ergebnisse bei der Diagnose
eines Bandscheibenvorfalles** und auch auf das **Risiko einer iatrogenen
Arachnoiditis** hingewiesen (Hitselberger u. Witten 1968, Shealy 1974).

Singuläre Myelographie
mit häufigen falsch-
positiven Ergebnissen

   Auch Oudenhoven (1974) fand bei 66 Patienten ohne neurologische
Defizite 13-mal ein auffälliges Myelogramm. In allen Fällen wurde eine
Facettenkoagulation durchgeführt, 11 Patienten hatten daraufhin eine lang
anhaltende exzellente Schmerzerleichterung. Ihre Myelogramme wurden
retrospektiv als falsch-positiv bewertet. Bell et al. führten bei 122 Patienten
ein präoperatives Myelogramm durch und fanden bei lumbalen Bandscheibenvorfällen in 83 % und bei lumbalen Stenosen in 93 % korrekte

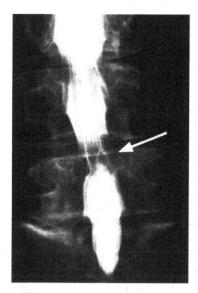 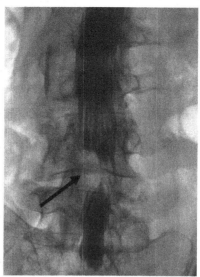

◘ **Abb. 3.5.** Lumbales Myelogramm (a.p.-Ansicht) mit Bandscheibenprolaps in Höhe L4/5 (Pfeil)

◘ **Abb. 3.6.** Myelographische Darstellung einer Juxtafacettenzyste (Pfeil) in Höhe L4/5 (a.p.-Ansicht)

Diagnosen (Bell et al.1984). Vergleichbare Ergebnisse wurden auch von anderen Untersuchern mitgeteilt (Haughton et al.1982, Troisier u. Gozlan 1987). Eine Bewertung der Myelographie unter Berücksichtigung moderner Untersuchungsmethoden wurde von Krämer (1986) vorgenommen.

Um die Frage auf ein mögliches Vorliegen eines lumbalen Facettensyndroms – bei entsprechender klinischer Symptomatik – zu klären, kann es notwendig sein, die Weite des lumbalen Spinalkanales zu beurteilen.

ⓘ Tipps

Im Zweifelsfall sollte bei einer eindeutigen Caudicatio-spinalis-Symptomatik und einer kernspintomographisch eher fraglichen Stenose zusätzlich eine Myelographie mit einem postmyelographischen CT durchgeführt werden. Damit lässt sich eine auffällige klinische Symptomatik definitiv abklären.

Postmyelo-CT mit hoher diagnostischer Aussagekraft

Mit Hilfe dieses Vorgehens kann präoperativ auch das Ausmaß der durchzuführenden Dekompression exakt festgelegt werden. Zusätzlich erhält man eine Information über mögliche dynamische Aspekte einer Stenose. Mittels der Myelographie kann eine Juxtafacettenzyste in der Regel auch als epidurale Raumforderung identifiziert werden, da sie sich als glattwandig begrenzt zur Dura hin darstellt (◘ Abb. 3.6).

3.4.4 Computertomographie

Die **Computerttomographie (CT) hat sehr schnell viele Aufgaben der Myelographie übernommen**. Dies gilt besonders für ossäre Veränderungen im Bereich des lumbalen Bewegungssegmentes, wie z. B. beim

Computertomographie als wichtiges diagnostisches Kriterium

Bandscheibenvorfall, vor allem aber bei der Spinalkanalstenose, bei einer Facettenasymmetrie oder einer Facettenarthrose (☐ Abb. 3.7).

❶ Wichtig

Die Detailgenauigkeit der Computertomographie bezüglich der Knochenstrukturen wird nach wie vor von keiner anderen Methode erreicht.

Carrera et al. (1980) haben schon früh auf die besondere Bedeutung der Computertomographie für die **Untersuchung von Facettengelenkserkrankungen** hingewiesen und diese durch ihre Untersuchung an 100 Patienten mit lumbalen Rückenschmerzen belegt. An einer kleinen Gruppe von 10 Patienten fanden sie in 4 Fällen mit auffälligen intraartikulären Facettendegenerationen eine subjektiv gute Schmerzreduktion nach Facetteninjektion, dagegen bei keinem der übrigen 6 Patienten ohne intraartikuläre Auffälligkeiten. Trotz der offensichtlich immer besser werdenden Detailgenauigkeit bildgebender Verfahren ist die **Korrelation anatomischer Veränderungen mit den klinischen Symptomen dennoch oft enttäuschend** (Mooney 1987b). Raymond u. Dumas (1984) sahen auch für Facettengelenkserkrankungen keine erhöhte diagnostische Zuverlässigkeit trotz größerer Detailgenauigkeit.

Bell et al. (1984) führten bei 122 Patienten ein präoperatives CT durch und fanden bei lumbalen Bandscheibenvorfällen in 72 %, bei lumbalen Stenosen in 89 % korrekte Diagnosen. Vergleichbare Ergebnisse wurden auch von anderen Untersuchern mitgeteilt (Haughton et al.1982, Troisier u. Gozlan 1987). Wiesel et al. (1984) zeigten in einer prospektiven Studie

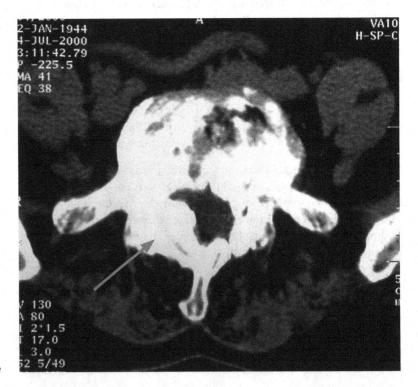

☐ **Abb. 3.7.** Horizontaler CT-Schnitt in Höhe L4 mit ausgeprägter rechts-betonter hypertropher Facettenarthropathie (Pfeil) mit sekundärer, v.a. lateraler Spinalkanalstenose

noch die Überlegenheit der Myelographie gegenüber der Computertomographie bei der Diagnose von Bandscheibenvorfällen. Sie wiesen besonders auf die relativ hohe Anzahl falsch-positiver Befunde hin. Eine gegenüberstellende Wertung beider Methoden wurde von Krämer vorgenommen (1986).

> **❶ Wichtig**
>
> Die Computertomographie spielt beim Nachweis von Juxtafacettenzysten nur eine untergeordnete Rolle, da sie die Sensitivität der Kernspintomographie bei weitem nicht erreicht (Sauvage et al. 2000).

Dennoch kann sie durchaus eine zusätzliche Information über das Ausmaß der begleitenden degenerativen knöchernen Veränderungen geben und auch mögliche Verkalkungen der Zystenwand nachweisen. Deshalb sollte man diese Zusatzinformationen – falls eine Myelographie erforderlich ist – zumindest in Form eines postmyelographischen CT's einholen.

3.4.5 Kernspintomographie

Die Kernspintomographie (NMR, MRT) hat in der muskuloskeletalen Bildgebung erheblich an Bedeutung gewonnen. Besonders **Knorpel- und Weichteildarstellungen** sowie **die Größenwiedergabe von Gelenkspalt und Bandscheibenvorfall** (❏ Abb. 3.8) sind im Kernspintomogramm besonders gut möglich und besser zu visualisieren als im CT. Die Wahl entsprechen-

Kernspintomographie als wichtige ergänzende bildgebende Untersuchung

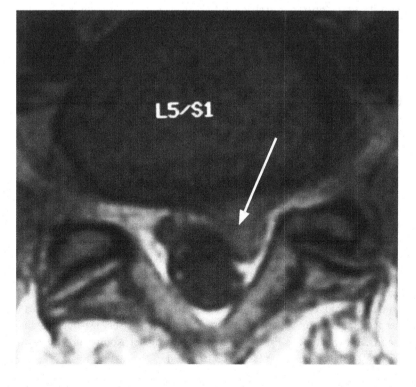

❏ **Abb. 3.8.** Horizontales MRT-Schnittbild mit Nachweis eines Bandscheibenprolapses paramedian in Höhe L5/S1 (Pfeil)

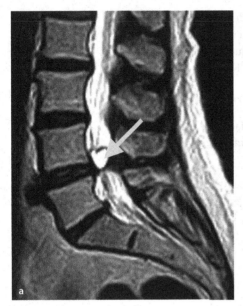
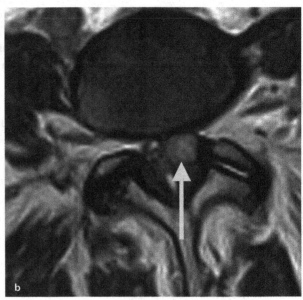

◘ **Abb. 3.9 a, b.** Klassischer kernspintomographischer Befund einer Juxtafacettenzyste in sagittaler (**a**) und axialer (**b**) Schichtung: Der raumfordernde Effekt auf die Cauda und der Bezug zum Facettengelenk sind gut zu erkennen (Pfeil)

der Bildsequenzen erlaubt darüber hinaus eine **Differenzierung zwischen Reprolaps und postoperativem Narbengewebe**. Durch den **adjuvanten Einsatz von Kontrastmittel** (Gadolinium-DPTA) erhält man zusätzliche Aussagen über entzündliche Veränderungen der kleinen Wirbelgelenke und deren angrenzende Strukturen. Hierdurch erlangt die Kernspintomographie einen besonderen Stellenwert in der Differenzialdiagnose sog. unspezifischer Rückenschmerzen.

MRT wichtig für die Diagnostik eines lumbalen Facettensyndroms

❶ **Wichtig**

Die bildgebende Darstellung von Facettenganglien (Juxtafacettenzysten) gelingt heutzutage am sichersten mittels der Kernspintomographie (Antoniadis et al. 1997, Hagen et al. 2001), so dass diese Untersuchung als Methode der ersten Wahl zu bezeichnen ist (◘ Abb. 3.9 a, b).

Denoch werden präoperative Fehldiagnosen in bis zu 30 % der operierten Juxtafacettenzysten angegeben (Sabo et al. 1996). Dies liegt auch an **der unterschiedlichen Zusammensetzung der Zystenflüssigkeit** von serös über eiweißhaltig bis hin zu hämorrhagisch, was das Erscheinungsbild eines Facettenganglions kernspintomografisch variabel gestalten kann. Trotzdem zeigen Juxtafacettenzysten in der MRT-Darstellung in aller Regel ein typisches Bild mit einer eher von dorsal ausgehenden, kugeligen Raumforderung von zystischem Charakter. Die direkte Beziehung zum Facettengelenk bzw. zum Gelenkspalt lässt sich oft nachweisen. Darüber hinaus kann ein begleitender Facettenerguss mit möglicher Kommunikation zur Zystenflüssigkeit bestehen (◘ Abb. 3.10 u. 3.11).

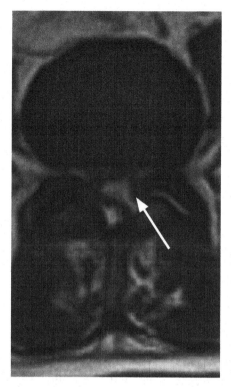

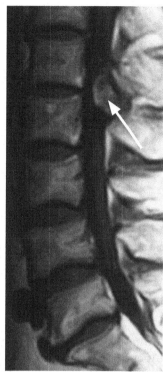

◘ **Abb. 3.10.** Juxtafacettenzyste im horizontalen MRT-Schnittbild mit deutlichem Facettenerguss, der mit der Zystenflüssigkeit kommuniziert (Pfeil)

◘ **Abb. 3.11.** Ausgeprägtes, das Lumen des Spinalkanales erheblich einengendes Facettenganglion in Höhe L1/L2 (Pfeil) im seitlichen Kernspintomogramm der LWS

Des Weiteren ist es mit der Kernspintomographie möglich, nahezu alle relevanten Differenzialdiagnosen nachzuweisen bzw. auszuschließen (s. oben).

3.4.6 Radikulographie/Nervenwurzelblockade

Wie bereits dargestellt, kann eine hypertrophe Facettengelenksarthropathie eine radikuläre Symptomatik mit einer Nervenwurzelkompression zur Folge haben. Daneben können auch andere ossäre Stenosen oder Einengungen aufgrund eines Bandscheibenvorfalles eine weitere bildgebende Abklärung erforderlich machen:

Selektive Darstellung bzw. Blockade von Nervenwurzeln in Einzelfällen

- Bei **asymptomatischen Patienten** kann radiologisch (Röntgen, Myelogramm, CT, MRT) eine Stenose nachweisbar sein.
- Patienten können **auf mehr als einer Etage** radiologische Zeichen einer Stenose aufweisen.
- Patienten können klinisch **auch ohne radiologische Zeichen** einer Stenose radikuläre Symptome aufweisen.

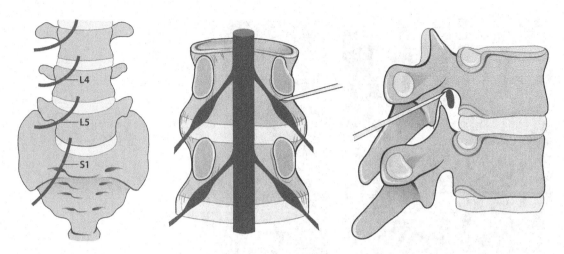

■ **Abb. 3.12.** Wurzelverlauf im LWS-Bereich

■ **Abb. 3.13.** Platzieren der Nadel zur Wurzelblockade

Um in diesen Fällen zwischen symptomatischer und asymptomatischer Läsion zu unterscheiden, ist eine **selektive Nervenwurzelblockade** indiziert. Dieses Verfahren wurde als diagnostischer Test bereits 1971 von MacNab beschrieben und später von Akkerveeken (1990) und von Castro et al. (1992) weiter evaluiert.

Bei den klinisch nicht eindeutigen Problemfällen und in Abhängigkeit vom neurologischen (motorische und/oder sensible Ausfälle, Reflexdifferenzen, Schmerzausstrahlung) und bildgebendem Befund wird die entsprechende Nervenwurzel ausgewählt (■ Abb. 3.12). Unter Bildwandlerkontrolle wird die Nadel exakt an die Nervenwurzel platziert (■ Abb. 3.13). Danach erfolgt zunächst eine Radikulographie zur Verifizierung der korrekten Nadellage. Anschließend wird die Nervenwurzelblockade mit 0,5 ml Lokalanästhetikum durchgeführt.

3.5   Psychologische Untersuchung

Der Bewertung psychogener Komponenten im Krankheitsgeschehen chronischer Rückenschmerzen wird in Zukunft sicher noch zunehmen. Deshalb erfolgt eine kurze Darstellung der in letzter Zeit auf diesem Gebiet erzielten Fortschritte.

Psychologische Faktoren mit wichtigem Einfluss auf das konservative und operative Behandlungsergebnis bei chronischen Rückenschmerzen

In allen Berichten über wirkungslose operative Wirbelsäuleninterventionen (»failed back surgery«) werden **psychologische Faktoren** in der Bedeutung der Patientenselektion hervorgehoben (Waddell et al. 1979, Burton et al. 1981, Long et al. 1988, Lilius et al. 1990). Es konnte gezeigt werden, dass psychologische Faktoren darauf Einfluss nehmen, wie Patienten auf eine konservative orthopädische Behandlung von Rückenschmerzen reagieren, sei es durch:

— Physiotherapie (Brown et al. 1954, Bergquist-Ullmann u. Larsson 1977),
— Chemonukleolyse (McCulloch 1977),
— chirurgische Dekompression (Pheasent et al. 1979),
— Fusion (Wing et al. 1973) oder
— wiederholte Wirbelsäulenoperationen (Waddell et al. 1984).

Einige Patienten zeigten ein Krankheitsverhalten (»illness behavior«), mit dem sie dem behandelnden Arzt einen völlig **falschen Eindruck von der Schwere und der Lokalisation ihrer Erkrankung vermittelten** (Waddell et al. 1984, Nachemson 1985). Aufgrund der diagnostischen Unsicherheiten und der Schwierigkeiten bei der Feststellung des Faktors Schmerz können solche Patienten mit ihrem verstärkten Krankheitsverhalten den betreuenden Mediziner dahingehend beeinflussen, eine ungeeignete Operation durchzuführen, was dann das Krankheitsbild eher weiter verschlechtern wird (Long et al. 1988, Waddell et al. 1989).

Die **Feststellung eines verstärkten Krankheitsverhaltens** (»magnified illness behaviour«) – sehr häufig bei Patienten mit chronischen Rückenschmerzen und zusätzlichen Verhaltensstörungen sowie bei psychiatrischen Problemen – ist daher sehr wichtig (Waddell et al. 1984). Diese Problematik wird von Waddell et al. (1989) als kommunikatives Mittel des Patienten gegenüber dem Arzt interpretiert, mit welchem er seine Fähigkeit oder Unfähigkeit, mit der Krankheit umgehen zu können, zum Ausdruck bringt. Einen wichtigen Ansatz zur Bewertung der psychischen Komponenten im Falle lumbaler Rückenbeschwerden scheinen Überlegungen anderer weiterer Autoren widerzuspiegeln (Waddell u. Main 1984, Lilius et al. 1990, Debrunner 1991). Sie legten besonderes Gewicht auf die Feststellung der körperlichen Behinderung, da diese leichter zu bestimmen sei als die eigentliche Diagnose oder die subjektive Schmerzintensität.

Die **objektive Größe »körperliche Beeinträchtigung«** (»physical impairment«) wird im Allgemeinen definiert als »eine anatomische oder pathologische Auffälligkeit (»abnormality«), die zum Verlust normaler körperlicher Fähigkeiten (»ability«) führt. Die als **subjektiver Parameter** geltende **»Behinderung«** (»disability«) wird als »diminished capacity of everyday activities« oder als »the limitation of a patients performance compared with a fit person's of the same age and sex« bezeichnet. Waddell et al. (1989) haben für diese beiden Parameter einfache Untersuchungsschemata entwickelt und auf ihre Reliabilität geprüft. Nach Meinung der Autoren ergab sich bei Ausgewogenheit aller Parameter unzweifelhaft die Stärke und Schwere (»severity«) der Rückenschmerzen auf der Basis von:
— Diagnose,
— Schmerz,
— »körperlicher Beeinträchtigung« (»physical impairment«),
— »Behinderung« (»disability«) und
— Länge der Krankschreibung.

Es gibt jedoch Fälle, in denen der subjektive Bericht des Patienten über seine Behinderung (»disability«) erheblich von der objektiven Beeinträchtigung (»physical impairment«) abweicht. Dies kann entweder durch begleitende oder überlagernde psychologische Probleme oder aber durch Übertreibung im Sinne einer bewussten oder unbewussten Aggravation der Beschwerden (»voluntary exaggerating«) erklärt werden.

❗ Wichtig

Bei Verdacht auf Vorliegen eines lumbalen Facettensyndromes muss das gesamte Verhaltensmuster des Patienten untersucht werden.

Weiterhin stellten Waddell et al. (1989) fest, dass psychologische Not und bestimmte Verhaltensformen (»behavioural signs and symptoms«) als Ausdrucksform verstärkten Krankheitsverhaltens nach erfolgreicher Operation abnahmen, bei Patienten mit schlechtem Operationsergebnis jedoch bestehen blieben.

❗ Cave

Mit der Dauer chronischer Schmerzen und einer subjektiv empfundenen Behinderung werden hypochondrische und hysterische Wesenszüge verstärkt. Teilweise treten sogar ernstere psychopathologische Wesenszüge auf (Levenson et al. 1988).

2 Jahre Latenz bis zur Apparenz einer psychopathologischen Begleitsymptomatik

Mit dem »Minnesota Multiphasic Personality Inventory« (MMPI) konnten verschiedene Autoren feststellen, dass bei derartigen Störungen in aller Regel zwei Jahre für die Entwicklung von Depression oder anderer psychopathologischer Faktoren notwendig sind (Garron u. Laevitt 1983, Levenson et al. 1988).

Waddell et al. (1989) führten eine **Analyse der Behinderung (»disability«) bei Patienten mit chronischen Rückenschmerzen** durch:

- In **40 %** der Fälle lagen als wesentliche Ursache körperliche Behinderungen vor (»physical impairment«).
- In **22,5 %** der Fälle war psychologische Not (»psychological distress«) die Ursache, die sich aus einer reaktiven Depression und einer verstärkten Beobachtung des eigenen Körpers (»increased bodily awareness«) zusammensetzte.
- In **8,4 %** der Fälle war ein verstärktes Krankheitsverhalten gegeben, welches sich aus untypischen Symptomen und Befunden (»inappropriate symptoms and inappropriate signs«) zusammensetzte.

Die restlichen Fälle waren keiner Kategorie sicher zuzuordnen.

❗ Wichtig

Die psychologischen Komponenten können bei Patienten zum Hauptproblem der Behandlung werden.

Auch wenn eine zahlenmäßig exakte Aufschlüsselung bei dieser Komplexität übertrieben erscheint, zeigte sie doch deutlich, dass echte körperliche Beeinträchtigungen einen wesentlichen Bestandteil der Erkrankung darstellten können, selbst dann, wenn psychologische Faktoren Einfluss auf das Krankheitsbild haben.

Die Behandlungsergebnisse werden sich durch die aufwändige, aber sicher notwendige Erfassung der Persönlichkeitsstruktur eines Rückenschmerzpatienten sicher verbessern. Allerdings müssen diese Problemfälle mit nachweisbarem Anteil einer psychogenen Krankheitsbeteiligung einem entsprechenden Rehabilitationsprogrammen zugeführt werden (Waddell et al. 1989). In Zeiten limitierter Ressourcen im Gesundheitswesen werden von den gesetzlichen und privaten Krankenkassen die hierfür erforderlichen finanziellen Mittel eher zurückhaltend gewährt.

Nach Mooney (1987) muss bei Patienten mit chronischen Schmerzbildern im Bereich der Rumpfwirbelsäule in mehr als 10 % der Fälle mit einer überwiegend psychogenen Komponente gerechnet werde.

3.6 Einfluss sozialer Faktoren

Chronische Beschwerdebilder im Bereich der Rumpfwirbelsäule werden therapeutisch besonders dann als prognostisch ungünstig eingestuft, wenn es sich um schwebende versicherungsrechtliche Fälle mit möglichen pekuniären Ansprüchen handelt (Lora u. Long 1976, Haddad 1987). Ein enger Zusammenhang zwischen einem laufenden oder entschiedenen Versicherungsverfahren und psychiatrischen Problemen wurde von Long et al. (1988) in ihrem Kollektiv festgestellt.

Problematik versicherungsrechtlich strittiger Fälle

Ebenso gaben Katz u. Martin (1986) schlechtere Behandlungsergebnisse (61 % sehr gute bis gute Behandlungserfolge bei der Nachuntersuchung) an bei Vorliegen eines Versicherungsfalles im Gegensatz zu deutlich besseren Ergebnissen (76 % sehr gute bis gute Behandlungserfolge), wenn keine Versicherungsansprüche bestanden. Da bei diesen Autoren ein hoher Anteil der Patienten mit versicherungsrechlichen Ansprüchen gleichzeitig eine Wirbelsäulenoperation erfahren hatte, kann der Hauptfaktor für die Verschlechterung des Ergebnisses nicht eindeutig eruiert werden. McCulloch (1977) berichtete (bei 52 % mindestens guter Behandlungserfolge im Gesamtkollektiv) von nur 33 % guten Ergebnissen bei Patienten, bei denen eine finanzielle Erwartungshaltung im Raum stand. Auch Oudenhoven (1979) teilte – wenn auch weniger stark abfallende – schlechtere Erfolgsaussichten nach Facettenkoagulation bei Patienten mit Versicherungsansprüchen mit (◘ Tab. 3.1).

◘ **Tab. 3.1.** Abhängigkeit des Behandlungsergebnisses von sozialmedizinischen Faktoren

Autoren	Behandlungserfolge (%) Bei Vorliegen eines Versicherungsfalles	Behandlungserfolge (%) Keine Versicherungsansprüche	Behandlungserfolge (%) (Gesamtkollektiv)
Katz u. Maier (1986)	61	76	
McCulloch (1977)	33		52
Oudenhoven (1979)	Eher schlechter	Eher günstiger	

3.7   Die diagnostische (probatorische) Facetteninjektion

Hohe diagnostische
Aussagekraft einer
provokatorischen
Facetteninjektion mit
Lokalanästhetikum

Schon in Kenntnis der pathoanatomischen und pathomorphologischen Situation sollte die Facetteninfiltration mit einem Lokalanästhetikum als ein besonders aussagefähiges Kriterium zur Identifizierung eines lumbalen Facettensyndroms angesehen werden. Deshalb wird sie auch von vielen Autoren therapeutisch oder vor einer geplanten Denervation der Wirbelgelenke durchgeführt (Pawl 1974, Lora u. Long 1976, Mooney u. Robertson 1976, Ogsbury et al.1977, Schaerer 1978, Oudenhoven 1979, Metha u. Sluijter 1979, Schulitz u. Lenz 1984, Anderson et al. 1987, Hildebrandt u. Weyland 1987, Jerosch et al. 1993).

3.7.1   Methoden der Facetteninfiltration

Wegen ihrer diagnostischen Bedeutung für das Facettensyndrom und der Möglichkeit einer sicheren Niveaufeststellung der tatsächlich schmerzauslösenden Gelenke werden folgende Methoden eingehender besprochen:
- Facetteninfiltration unter BV-Kontrolle.
- Selektive Blockierung des lumbalen Ramus medialis.
- Facetteninfiltration unter Sonographiekontrolle.
- Facetteninfiltration unter CT-Kontrolle.
- Facetteninfiltration unter MRT-Kontrolle.

Facetteninfiltration unter BV-Kontrolle

Unter Bildwandlerkontrolle wird eine 22 G-Spinalnadel langsam bis zum unteren Rand eines Wirbelgelenkes und dann weiter durch die Gelenkkapsel vorgeschoben. Falls beim Durchstechen der Gelenkkapsel Schmerzen auftreten, sollten exakt dokumentiert werden (◘ Abb. 3.14 und 3.15):
- der Schmerzcharakter,
- die Schmerzausstrahlung.

Mögliche iatrogene
Schädigung der knorpligen
Gelenkflächen

Wird die Nadel unmittelbar in den Gelenkspalt eingebracht, so können bei den ausgesprochen engen lokalen Verhältnissen durchaus Knorpelschäden der Gelenkflächen gesetzt werden (◘ Abb. 3.16). Im inferioren Gelenkrezessus ist hingegen immer Platz für die Nadelspitze, ohne dass iatrogene Läsionen auftreten.

Korrektes Volumen des
applizierten Lokal-
anästhetikums beachten

Anschließend werden, je nach Autor, zwischen 1,0 und 5,0 ml (!) einer 1 %igen Lösung eines Lokalanästhetikums in den unteren Gelenkrezessus injiziert. Schon hier sei der Hinweis erlaubt, dass die **Menge des applizierten Lokalanästhetikums einen entscheidenden Einfluss auf die Selektivität der Methode hat**: Bei Injektionsvolumina von beispielsweise 5 ml kann von einer selektiven Facetteninfiltration keine Rede mehr sein (s. S. 59f).

Von manchen Autoren wird vor Gabe des Lokalanästhetikums zur Verifizierung einer intraartikulären Nadelposition eine Kontrastmittelinjektion empfohlen. Dieses Vorgehen gehört jedoch nicht zum Routineprogramm (◘ Abb. 3.17).

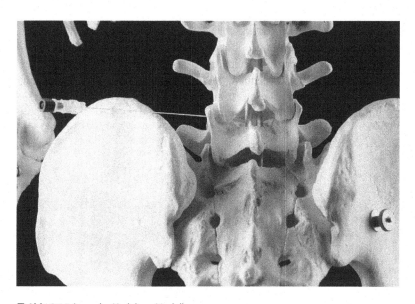

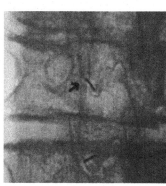

◘ Abb. 3.15. Röntgenplatzierung der Nadel zur selektiven Facetteninfiltration. Hierfür wird eine dünne Punktionskanüle 2 cm paravertebral zwischen den Dornfortsätzen bis zum Wirbelgelenk vorgeschoben

◘ Abb. 3.14. Lage der Nadel am Modell

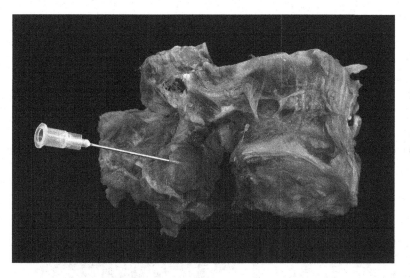

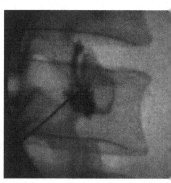

◘ Abb. 3.17. Radiologische Kontrastmitteldarstellung (Arthrogramm) eines lumbalen Facettengelenkes. Es zeigt sich deutlich der inferiore Processus

◘ Abb. 3.16. Knorpelschäden bei intraartikulärer Nadelplatzierung

Selektive Blockierung des lumbalen Ramus medialis

Dreyfuss et al. (1997) legen besonderen Wert auf die diagnostische selektive Blockade des Ramus medialis, bevor sie eine Facettendenervation durchführen. Sie gehen hierbei nicht direkt in das Facettengelenk, sondern zielen auf den Ramus medialis als verantwortlichen sensiblen Nerv (◘ Abb. 3.18 und 3.19).

Ramus medialis des Spinalnerven als entscheidende sensible, neurale Struktur

Facetteninfiltration unter Sonographiekontrolle

Bei entsprechender Erfahrung mit der Ultraschalldiagnostik kann die Punktion der kleinen Wirbelgelenke auch unter Ausnutzung dieser bildgebenden

Eine sonographisch
kontrollierte Facetten-
infiltration erfordert
viel Erfahrung

Technik erfolgen. Hierdurch ist der Therapeut unabhängig von aufwändigen und kostenintensiven Röntgenbildverstärkern. Gleichzeitig wird dem Patienten eine Strahlenbelastung erspart. Die sonographische Lokalisation der Facettengelenke erfordert jedoch, besonders bei sehr schräger Einstellung der Gelenkflächen, viel Übung (◘ Abb. 3.20), ebenso die Technik der sterilen Punktion unter Sonographiekontrolle (◘ Abb. 3.21).

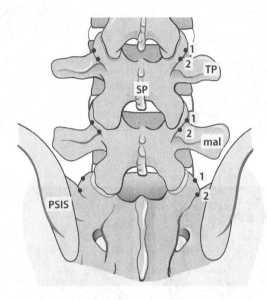

◘ **Abb. 3.18.** Dorsale Ansicht der lumbalen Wirbelsäule mit schematischer Darstellung des oberen (1) und unteren Zielpunktes (2) für den Ramus medialis von L3 und L4 sowie den Ramus dorsalis für L5. MAL Mamillo-akzessorisches Ligament

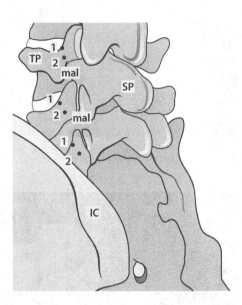

◘ **Abb. 3.19.** 45°-Schrägansicht der lumbalen Wirbelsäule mit schematischer Darstellung des oberen (1) und unteren Zielpunktes (2) für den Ramus medialis von L3 und L4 sowie den Ramus dorsalis für L5. MAL Mamillo-akzessorisches Ligament

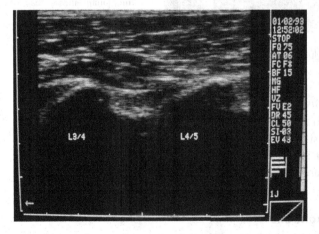

◘ **Abb. 3.20.** Darstellung der lumbalen Facette mit Hilfe der Sonographie

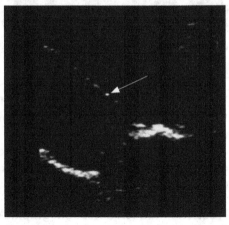

◘ **Abb. 3.21.** Facetteninfiltration unter sonographischer Kontrolle (→ Nadel)

Facetteninfiltration unter CT-Kontrolle

Bereits bei nicht degenerativ veränderten Facettengelenken ist eine sichere selektive Punktion des Gelenkspaltes nur unter Zuhilfenahme bildgebender Verfahren möglich. **Bei arthrotischen Veränderungen ist diese selektive Punktion in vielen Fällen um ein Vielfaches schwieriger.** Neben der Durchleuchtungs- oder der Ultraschallkontrolle wurde von Grönemeyer u. Seibel (1989) auch die CT-gesteurte Facetteninfiltration angegeben. Hierbei wird in Bauchlage des Patienten zunächst computertomographisch das Facettengelenk dargestellt. Die Einstichtiefe und der Zugangswinkels werden abgemessen, danach wird eine 22-G-Nadel bis an das Gelenk vorgeschoben. Anschließend injizieren die Autoren wahlweise Kochsalzlösung zur Schmerzprovokation oder 3–5 ml eines Lokalanästhetikums. Während der Infiltration werden die Nadelspitze und die Verteilung des Medikamentes durch verdünntes Kontrastmittel im CT überprüft (◘ Abb. 3.22)

> Problematische anatomische Orientierung bei Facettendegeneration

Grönemeyer u. Seibel (1989) berichteten von 171 Patienten, die sie mit dieser Technik behandelt hatten: Bei 31 % wurde eine Kombinationsbehandlung von Facetteninfiltration und periradikulärer Therapie durchgeführt. Nach der Applikation des Lokalanästhetikums gaben 81 % von 102 nachuntersuchten Patienten Beschwerdefreiheit an. Der **durchschnittliche Behandlungserfolg** lag:

> Durchaus gute Ergebnisse nach lumbaler Facetteninfiltration

- nach drei Monaten bei 79 %,
- nach einem Jahr bei 67 % und
- nach zwei Jahren immer noch bei 65 %.

Facetteninfiltration unter MRT-Kontrolle

Als einen der entscheidenden Nachteile ihres Verfahrens haben Grönemyer u. Seibel (1989) die notwendige CT-Kontrolle mit der entsprechenden Strahlenbelastung erkannt. Um diese zu reduzieren bzw. ganz auszuschalten, wurde dann die selektive Facetteninfiltration unter kernspintomogra-

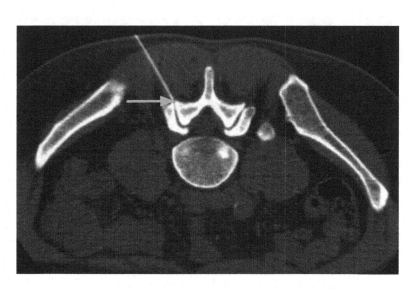

◘ **Abb. 3.22.** Punktion einer lumbalen Facette (Pfeil) unter CT Kontrolle

phischer Kontrolle entwickelt (Grönemeyer 1992). Hierzu wird jedoch ein spezielles Punktionskanülen-Set benötigt, was dann erst eine artefaktfreie bildgebende Darstellung erlaubt (◙ Abb. 3.23).

Auch wir haben bereits eigene Erfahrungen mit dieser Technik gemacht (Jerosch et al. 1998). Für die Gelenkpunktion wurden spezielle amagnetische interventionelle Nadeln verwendet. Die Untersuchungen wurden an einem Kernspintomographen mit einer Feldstärke von 1,0 Tesla durchgeführt. Die kernspintomographische Festlegung und metrische Vermessung der Distanz zum Referenzpunkt gelang in allen Fällen problemlos. Bei der Platzierung der MR-Nadel zeigte sich jedoch, dass diese manche derbe fibröse Gewebeschicht nur schwer penetrierte. Der gesamte Zeitaufwand pro Patient betrug 30–40 min. und war damit deutlich länger als bei anderen Verfahren. Die verwendeten Nadeln waren – ohne die sonst übliche Artefaktbildung von Punktionsnadeln – im MRT immer eindeutig identifizierbar (◙ Abb. 3.24).

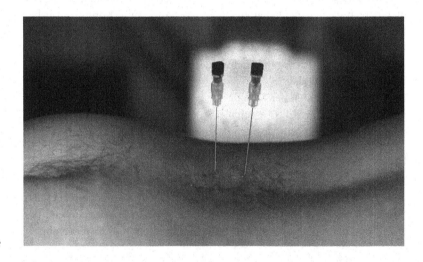

◙ **Abb. 3.23.** Punktion einer lumbalen Facette unter MRT-Kontrolle; Patient in Bauchlage

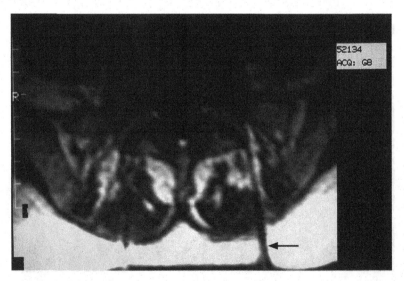

◙ **Abb. 3.24.** Kernspintomographische Darstellung einer lumbalen Facettenpunktion (horizontaler Schnitt) (→ Nadel)

> ❶ **Wichtig**
>
> In Anbetracht des immer weiter zunehmenden Kostendruckes im Gesundheitswesen müssen beide bildgebende Verfahren (CT-, MRT-Kontrolle) erst unter Beweis stellen, dass die Kosten-Nutzen-Analyse zu ihren Gunsten ausfällt.
>
> Das heißt: Bevor eine allgemein gültige Empfehlung abgegeben werden kann, sind prospektiv angelegte Studien notwendig, die dann evt. die höhere diagnostische und therapeutische Sicherheit beider Methoden belegen können.

Kostenproblematik bei aufwändiger bildgebender Unterstützung einer lumbalen Facetteninfiltration

3.7.2 Bedeutung der Schmerzprovokation für die Prognose der Thermokoagulation

Die erste Mitteilung über eine Facetteninfiltration stammt von Hirsch et al. (1963). Diese hatten bei Patienten mit lokalen Rückenschmerzen Schmerzprovokationstests an Bandscheiben, Facetten und Ligamenten mit jeweils 0,3 ml hypertoner NaCl-Lösüng vorgenommen. Ihre Beobachtungen bezüglich der Schmerzausbreitung bei intraartikulären Injektionen wurden von anderen Autoren bestätigt (Mooney u. Robertson 1976, Marks 1989). Nach Fairbank et al. (1981) sowie Schulitz u. Lenz (1984) seien die Erfolgsaussichten einer Injektion und einer nachfolgenden Thermokoagulation relativ gering, wenn beim Einführen der Nadel in die Kapsel oder unter der Injektion selbst die Beschwerden nicht exakt reproduziert werden könnten oder wenn diese bis in den Unterschenkel oder sogar bis zum Fuß ausstrahlen würden.

Reproduzierbarkeit der subjektiven Beschwerden durch Facetteninfiltration entscheidend

3.7.3 Prognose der Facettenkoagulation nach erfolgloser lumbaler Facetteninjektion

Pawl (1974), Lora u. Long (1976), Schulitz u. Lenz (1984), Hildebrandt u. Weyland (1987) sowie Jerosch u. Castro (1993) sprachen sich dafür aus, eine Thermokoagulation nur nach erfolgreicher Facetteninjektion – d. h. zumindest kurzzeitiger Schmerzfreiheit – durchzuführen. Im Falle einer erfolglosen Infiltration lumbaler Facettengelenke führte Oudenhoven (1979) epidurale Injektionen mit Procain/Depo-Medrol durch, um vom rekurrenten N. sinuvertebralis ausgelöste pseudoradikuläre Schmerzen zu beeinflussen. Nach seiner Ansicht seien epidurale Injektionen dann wirkungsvoller gewesen, wenn vorher der vom R. dorsalis ausgehende Schmerzanteil durch eine Denervation beseitigt werden konnte.

Thermokoagulation nach erfolgreicher Facetteninfiltration

3.7.4 Zuverlässigkeit der Diagnose eines lumbalen Facettensyndromes nach erfolgreicher Facetteninjektion

Die **Einführung der Facetteninjektion** als entscheidendes Diagnosekriterium des lumbalen Facettensyndroms vor Durchführung einer Denervation geht auf Lora u. Long (1976) zurück. Die **Anwendung der Facetteninjek-**

tion als gleichzeitige diagnostische und therapeutische Methode wurde erstmals von Mooney u. Robertson (1976) beschrieben.

❗ Wichtig

Eine Facetteninfiltration mit nachfolgender, zumindest kurzzeitiger Schmerzfreiheit stellt aufgrund bisheriger Erfahrungen **kein** sicheres Kriterium für die Genauigkeit der Diagnose eines Facettensyndromes bzw. für eine gute Prognose einer Facettenkoagulation dar.

Alle Untersuchungen weisen **Fälle erfolgloser Facettendenervationen trotz positiver Nervenblockaden** auf. Die Prozentangaben einer initialen Schmerzerleichterung nach Facettenkoagulation bei Patienten, die nach einer Facetteninjektion zumindest vorübergehend schmerzfrei waren, liegen zwischen 50 % und 80 %. Im Rückschluss bedeutet dies, dass ein großer Anteil der Patienten mit vermuteten pseudoradikulären Beschwerden trotz erfolgreicher Facetteninjektion keine Schmerzreduktion erfahren hatte. Offensichtlich bestehen weiterhin nicht unerhebliche diagnostische Unwägbarkeiten, welche Patienten letztlich einer Thermokoagulation zugeführt werden sollen.

Deshalb wird bis heute über den **Wert einer Facetteninfiltration als geeignetes diagnostisches Kriterium** kontrovers diskutiert. In der Literatur sind sich teilweise widersprechende Beobachtungen veröffentlicht; wesentliche Punkte dieser Diskussion sollen hier dargestellt werden. Die Untersuchungen von Lora u. Long (1976) besitzen den Charakter einer prospektiven Studie bzgl. des **Placeboeffektes einer Facetteninjektion**:

❗ Wichtig

- Die Autoren fanden keinen signifikanten therapeutischen Effekt bei Applikation einer physiologischen Kochsalzlösung.
- Keine der Infiltrationen führte zu einer länger anhaltenden Schmerzfreiheit.
- Alle 149 Patienten, die eine Facetteninjektion mit einem Lokalanästhetikum erhielten, klagten über erneut auftretende Schmerzen: 148 innerhalb von nur 2 Monaten, in einem Fall erst nach 5 Monaten.

Diese Erfahrungen bezüglich der Wirkungsdauer einer Facetteninjektion mit Lokalanästhetikum decken sich im Wesentlichen mit den eigenen Beobachtungen, die ebenfalls nur eine eher kurzzeitige Beschwerdelinderung zeigten (Jerosch et al.1992).

Lynch u. Taylor (1986) untersuchten in einer prospektiv angelegten Studie an 50 Patienten mit lumbalen Rückenschmerzen von anamnestisch mehr als 6 monatiger Dauer die **therapeutische Effizienz einer intraartikulären Instillation** von 60 mg Methylprednisolon (keine Angabe des Injektionsvolumens) nach vorheriger Arthrographie mit 0,5 ml Kontrastmittel und verglichen die Resultate mit einer Serie von lediglich periartikulär erfolgter Kortkoidinjektion. Die Schmerzlinderung war bei ihren Patienten nach intraartikulärer Applikation signifikant besser als nach periartikulärer Verabreichung. Bezüglich des Injektionsvolumens ist anzunehmen, dass die Autoren eher geringe Mengen intraartikulär appliziert hatten und dadurch eine Ruptur der Gelenkkapsel mit konsekutiver periartikulärer Flüssigkeitsausbreitung vermeiden konnten.

Intraartikulär appliziertes Kortikoid ist effizienter als bei periartikulärer Verabreichung

Zweifel am Wert einer lumbalen Facetteninfiltration für diagnostische Zwecke äußerten andere Untersucher: Lilius et al. (1989, 1990) sahen in dieser Methode nur eine unspezifische Wirkung, da sie keinen Unterschied zwischen Placeboinjektionen mit physiologischer Kochsalzlösung und intraartikulärer bzw. periartikulärer Injektion mit einer Mischung aus Lokalanästhetikum und Kortison feststellen konnten. Dory (1981) beobachtete bereits bei einer intraartikulären Applikation von max. 4 ml Flüssigkeitsvolumen in fast allen Fällen eine **Kapselruptur** (► Kap. 4). Lilius et al. (1989, 1990) injizierten immer 8-ml-Volumina sowohl intra- als auch periartikulär und werden sicherlich ebenfalls bei allen intraartikulären Verabreichungen eine Kapselruptur verursacht haben. Dadurch muss eine intraartikuläre Facetteninjektion sekundär zu einer periartikulären Applikation werden. Gerade bei derartig großen Injektionsvolumina sollte immer davon ausgegangen werden, dass eine periartikuläre Injektion auch den medialen Zweig des R. dorsalis mit beeinflusst und direkt dadurch oder durch Diffusion in die Kapsel die gleiche Wirkung wie eine intraartikuläre Gabe hat. Erhebliche Zweifel sind berechtigt, ob unter den beschriebenen Versuchsbedingungen ein Unterschied in der Wirkung zwischen intraartikulären Injektionen einerseits und extraartikulären andererseits zu erwarten gewesen wäre. Mit der Beschreibung einer lang anhaltenden Placebowirkung bei Verwendung einer physiologischen Kochsalzlösung stehen die Autoren im Widerspruch zu den Beobachtungen von Lora u. Long (1976).

Jackson et al. (1988) suchten in ihrer prospektiv angelegten randomisierten, aber weder kontrollierten noch verblindeten Studie nach klinischen Kriterien, mit denen sich Rückenschmerzpatienten mit initialer Schmerzfreiheit nach Facetteninjektion entsprechend des Ursprungsortes der Schmerzen unterscheiden lassen. Alle Patienten klagten primär über Rückenschmerzen ohne neurologische Auffälligkeiten. Das Injektionsvolumen wurde auf max. 1,9 ml (0,2–0,4 ml Kontrastmittel plus 1,5 ml Lokalanästhetikum) für jedes Facettengelenk begrenzt. Sie studierten zehn verschiedene Bewegungsabläufe der lumbalen Wirbelsäule vor und nach erfolgter lumbaler Facetteninjektion. Für diese funktionellen Beanspruchungen war zuvor gezeigt worden, dass in erster Linie die Facettengelenke oder die lumbalen Bandscheibenetagen belastet wurden. Vier dieser Bewegungsabläufe waren dazu geeignet, Facetten und Bandscheiben gleichermaßen zu belasten (Nachemson 1963, Lorenz et al.1983). Die Autoren beschrieben verschiedene **anamnestische Angaben** und auch **körperliche Untersuchungsbefunde, die mit einer initialen Schmerzerleichterung post injektionem signifikant korrelierten:**

Problematik der Differenzierung der Ätiologie der lumbalen Beschwerdebilder

- **Anamnestische Angaben:**
    - höheres Lebensalter,
    - länger andauerndes Bestehen lumbaler Rückenschmerzen,
    - Fehlen von Beinschmerzen,
    - Fehlen oder keine Verstärkung von Schmerzen beim Valsalva-Test.
- **Körperliche Untersuchung:**
    - normales Körpergewicht,
    - Fehlen von Muskelspasmen,
    - maximale Schmerzen beim Rumpfstrecken nach vorheriger Anteklination.

Jackson et al. (1988) haben sich hierzu weiter geäußert: Lumbale, bandscheibenbedingte Rückenschmerzen ohne neurologische Defizite ließen sich nicht durch initiale Schmerzerleichterung nach intraartikulärer Facetteninjektion von facettenbedingten Schmerzen abgrenzen, da Bewegungsabläufe, welche die Bandscheiben belasteten, gleichermaßen von der Schmerzreduktion betroffen seien wie solche Bewegungsabläufe, die vor allem die Facetten beanspruchten.

Damit stehen ihre Ergebnisse im Gegensatz zu den Vorstellungen von Selby u. Paris (1981) und von Lippit (1984): Diese postulierten, dass lumbale Rückenschmerzen verstärkt durch Streckung, Rotation und Seitwärtsneigung des Rumpfes in erster Linie von Facettengelenken herrühren würden und daher besser auf eine Facetteninjektion ansprechen sollten. In diesem Zusammenhang sei nochmals der Hinweis auf Oudenhovens (1979) Beobachtungen gestattet, der bei Versagen einer Facetteninjektion oder Wiederauftreten von Schmerzen nach Thermokoagulation trotz erfolgreicher Facetteninjektion zunächst therapeutisch und diagnostisch mit epiduralen Injektionen eine mögliche Mitbeteiligung des rekurrenten N. sinuvertebralis angeht.

Im Folgenden soll die Frage diskutiert werden, ob eine Reduktion von Faktoren möglich ist, die bei erfolgreicher (zur Schmerzfreiheit führender) Facetteninjektion für die falsch-positive Diagnose »Facettensyndrom« verantwortlich gemacht werden können.

3.7.5 Einfluss des Injektionsvolumens auf die Zuverlässigkeit der Diagnose eines lumbalen Facettensyndromes

Von einigen Autoren ist auf ein **offensichtliches Missverhältnis von Injektionsvolumen und Kapazität des lumbalen Facettengelenkes** hingewiesen worden (Bogduk 1980a, Maldague et al. 1981, Raymond u. Dumas 1984, Schulitz u. Lenz 1984, Hildebrandt u. Weyland 1987, Anderson et al. 1987, Marks 1989, Moran et al.1988).

Begrenzte Volumenkapazität des lumbalen Facettengelenkes

Nach Bogduks (1980) Auffassung besitzen **lumbale Facettengelenke lediglich ein Volumen von nur 1 ml oder weniger.** Er schlägt daher vor, nicht mehr als 1 ml Injektionsvolumen für diagnostische Zwecke einzusetzen. Raymond u. Dumas (1984) erzielten bei 25 Patienten in 4 Fällen eine Schmerzerleichterung. Sie benutzten kleine Injektionsmengen (ca. 1 ml), um das Risiko eines Flüssigkeitsaustritts aus dem Gelenk so gering wie möglich zu halten. In diesem Zusammenhang zitieren sie Glover (1977), der für das Volumen eines Facettengelenkes einen Wert von 1–2 ml angab. Bei Verwendung von mehr als 1 ml könne man nicht sicher sein, dass bei erreichter Schmerzfreiheit tatsächlich ein Facettensyndrom vorlag. Dory (1981) führte eine Arthrographie mit 1–3 ml Kontrastmittellösung durch und instillierte anschließend nach weitestgehender Reaspiration des Kontrastmittels 2–3 ml eines Lokalanästhetikums. Hierdurch rupturierte fast immer die Gelenkkapsel oder aber später bei der anschließenden Bewegung der Rumpfmuskelsäule, dies immer im lateralen oder medialen Teil des unteren Rezessus. Kam es zu einem Flüssigkeitsaustritt auf der lateralen

Seite, so diffundierte die Flüssigkeit in das benachbarte Weichteilgewebe, wo die Zweige des R. posterior verlaufen. Ein medialer Austritt erfolgte durch das Lig. flavum in den Epiduralraum und bisweilen in das Foramen intervertebrale.

Eigene Untersuchungen können diese Beobachtungen bestätigen.

 Cave

Bei mehr als 1 ml Injektionsvolumen um das lumbale Facettengelenk kommt es regelmäßig zu einer Ruptur der Gelenkkapsel mit Extravasat von Lokalanästhesie (■ Abb. 3.25).

Maldague et al. (1981) führten bei 51 Patienten mit chronischen Rückenschmerzen von mehr als 6 monatiger Dauer vor der Anästhetikagabe eine Arthrographie mit 2–4 ml einer 77 %igen Methylglukaminlösung und Kontrastmittel durch. In allen Fällen wurde mit einem Injektionsvolumen von mehr als 3–5 ml eine **Diffusion des Kontrastmittels in die periartikulären Weichteile** beobachtet. Dieser Flüssigkeitsaustritt erfolgte in verschiedene Richtungen vom unteren Rezessus aus, gelegentlich auch vom oberen.

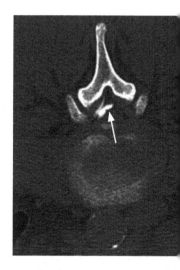

■ **Abb. 3.25.** Ruptur eines Facettengelenkes nach Injektion von 1,5 ml Kontrastmittel (→)

Schultz u. Lenz (1984) sowie Hildebrandt u. Weyland (1987) empfahlen ebenfalls den Einsatz von höchstens 1 ml Injektionsvolumen pro Gelenk für diagnostische Zwecke. Auch Paris (1983) bestätigte die Beobachtungen der anderen Autoren. In seinen eigenen Untersuchungen stellte er fest, dass sogar eine geringe Injektionsmenge von nur 0,5 ml zu einem Flüssigkeitsaustritt aus dem unteren Rezessus bis in das Foramen intervertebrale führen könne. Über die klinische Relevanz dieser Beobachtung von Paris kann allerdings nur spekuliert werden.

Flüssigkeitsaustritt bei lumbaler Facetteninfiltration

Moran et al. (1988) untersuchten im Rahmen einer prospektiven Studie den **diagnostischen Wert einer lumbalen Facetteninjektion**. Sie bezogen sich in der Einschätzung des Gelenkvolumens von 1–2 ml ebenfalls auf Glover (1977). Mit einer Flüssigkeitsmenge von 1,0–1,5 ml Bupivacain (0,5 %) pro Facettengelenk behandelten sie 54 Patienten mit chronischen Rückenschmerzen. Nur in 9 Fällen (16,7 %) diagnostizierten sie ein echtes lumbales Facettensyndrom. Für dessen sichere Diagnose müssten folgende beiden Kriterien erfüllt sein:

- Schmerzprovokation beim Einführen der Nadel in die Kapsel und
- Schmerzfreiheit nach erfolgter Injektion.

Moran et al. (1988) wiesen auf die sehr ähnlichen Resultate (16 %) von Raymond u. Dumas (1984) hin. Sie führen die mit Facetteninjektion wesentlich häufiger ermittelte Diagnose eines lumbalen Facettensyndroms (60 %) bei anderen Autoren darauf zurück, dass durch Flüssigkeitsaustritt aus dem Gelenk nach Injektion zu großer Volumina andere schmerzauslösende Strukturen mit anästhesiert wurden, d. h. also sehr häufig eine falsch-positive Diagnose gestellt wurde. Die Autoren machten mit ihrer Studie einmal mehr deutlich, dass sich durch Verminderung des Injektionsvolumens auch die prozentuale Häufigkeit von Schmerzfreiheit nach einer Facetteninjektion verringert. Eine Beweisführung darüber, inwieweit es sich bei den gestellten Diagnosen tatsächlich um ein Facettensyndrom handelte, z. B. durch einen signifikant erhöhten Behandlungserfolg einer nachfolgenden Thermokoagulation, blieben die Untersucher allerdings schuldig.

Die schlechten Koagulationsergebnisse von Anderson et al. (1987) trotz positiver Nervenblockade unterstützen die Überlegungen und Ergebnisse von Bogduk (1980), Dory (1981), Maldague (1981), Paris (1983), Raymond u. Dumas (1984), Schulitz u. Lenz (1984) sowie von Moran et al. (1988). Anderson et al. (1987) verwendeten für ihre diagnostischen intraartikulären Injektionen mit 2–5 ml zu große Flüssigkeitsmengen, so dass eine extraartikuläre Anästhetikaausbreitung mit den dann zu diskutierenden Folgen hier nach Meinung der Autoren sehr wahrscheinlich sei.

> ❗ **Wichtig**
>
> Die hier aufgeführten Überlegungen zur Gelenkskapazität gelten **nur** für gesunde Gelenke. In der Literatur wird kein Hinweis gefunden, inwieweit eine im Rahmen eines Facettensyndroms auftretende Schwellung der Synovialmembran bzw. eine vermehrte Flüssigkeitsbildung im Gelenk die Facetteninfiltration beeinflussen kann.

3.7.6 Einfluss einer Arthrographie auf die Zuverlässigkeit der Diagnose eines lumbalen Facettensyndromes

Wie zuvor dargestellt, ist die größtmögliche Verlässlichkeit der Diagnose eines lumbalen Facettensyndromes mittels Facetteninfiltration nur dann zu erwarten, wenn das Lokalanästhetikum nicht zu benachbarten Strukturen diffundieren kann und so durch Ausschaltung anderer Schmerzursachen möglicherweise das Vorliegen einer Irritation der lumbalen Gelenkfacetten vortäuscht.

> ℹ️ **Tipps**
>
> Um eine unkontrollierte Lokalanästhetikaausbreitung in benachbarte Strukturen zu vermeiden, muss gewährleistet sein, dass die Injektionsnadel exakt intraartikulär liegt. Kontrollieren lässt sich dies am besten durch eine Arthrographie mit einem Kontrastmittel.

Die Arthrographie bestätigt die wichtige exakte intraartikuläre Lage der Punktionskanüle

Die Arthrographie wurde seit Mooney u. Robertson (1976) vielfach angewendet (Dory 1981, Maldague 1981, Paris 1983, Hildebrand u. Weyland 1987). Hildebrandt u. Weyland (1987) machten nach Einführung der Arthrographie in ihrem eigenen Kollektiv die Erfahrung, dass erhebliche degenerative Veränderungen der lumbalen Facettengelenke ein Vorschieben der Injektionsnadel in den Gelenkspalt gelegentlich gar nicht zuließen. Aprill (1986) wies auf die diagnostische Aussagekraft einer Kombination aus Arthrographie und Injektion zur Feststellung der Schmerzrelevanz einer bekannten Facettendegeneration hin; auch andere Untersucher haben die Arthrographie zunehmend häufiger eingesetzt (Lynch u. Taylor 1986, Jackson et al.1988).

3.7.7 Einfluss des schmerzfreien Zeitraums nach Facetteninfiltration auf die Prognose der Thermokoagulation

In eigenen Untersuchungen konnte festgestellt werden, dass 15 Patienten mit einem über 5 Tage anhaltenden schmerzfreien Intervall nach Facetteninfiltration eine signifikant höhere Erfolgsaussicht einer zu einem späteren Zeitpunkt durchgeführten Thermokoagulation hatten. Bei einer nur über 12 Stunden anhaltenden Schmerzfreiheit nach Facetteninfiltration ließ sich kein günstiger Einfluss auf das Ergebnis einer nachfolgenden Thermoverödung feststellen (Jerosch et al.1992). In diesem Zusammenhang muss jedoch darauf hingewiesen werden, dass positive Einzelblockaden mit einer falsch-positiven Rate von 38 % behaftet sind, so dass zur Erhärtung der Diagnose mehrere Blockaden erforderlich sind (Schwarzer et al. 1994). **Noch effektiver sind vergleichende Blockaden unterschiedlich lang wirksamer Lokalanästhetika** (z. B. Prilocain versus Ropivacain). Dokumentiert der Patient die unterschiedliche Wirkdauer der Lokalanästhesie in einem Schmerzprotokoll, so beträgt die Diagnosesicherheit 85 % (Bogduk 1997).

> Lang anhaltende Schmerzfreiheit nach lumbaler Facetteninfiltration als günstiges Kriterium für eine Thermokoagulation

❶ Tipps
Letzte Diagnosesicherheit ist nur durch Placebokontrolle möglich.

3.7.8 Korrelation von Symptomen und Dauer der Wirkung nach lumbalen Facetteninjektionen

Sollte das schmerzfreie Intervall nach Facetteninjektion mit der positiven Prognose einer Thermokoagulation korrelieren, so sind auch alle anderen Kriterien, die eine Verlängerung des schmerzfreien Intervalls nach lumbaler Facetteninjektion mit sich bringen, von großem Interesse:

Fairbank et al. (1981) führten Facetteninjektionen bei 25 Patienten mit erstmaliger Rückenschmerzattacke durch. Die 14 »Responder« berichteten anamnestisch über einen plötzlichen Schmerzbeginn, eine Schmerzverstärkung bei Ruhe und eine Schmerzerleichterung unter Bewegung. Das Heben des gestreckten Beines führte zu Schmerzen in Rücken und Gesäß. Bei den 11 »Non-Respondern« waren ein schleichender Schmerzbeginn und eine Schmerzerleichterung bei Ruhe sowie eine Schmerzverstärkung bei Bewegung angegeben worden. Das Anheben des gestreckten Beines führte zu Schmerzen im Oberschenkel und in den Beinen.

> Differente anamnestische Angaben als Prognosefaktor

Lewinnek u. Warfield (1986) führten bei 21 Patienten die Facetteninjektion mit einer Mischung aus Lokalanästhetikum und einem Kortikoid durch. Alle Patienten klagten zuvor über länger als 8 Wochen bestehende Rückenschmerzen. Die Fälle wurden für die Facetteninjektion nur dann ausgewählt, wenn sie Druckschmerzen im Bereich der Facetten (»facet tenderness«) verspürten, andere Ursachen für Rückenschmerzen ausgeschlossen waren und/oder röntgenologische Anzeichen für eine Facettendegeneration vorlagen. 75 % (15 von 20) berichteten über eine initiale

> Differente klinische Befunde als Prognosefaktor

Schmerzerleichterung; nach drei Monaten war dieser Anteil auf 33 % (6 von 18) geschrumpft. Die von Fairbank et al. (1981) gefundenen Korrelationen für eine erfolgreiche Facetteninjektion konnten die Autoren nicht bestätigen. Ihrerseits ermittelten sie dagegen eine **Korrelation zwischen nächtlichem Aufwachen wegen Rückenschmerzen und lang anhaltender Wirkung einer Facetteninjektion.**

3.7.9 Reduktion der durch Facetteninjektion bedingten Fehlermöglichkeiten mittels ergänzender Injektionsverfahren

Differentialdiagnostischer Einsatz paravertebraler bzw. epiduraler Infiltrationen

Im Falle einer periartikulär statt intraartikulär erfolgten Injektion in die lumbalen Wirbelbogengelenke kann es zu einer falsch-positiven Diagnose eines Facettensyndrom kommen (Lynch u. Taylor 1986), wenn Strukturen anästhesiert werden, die vom N. sinuvertebralis versorgt werden. Hier bieten sich differentialdiagnostisch **ergänzende Infiltrationsmethoden** wie die **paravertebrale bzw. die epidurale Applikation zur Feststellung einer Wurzelbeteiligung** an. In diesem Zusammenhang ist es von besonderer Bedeutung, dass die epidurale Injektion von Oudenhoven (1979) zum Nachweis der Beteiligung des rekurrenten N. sinuvertebralis (z. B. Bandscheibendegeneration ohne Bandscheibenvorfall) bei Auftreten übertragener Schmerzen eingesetzt wurde, insbesondere dann, wenn eine Facetteninfiltration und -denervation bisher erfolglos verlaufen waren.

Außerdem muss darauf hingewiesen werden, dass es bei lumbalen Facetteninjektionen häufig zu einem Austritt des Kontrastmittels aus dem Gelenkspalt, vor allem in den Epiduralraum kommt (Dory 1981, Destouet et al. 1982, Paris 1983).

❗ Cave

Wegen dieses Kontrastmittelaustrittes sollte ein Injektionsvolumen von 1 ml (Bogduk 1980, Raymond u. Dumas 1984), besser noch von nur 0,5 ml (Paris 1983) für diagnostische Zwecke nicht überschritten werden.

Offensichtlich kann eine Facetteninjektion zu einer Schmerzreduktion jeder beliebigen Ursache Anlass geben, wenn es zum Anästhetikumaustritt aus einem Facettengelenk kommt (Raymond u. Dumas 1984). Ob sich die konsequente Anwendung ergänzender Infiltrationsmethoden wie einer paravertebralen, epiduralen oder intradiskalen Injektion auf die Selektion von Koagulationspatienten günstig auswirken kann, lässt sich nur an einem größeren Kollektiv überprüfen.

3.7.10 Komplikationen nach lumbalen Facetteninjektionen

Spinalanästhesie als seltenere Kompliaktion

Eine hohe oder **völlige Spinalanästhesie** kommen als Komplikation einer Facetteninjektion vor und wurden von Goldstone u. Pannent (1987) in zwei Fällen beobachtet: Die **Infektionsrate** ist unter Beachtung steriler Kautelen gering (Jerosch u. Castro 1993).

3.7.11 Zusammenfassende Überlegungen zur Verbesserung der diagnostischen Aussagekraft einer lumbalen Facetteninjektion

Aus den zuvor geäußerten Überlegungen ergeben sich **3 prinzipielle Ansatzpunkte** zur Verbesserung der diagnostischen Möglichkeiten mittels Facetteninjektion:

- Zunächst muss eine **streng intraartikuläre Nadelpositionierung** angestrebt werden; die Arthrographie stellt hier das Mittel der Wahl dar.
- Zur Sicherstellung einer rein artikulären Anästhesie muss gewährleistet sein, dass das **Injektionsvolumen die Gelenkkapazität nicht überschreitet**. Dahinter steht die Zielvorstellung, nicht zusätzlich andere, ebenfalls für die Schmerzauslösung infrage kommende, außerhalb des Gelenkes liegende Strukturen zu anästhesieren. Durch Anwendung geeigneter Lokalansthetika (z. B. Bupivacain) und von Injektionsvolumina von max. 0,5 ml lässt sich ein Flüssigkeitsaustritt aus dem Gelenk mit konsekutiver Schmerzausschaltung umliegender Gewebe wahrscheinlich vermeiden und damit die Häufigkeit einer falsch-positiven Diagnose eines lumbalen Facettensyndromes reduzieren.
- Zur Abklärung eines vom rekurrenten N. sinuvertebralis herrührenden Schmerzanteiles sollte die **Anwendung provokationsradiologischer Verfahren** wie der Diskographie zur Abklärung systematisch eingesetzt werden.

Therapeutische Maßnahmen bei degenerativer Veränderungen der lumbalen Facettengelenke

Bei einem chronischen lumbalen Facettensyndrom mit subjektiv beeinträchtigenden Beschwerdebildern existiert eine große Palette unterschiedlicher Behandlungsmöglichkeiten, die im Folgenden dargestellt werden sollen. Nach dem Motto »**so konservativ wie möglich, so operativ wie nötig**« stehen selbstverständlich immer zunächst konservative therapeutische Strategien im Vordergrund.

❗ Wichtig

Erst bei Therapieresistenz trotz Ausschöpfung der einzelnen Verfahren sollten auch interventionelle operative Vorgehensweisen mit in die Überlegungen einbezogen werden.

Letztlich werden hier aufwändige Stabilisierungsmaßnahmen mit einem Fixateur interne, Techniken der Facettenformung oder -verkürzung zur Druckentlastung der Facettengelenke (Puhl u. Noack 1984) erst am Ende der Behandlungskette indiziert, wenn zunächst eine Methode mit deutlich geringerer Invasivität nicht zu anhaltender Schmerzfreiheit geführt hat (Bogduk 1980, Wilkinson 1989).

4.1   Konservative Behandlungsmethoden

Unabhängig von der Ätiologie profitieren viele Patienten mit Rückenschmerzen im Lumbalbereich im Allgemeinen von einer temporären Ruhigstellung der kleinen Wirbelgelenke. Der Erfolg ist aber oft nur vorübergehend, die Maßnahmen sind meist nur symptomatisch, setzen also nicht direkt an den schmerzauslösenden Strukturen an (Ray 1982). Die Aktivierung großer Muskelgruppen steigert die Produktion körpereigener Enkephaline, die für die Schmerzreduktion wichtig sind. Nicht zuletzt deshalb ist eine möglichst schnelle (Re)Mobilisierung der Patienten anzustreben. Eine Inaktivierung mit Langzeitbettruhe sollte weitgehend vermieden werden (Nachemson 1985). Unterschiedliche Studien haben gezeigt, dass **erkranktes Gewebe im Bereich der Bewegungssegmente schneller unter fortgesetzter passiver Bewegung heilt** (Woo et al. 1981, Rubak et al. 1982, Salter 1982, Videman 1982). Nachemson (1985) fand in der Literatur bis Mitte der 80er Jahre keine einzige aussagekräftige wissenschaftliche Studie, die einen positiven Behandlungseffekt bei der Therapie chronischer lumbaler Rückenschmerzen unter Beweis hatte stellen können. Nach seiner Meinung bestünden nur Hinweise dafür, dass Patienten einen Nutzen aus einer Korsett-, Streckungs-, transkutaner Nervenstimulations-, Akupunktur- und Facetteninjektionsbehandlung sowie einem umfassenden Rückenbehandlungsprogramm haben ziehen können.

Bedeutung einer kontinuierlichen, gleichmäßigen Bewegung für die Heilvorgänge

Da eine **Symptombesserung** zum normalen Verlauf der meisten Patienten mit lumbalen Rückenschmerzen gehört, sollte mit der Interpretation »lang anhaltende Schmerzfreiheit als Folge einer Facetteninfiltration« – gleiches gilt sicher auch für die Facettendenervation – vorsichtig umgegangen werden (Jackson et al. 1988). Die tägliche Praxis zeigt:

> ❶ **Wichtig**
> Die Schmerzsymptomatik vieler Patienten mit degenerativen Rückenbe-
> schwerden kann durch den gezielten Einsatz konservativer Strategien
> gebessert werden.

Durch Immobilisation mit Bettruhe und Anwendungen lokaler Maßnahmen behandelte Patienten zeigen bei anschließender Anwendung einer
stabilisierenden und mobilisierenden krankengymnastischen Übungsbe-
handlung in vielen Fällen eine erfreuliche Befundbesserung.

> ❶ **Wichtig**
> Es erfordert viel Erfahrung, im Einzelfall eine adäquate Behandlungsstrate-
> gie einzuschlagen.

4.1.1 Medikamentöse Maßnahmen

Die medikamentöse Therapie wirkt immer nur **rein symptomatisch** und
soll vor allen Dingen die bewegungstherapeutischen und balneophysika-
lischen Maßnahmen unterstützen. In erster Linie sind in diesem Zusammenhang einerseits reine **zentral-analgetisch** wirkende Stoffgruppen
(❏ Tab. 4.1), andererseits Präparate mit **peripher-antiphlogistischem**
Ansatz (❏ Tab. 4.2) zu nennen. Nur im akuten Stadium mit erheblichen
invalidisierenden Schmerzen ist eine **intramuskuläre** Applikationsform
vorzuziehen. Sie bewirkt eine raschere Verfügbarkeit der Wirkstoffe. Eine
bessere Kontrolle der Dosierung durch den Therapeuten ist ebenfalls
gegeben. In den allermeisten Fällen genügt jedoch eine **orale Medikation**,
wobei die einzelnen Stoffgruppen der NSAR in aller Regel eine gleich gute
enterale Resorption aufweisen, oft jedoch über eine recht unterschiedliche
therapeutische Halbwertzeit verfügen.

Als Standard rein
symptomatisch, zentral-
analgetisch und/oder
peripher antiphlogistisch;
orale Applikation

> ❶ **Cave**
> Die Aufklärung des Patienten mit Hinweisen auf mögliche unerwünschte
> Nebenwirkungen oder Komplikationen (z. B. Spritzenabszess bei i.m.-Appli-
> kation, generelle gastrointestinale Störungen) muss unbedingt eingehalten
> werden.

❏ **Tab. 4.1.** Nichtsaure antipyretische Analgetika mit zentralem Wirkansatz

Chemische Substanz	Handelsnamen (Auswahl)	Halbwertzeit (h)	Tageshöchstdosis
Paracetamol ▬ Monosubstanz ▬ mit Codein	 Ben-u-ron u.v.a. Gelonida, Lonarid, Talvosilen, u. a.	1,5–2,5	50 mg/kg KG
Metamizol	Metalgin, Novalgin, Novamin- sulfon u. a.	2–4	4.000 mg bzw. 160 Tropfen
Nefopam	Silentan	2–4	300 mg

Auswahl der Medikamente

Bei der Auswahl der in der Wirkung oftmals vergleichbaren Präparate spielen eine entscheidende Rolle:

- Häufigkeit unerwünschter Nebenwirkungen,
- wirtschaftliche Gesichtspunkte.

Magenschutz bei Langzeittherapie mit NSAR

Im Falle einer Langzeittherapie sollte zusätzlich ein Magenschutzpräparat verordnet werden (sog. Protonenpumpenhemmer) oder vorzugsweise auf selektive Cox-2-Hemmer (Coxibe) zurückgegriffen werden. Erst in zweiter Linie kommen dann im Sinne der Stufe II der WHO-Schmerztherapie Opiodpräparate mit zentralem Wirkungsansatz (⬛ Tab. 4.3) zum Einsatz.

⬛ **Tab. 4.2.** Nichtsteroidale Antirheumatika mit peripherem Wirkansatz. (Stand: Juli 2005)

Stoffgruppen	Chemische Substanzen	Handelsnamen (Auswahl)	Tageshöchstdosis (mg)	Halbwertzeit (Std.)
Salizylate	Acetylsaliczylsäure	Aspirin, Thomapyrin akut u. a.	2.000–6.000	0,2–3
Anthranilsäure-Derivate (Fenamate)	Mefenaminsäure	Parkemed, Ponalar	1.500	2–5
Arylessigsäure-Derivate (Fenace)	Acemetacin	Randutil, u. a.	180	2–5
	Diclofenac	Allvoran, Diclo-phlogont, Effekton, Monoflam, Voltaren, u.v.a.	200	1–4
	Aceclofenac	Beofenac	200	2–5
	Indometacin	Amuno, Indo-Phlogont u.v.a.	150–175	2–5
	Lonazolac	Argun, arthro-akut	600	6
	Proglumetacin	Protaxon forte	600	2–5
Arylproprionsäure-Derivate (Profene)	Ibuprofen	Dolgit, DOLO-PUREN, Ib uphlogont, imbun, Optalidon, Opturem, Tabalon u.v.a.	2.400	1–2,5
	Ketoprofen	Alrheumun, Gabrilen, Orudis, Spondylon u. a.	300	1,5–2,5
	Naproxen	Proxen u. a.	750–1.000	12–14
	Tiaprofensäure	Surgam	600	1–2
Oxikame	Piroxicam	Felden, Flexase, Piro-flam	20–40	45–55
	Meloxicam	Mobec	15	18–30
	Lornoxicam	Telos	16	3–4
Coxibe	Celecoxib	Celebrex	400	8–12
	Etoricoxib	Arcoxia	90 (–120)	22
Pyrazolon-Derivate	Azopropazon	Tolyprin	1.800	12
	Mofebutazon	Mofesal	900	2
	Phenylbutazon	Ambene u. a.	600	70–75
Oxaceprol		AHP 200, danoprox	1200	4–8

Als weitere Präparate haben sich **Myotonolytika** (◧ Tab. 4.4) bewährt. Diese setzen den Muskeltonus herab und unterstützen somit die funktionelle Therapie im Falle deutlicher und vor allem schmerzhafter Muskelverspannungen.

In seltenen Fällen kann auch einmal ein **Sedativum** oder ein **Tranquilizer**, im Falle einer Somatisierungsstörung mit überlagernder Depression auch ein **Antidepressivum** (◧ Tab. 4.5) zur Anwendung kommen.

❗ Cave

Bei der Gabe eines Antidepressivums ist immer darauf zu achten:
- dass die psychoregulative Wirkung dieser Medikamentengruppe nicht aufgrund nicht-orthopädischer Krankheitsbilder vom Patienten benötigt wird,
- ob nicht in manchen Fällen eine Mitbetreuung durch andere Fachdisziplinen erforderlich ist.

◧ **Tab. 4.3.** Mittelstark wirkende zentrale Analgetika (Opioide)

Stoffgruppe	Chemische Substanzen	Handelsnamen (Auswahl)	Tageshöchstdosis
Triamininopyridin	Flupirtinmaleat	Katadolon, Trancopal-Dolo	600 mg oral (900 mg rektal)
Schwache Opioide	Tramadol	Tramal, Tramundin u.v.a	400–600 mg per os bzw. bis zu 240 Tropfen
	Tilidin (mit Naloxon)	Andolor, Valoron-N	600 mg p.o. bzw. bis zu 240 Tropfen

◧ **Tab. 4.4.** Wichtige zentral wirkende Muskelrelaxantien (Myotonolytika)

Wirkstoff	Handelsnamen (Auswahl)	Einzeldosis (mg)	Tageshöchstdosis (mg)
Diazepam	Valium	(2), 5, 10	40(-60)
Mephenesin	DoloVisano	250	2.000
Methocarbamol	Ortolon	1.000	6.000
Orphenadrin	Norflex	100	120(–240)
Tetrazepam	Musaril, TetHEXAL u.v.a.	50	Einschleichend, 200(–400)
Tizanidin	Sirdalud	2, 4, 6	Optimaler Dosisbereich: 12–24 (max.: 36)
Tolperison	Mydocalm	50	450

◧ **Tab. 4.5.** Wichtige Antidepressiva bei überlagernder psychosomatischer Komponente des Beschwerdebildes

Wirkstoff	Handelsnamen (Auswahl)	Initiale Einzeldosis (mg)	Therapeutischer Bereich (mg)
Amitryptilin	Amineurin, Saroten u. a.	(10–)25	25–100 (zur Nacht)
Amitryptilinoxid	Equilibrin u. a.	30	60–90
Doxepin	Aponal u. a.	10	50–100
Imipramin	Tofranil u. a.	10	50–100
Clomipramin	Anafranil u. a.	10	25–50

4.1.2 Passive physikalische Therapiemaßnahmen

Lagerungstechniken

Entlordosierung zur
Entlastung der lumbalen
Facettengelenke

Viele allgemeine therapeutische Maßnahmen wie Bettruhe, Wärme, Massage, Elektrotherapie und Analgetika greifen in den Circulus vitiosus des myofaszialen Schmerzkreislaufes ein. Eine der einfachsten und dennoch wirkungsvollen Maßnahmen ist die **Lagerung in einer schmerzentlasteten Körperposition**. Hierbei wird versucht, die schmerzhafte, angespannte und evt. entzündlich veränderte Gelenkkapsel zu detonisieren und den axialen Druck innerhalb der Facettengelenke zu minimieren. Dies lässt sich durch die Abflachung der Lendenlordose (sog. Entlordosierung) mit Beugung im Hüft- und Kniegelenk erreichen, wobei das Ausmaß der Gelenkflexion in Seitenlage einfach zu steuern ist. In Rückenlage werden dem Patienten unterschiedlich hohe Lagerungshilfen wie eine Knierolle, ein Kissen oder ein Schaumstoffwürfel angeboten (◘ Abb. 4.1).

Die Entlastungslagerung im **Schlingentisch** unter Mehrpunktaufhängung (◘ Abb. 4.2) erlaubt eine gleichzeitige Applikation physikalischer Behandlungsmaßnahmen. Außerdem kann durch diese Technik zusätzlich eine vorsichtige Traktion auf die lumbalen Facettengelenke ausgeübt werden. Die Behandlungsdauer beträgt in aller Regel 20–30 min. und kann – z. B. im Rahmen einer ambulanten oder stationären Rehabilitationsmaßnahme – durchaus täglich durchgeführt werden.

Thermotherapie

Muskuläre Detonisierung
durch lokale Wärme-
applikation

Obwohl die Kausalzusammenhänge noch nicht restlos geklärt sind, zeigt die klinische Erfahrung, dass die Wärmeanwendung einen positiven Einfluss auf das Krankheitsgeschehen hat. Die Patienten meiden in der Regel bereits von alleine eine Unterkühlung und Zugluft und bekleiden sich mit warmer Unterwäsche oder benutzen Leibbinden. Auch **Externa** werden vom Patienten als angenehm und wohltuend empfunden. Hierzu zählen z. B. ABC-

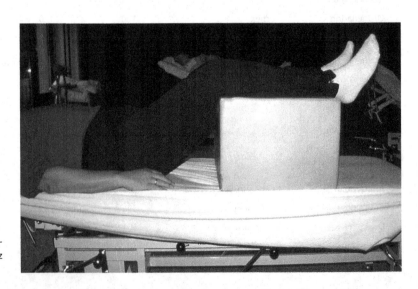

◘ **Abb. 4.1.** Entlordosierende Entlastungslagerung für die LWS: Rückenlage des Patienten mit leichter Flexion in den Hüft- und Kniegelenken unter Einsatz eines Schaumstoffwürfels

Pflaster, hyperämisierende Wirkstoffe und ätherische Öle. Eine wesentliche Tiefenwirkung ist von dieser Therapie jedoch sicherlich nicht zu erwarten.

Andere Formen der Wärmeapplikation sind eine sog. **heiße Rolle** (Frottee-Handtuch getränkt mit heißem Wasser; ◘ Abb. 4.3), ein heißes **(Moor)Bad** (◘ Abb. 4.4), aber auch **Wärme-** oder **Fangopackungen** (◘ Abb. 4.5).

ℹ **Tipps**

Bei Wärmeapplikationen ist streng darauf zu achten, dass die jeweilige Maßnahme möglichst nicht in Bauchlage erfolgt. Durch die hierbei resultierende Extension der lumbalen Wirbelsäule kommt es zu einer vermehrten Belastung der Facettengelenke.

Auf Liegen, die am kranialen und kaudalen Teil abklappbar sind, kann in Bauchlage entlordosierend gelagert werden.

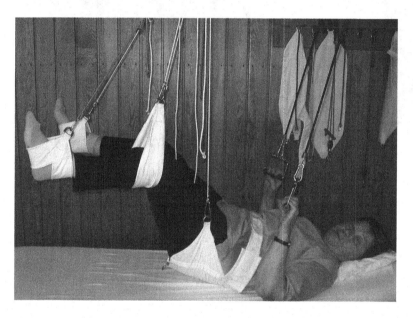

◘ **Abb. 4.2.** Entlordosierende Lagerung der LWS im Schlingentisch (Mehrpunktaufhängung)

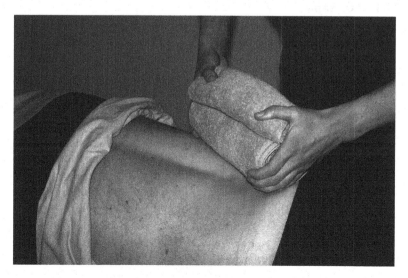

◘ **Abb. 4.3.** Wärmeapplikation auf die schmerzhaft verspannte lumbale Rückenstreckmuskulatur mittels sog. heißer Rolle

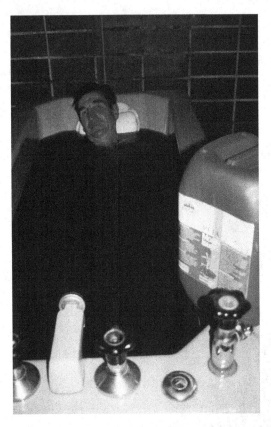

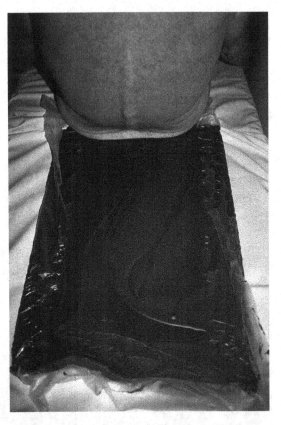

◘ **Abb. 4.4.** Ganzkörperwärmebad mit Mooranwendung

◘ **Abb. 4.5.** Wärmeanwendung für die Rumpfwirbelsäule in Rückenlage mit großflächiger Fangoplatte

In ◘ Tab. 4.6 werden unterschiedliche **Applikationsformen trockener** und **feuchter Wärme** dargestellt.

Elektrotherapie

Elektrische Ströme entfalten – abhängig von ihrer Frequenz – im menschlichen Organismus völlig unterschiedliche Wirkungen.

Niederfrequenzbereich

Galvanischer Gleichstrom vor allem bei mylagieformen Beschwerdebildern indiziert

Im Niederfrequenzbereich erfolgt beim Gleichstrom ein kontinuierlicher Ionenfluss gleichbleibender Intensität in nur eine Richtung (beschränkt auf das durchströmte Körperareal), ohne dass hierbei am exponierten nervösen und muskulären Gewebe eine fortgeleitete Erregung zustande kommt (sog. **stabile Galvanisation**). Unter der Anode resultiert eine Erregung der Hautrezeptoren mit gleichzeitiger Herabsetzung der Leitgeschwindigkeit efferenter Schmerzfasern, unter der Kathode eine Steigerung der Reaktions- und Funktionsfähigkeit, v. a. der motorischen Nerven durch Erniedrigung ihrer Reizschwelle. Während diese Hyperämisierung nach einigen Stunden wieder weitgehend abklingt, bleibt die erhöhte Ansprechbarkeit der Gefäßnerven noch tagelang bestehen.

◻ Tab. 4.6. Anwendungsmöglichkeiten in der Wärmetherapie (Übersicht)

Applikationsformen	Besonderheiten
Trockene Wärme	
Heizkissen, Wärmflasche	Vor allem bei bettlägerigen Patienten
Wärme-Pad	Wieder verwendbarer, mit Gel gefüllter Plastikbeutel
Heißluft	Leitung von Luft mittels eines Ventilators über ein Gerät mit elektrischen Heizwider-ständen (Erhitzung auf ca. 70–90°C). **Behandlungsdauer: 15–30 min.** Einsatz v. a. für die Rückenmuskulatur als Vorbehandlung einer manuellen Massage
Wickel oder Packungen	Beispielsweise über Wasserdampf erhitzter **Heublumensack** (43–45°C) für etwa 10 min. (Freisetzung aromatischer Stoffe mit vagotoner und schlaffördernder Wirkung). **Einwirkungsdauer: 10 min. bis zu 1 Std.** In Leintuch eingewickelter **Kartoffelbrei** (10–15 min.); in Wasser gekochter **Leinsamen** (in Leinensäckchen) für etwa 5 min.
Infrarotstrahler	Absorption des langwelligen Lichtes mit Reizung der Wärmerezeptoren der Haut (rein oberflächlicher Effekt mit **Eindringtiefe** von nur etwa 0,2 bis max. 3,0 cm in das darun-ter liegende Gewebe)
Elektrotherapie	Diathermie mit hochfrequenten Kurzwellenströmen mit guter Tiefenwirkung (s. S. 80ff)
Ultraschalltherapie	Siehe S. 82
Feuchte Wärme	
Heiße Rolle	Lokale Auflage eines trichter- oder zylinderförmig zusammengerollten und mit kochend heißem Wasser getränkten Frottee-Tuches; 45 bis max. 67°C; 10–20 min.; kein Hitzestau möglich (◻ Abb. 4.3)
Heißer Wickel (nach Prießnitz)	Auflage wassergetränkter heißer Kompressen mit anschließender Behinderung des Wärmeabstromes durch zusätzliche zirkuläre Tücher; nach 20–30 min. Auftreten eines Wärmestaues; milde Reizwirkung
Organische Peloide (Torf, Moorerde, Schlick)	Große Wärmehaltung (ca. 50°C); geringe Wärmeleitung (◻ Abb. 4.4)
Anorganische mineralische Peloide (Fango, Sand, Lehm)	Geringer Wassergehalt; geringe Wärmehaltung (ca. 45–50°C), höhere Wärmeleitung. **Behandlungszeit:** 10–30 min. mit anschließender Nachruhe oder funktioneller Übungsbehandlung (◻ Abb. 4.5)
Wannenbad	Als **Voll-, Sitz-** oder auf- bzw. absteigendes **Extremitäten-Teilbad** von 36–38°C (evt. mit Badezusatz); auch als **Luftsprudelbad** (»hot jacuzzi«) oder als **Kohlensäurebad** (Mikromassagewirkung)
Thermalbad, Bewegungsbad	32–36°C; v. a. zur axialen Mobilisation bei noch eingeschränkter Belastbarkeit (Abnahme der Eigenschwere) (◻ Abb. 4.13)
Dampfbad, Dampfdusche	40–42°C; Strahldusche mit stärkerem mechanischem Reiz

Hauptindikationen. Muskuläre Verspannungen (Lumbago), Myalgien, Myogelosen.

Dosierung. Beim Einsatz von Plattenelektroden beträgt die **Stromstärke** minimal 0,1 mA/cm², vorzugsweise 0,3–0,5 mA/cm² Elektrodenfläche. Stromstärke (in aller Regel stufenlos einstellbar) ein- und ausschleichen; in Abhängigkeit vom subjektiven Stromgefühl des Patienten und der Krankheitsphase meist 3–10 mA, in Ausnahmefällen bis zu 50 mA. 1- bis 3-mal/ Woche; insgesamt 8–12 Einzelbehandlungen.

Behandlungsdauer. Bei akuter Symptomatik 3–5 min. Im Falle chronischer Schmerzbilder 5–30 min. (Steigerung pro Behandlung um 1–2 min.).

Iontophorese

Iontophorese zur lokalen Analgesie und Antiphlogese

Im Falle einer **Iontophorese** erfolgt eine transkutane Applikation ionisierter oder undissoziierter Wirkstoffe (entzündungshemmende Substanzen, Lokalanästhetika, u. a. als wässrige Lösungen, Salben oder Gele) unter Einsatz eines konstanten galvanischen Gleichstromes mit dem Ziel der lokalen Analgesie und Antiphlogese.

Hauptindikationen. Schmerzhafte artikuläre und periartikuläre Reizzustände.

Hydrogalvanische Bäder

Hydrogalvanische Bäder (als Vollbad) – unter gleichzeitigem Einsatz eines absteigenden galvanischen Stromes (**Stangerbad;** ◻ Abb. 4.6) – besitzen eine allgemein schmerzdämpfende Wirkung.

Hauptindikation. Neuralgien, Lumboischialgie.

Niederfrequenter Wechselstrom

Wenn sich bei einem **Wechselstrom** die Flussrichtung ändert, muss der Strom eine bestimmte Zeit in einer bestimmten Richtung fließen, um überhaupt einen Reiz auszulösen.

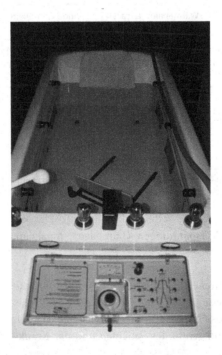

◻ **Abb. 4.6.** Wanne mit seitlichen Elektroden zum hydrogalvanischen Stangerbad

❶ Wichtig

Je häufiger der Strom seine Richtung ändert, d. h. je höher seine Frequenz ist, desto geringer ist seine elektrochemische Reizwirkung.

Diadynamische Ströme nach Bernard

Bei den **diadynamische Ströme (Bernard)** handelt es sich um gleichgerichtete niederfrequente Impulsströme, die in Frequenz-modulierter Form mit einer konstanten Impulsdauer von 10 ms und einer entsprechend niedrigen Frequenz von 50 oder 100 Hz überlagert sind. Es resultieren:

- eine starke Analgesie,
- eine kräftige Hyperämisierung mit Resorptionsförderung,
- eine Detonisierung der quergestreiften Muskulatur;
- zusätzlich besteht ein zentral wirksamer Verdeckungseffekt mit nachfolgender beträchtlicher Erhöhung der Schmerzschwelle.

Aufgrund des ständigen automatischen Wechsels der Frequenz und der Stromform bzw. der Modulation entsteht kaum ein Gewöhnungseffekt!

Diadynamische Ströme mit überlegener Analgesie ohne wesentlichen Gewöhnungseffekte

Hauptindikationen. Schmerzhafte muskuläre Verspannungen und Verhärtungen der Rumpfwirbelsäule.

Dosierung. Die Stromstärke ist langsam zu steigern, bis es zu kribbelnden, nicht schmerzhaften Sensationen kommt. Eine Dauerkontraktionen der Muskulatur sollte stets vermieden werden.

Behandlungsdauer. Bei **chronischen** Krankheitsbildern 3- bis 5-mal/ Woche über 6–10 min.

Ultrareizstrom

Der **Ultrareizstrom** stellt einen neofaradischen Strom dar mit monophasischen Dreieck- oder Rechteckimpulsen (**Impulsdauer**: 2 ms; **Pausendauer**: 5 ms, was einer **Frequenz** von 142,8 Hz entspricht) mit schnell einsetzender guter lokaler Analgesie meist schon unter der Behandlung. Einsatz großflächiger Elektroden (**aktive Elektrode**: Kathode) mit ausreichend großer Unterlage, z. B. im paravertebralen Bereich) als senkrechte oder waagerechte Längsanlage. **Elektrodenabstand**: mindestens 3 cm.

Ultrareizstrom mit schnell entstehender lokaler Analgesie

Hauptindikationen. Degenerative, v. a. radikuläre Wirbelsäulensyndrome, Myalgien, Myogelosen, Neuralgien.

TENS

TENS (Abk. für **t**ranskutane **e**lektrische **N**erven**s**timulation) ist ein transkutan eingesetztes Analgesieverfahren mit Applikation niederfrequenter Impuls- und Gleichströme über leicht bedienbare, batteriebetriebene Taschengeräte mit Ein- oder Zweikanaltechnik und aufklebbaren Elektroden (❏ Abb. 4.7). Die lokale analgetische Effizienz resultiert aus dem Verdeckungseffekt über die Reizung peripherer Nervenendigungen (Vibrationsrezeptoren der Unterhaut). Durch den zwischen den Elektroden statt-

TENS zur selbstständigen Dauerbehandlung chronischer Schmerzbilder

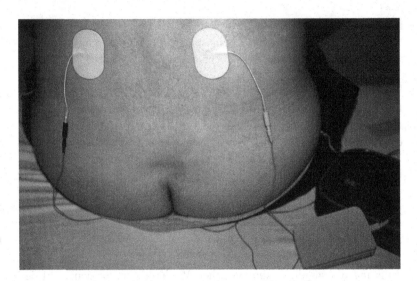

◘ Abb. 4.7. TENS-Anwendung im paravertebralen LWS-Bereich (mit Batterie-betriebenem Sendegerät)

findenden lokalen Stromfluss kommt es zu einer **Verstärkung neuronaler Hemmungsvorgänge** (Gegenirritation) mit dann sekundärer Blockade der Schmerzweiterleitung in die Hinterhornneurone des Rückenmarkes.

In aller Regel resultiert eine deutlich spürbare, aber noch keine motorische Reaktion auslösende Gewebeirritation mit subjektiv empfundener Schmerzlinderung, die in aller Regel etwa 2–4 Std. anhält. Zur Applikation in Körperbereichen über einliegenden Metallimplantaten gibt es biphasische Rechteckströme, deren Impulse ständig die Polarität wechseln. Um den nicht ausbleibenden Gewöhnungseffekt zu reduzieren, besitzen manche Geräte eine Frequenzmodulation mit ständig wechselnder **Reizfrequenz** zwischen 80 und 100 Hz; auch die **Impulsbreite** ist teilweise intervallmäßig zu variieren (30–220 µm).

Anwendung. Platzierung der Elektroden mit hoher Frequenz (»high«) direkt über dem Hauptschmerzpunkt oder über dem Hautareal (Dermatom), das von dem jeweilig betroffenen Nerven sensibel versorgt wird. Der Mindestabstand zwischen den Elektroden beträgt 1,0 cm. In Einzelfällen ist eine geduldige Einstellungs- und Platzierungsarbeit erforderlich, bis die optimale Position der Elektroden und die adäquate Stromqualität bestimmt sind. Kriterium für den Reizerfolg ist ein deutlich spürbares Stromgefühl mit anschließend subjektiv empfundener Besserung der Schmerzempfindung.

Hauptindikationen. Chronische radikuläre Irritationen (BWS, LWS), periphere Neuralgien, Postdiskotomiesyndrom.

Dosierung. Mit der Kathode soll der Hauptschmerzpunkt mehrmals täglich für etwa 20–60 min. stimuliert werden. Die **Stromstärke** (mit 10–85 mA extrem schwach) und die **Frequenz** (40–120 Hz) können (bei unterschiedlichen Impulsfolgen) vom Patienten selbst individuell eingestellt werden.

Behandlungsdauer. 20–30 min., in Einzelfällen auch über mehrere Stunden.

Bei 70 Patienten, die vor Durchführung der Facettenkoagulation nicht auf die transkutane Elektrostimulation reagiert hatten, wurde nach erfolgloser Facettenkoagulation eine signifikante Schmerzfreiheit mit dieser Methode erzielt. Allerdings wird hier der Verdacht geäußert, dass es sich bei diesen Patienten um ein Kollektiv mit psychologischer Überlagerung handelte (Lora u. Long 1976).

Hochvolttherapie

Im Zuge der Hochvolttherapie erfolgen extrem kurze polare Doppelimpulse:

- **Stromspannung**: 350–550 V,
- **Stromstärke**: < 1,5 mA bis zu 220 mA,
- **Frequenz**: 10–150 Hz,
- **Impulsdauer**: 20–80 µs.

Zu diesen Fällen besteht keine elektrolytische Gewebewirkung, es kommt lediglich zu:

- einer lokalen Analgesie,
- zu einer Hyperämisierung und
- zu einer Detonisierung der darunter liegenden Muskulatur.

❶ Wichtig

Vorteil der Methode: Sie ist auch bei einliegenden Metallimplantaten möglich.

Hauptindikationen. Degenerative Gelenkaffektionen, Myogelosen, Impulsbehandlung intakt innervierter Muskulatur.

Mittelfrequente Wechselströme

Mittelfrequente Wechselströme (therapeutische Breite: 3.000–20.000 Hz) lösen im betroffenen Nervenausbreitungsgebiet **Parästhesien** aus mit konsekutiver »Verdeckung« einer subjektiven Schmerzempfindung. Sie wirken bei weitgehend störungsfreier Durchdringung der Gewebeoberschichten in erster Linie auf die Zellen der zwischen den beiden Elektroden liegenden Muskulatur.

Mittelfrequente Wechselströme mit Verdeckungseffekt bei lokalen Schmerzbildern

Konventioneller Interferenzstrom

Beim konventioneller Interferenzstrom (Nemec-Verfahren) werden zwei mittelfrequente sinusförmige Wechselströme (4.000–5.000 Hz) gemischt, die sich in der Frequenz jeweils nur geringfügig unterscheiden oder aber phasenverschoben sind mit konsekutiver Reizerhöhung in ihrem Überlappungsgebiet in tiefer gelegenen Gewebeschichten. Sie zeigen **eine gute analgetische Tiefenwirkung** und eine **Sympathikusdämpfung** (Gefäßnervensystem) mit muskulärer Detonisierung. Die Applikation erfolgt in aller Regel über 2 Paare von Saugelektroden (◨ Abb. 4.8).

Hauptindikation. Chronische degenerative lumbale Wirbelsäulensyndrome mit refelektorischen muskulären Dysfunktionen

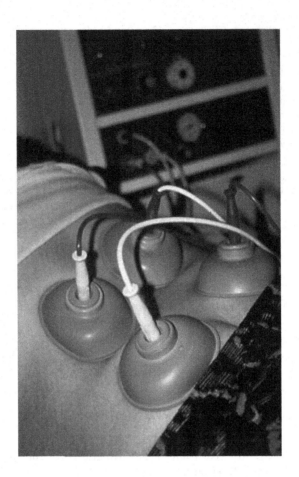

Abb. 4.8. Applikation eines mittelfrequenten Interferenzstromes im Bereich der lumbalen Rückenstreckmuskulatur

Dosierung und Behandlungsdauer. Im Falle chronischer lumbaler Beschwerdebilder beträgt die Einzelbehandlungszeit 12–15 min. 2- bis 3-mal/Woche. Insgesamt sind etwa 6–12 Einzelapplikationen indiziert.

Stereodynamischer Interferenzstrom

Der stereodynamischer Interferenzstrom ist eine technische Weiterentwicklung des konventionellen Interferenzstromes. Bei diesem Verfahren stehen 3 einzelne voneinander unabhängige Stromkreise für ein anatomisch relativ **großräumiges Reizgebiet** (z. B. gesamte Rumpfmuskulatur) zur Verfügung.

Hochfrequente (Wechsel-)Ströme

Hochfrequente Ströme mit reiner Wärmewirkung

Aufgrund der nur sehr **kurzen Impulsdauer** von nur wenigen ms kommt es beim Einsatz hochfrequenter (Wechsel-)Ströme (Frequenz: >300.000 Hz) nicht mehr zu einer direkten Reaktion der Nerven- und/oder Muskelzellen (keine eigentliche elektrische Stromwirkung mehr!), sondern lediglich zu **einem lokalen chemischen Reiz** mit anschließend einsetzendem **Wärmeeffekt** (sog. Widerstands-Wärmewirkung = Diathermie), wobei die Kreislaufbelastung im Gegensatz zu anderen Spielarten der Thermotherapie (s. S. 72ff) deutlich geringer ist. Ein unmittelbarer Hautkontakt der Elektroden – wie bei der Nieder- und Mittelfrequenztherapie – ist nicht erforderlich. Mit Hilfe dieser Methode lässt sich erreichen:

- eine lokale Hyperämie mit Stoffwechselsteigerung,
- eine gute Analgesie mit Relaxation der glatten und quergestreiften Muskulatur,
- eine Bindegewebsauflockerung.

Während der Behandlung tritt in vielen Fällen eine als angenehm empfundene Müdigkeit auf.

Dosierung und **Behandlungsdauer.** Als einfache Grundregel gilt: Wärmeintensität und Dauer der Anwendung sind umgekehrt proportional zur Aktivität des Prozesses. Bei einer chronischen Störung sind 10–15 min. 2- bis 3-mal/Woche indiziert. Die Behandlung wird mit einer schwächeren Dosis begonnen mit einer dann allmählich individuell angepassten (einschleichenden) Steigerung.

Stromformen

Kurzwelle. Als **Kondensatorfeldbehandlung** werden 2 isolierte Plattenelektroden parallel zur Körperoberfläche (Abstand 1–4 cm) angebracht. Wasserreiches Gewebe wie die Muskulatur und die inneren Organe werden weniger stark erwärmt als wasserarme Gewebestrukturen wie Knochen und v. a. das Fettgewebe (sog. Fettgewebsbelastung). Die Effizienz ist abhängig vom:

- Elektroden-Haut-Abstand,
- der Größe der Elektrodenflächen,
- der Stellung der Plattenelektroden (je größer der Abstand, desto bessere Tiefenwirkung und desto geringere Belastung des Fettgewebes!).

ⓘ Tipps
Stromfrequenz:	27,12 MHz
Wellenlänge:	11,062 m

Hauptindikationen. Myalgieforme Reizzustände.

Dezimeterwelle. Die Applikation erfolgt mit umgreifenden Muldenelektroden (Hohlfeldstrahler) im Bereich des Rumpfes. Bevorzugte Absorption findet v. a. im wasserhaltigen Gewebe (Muskulatur, Blut) statt (thermische Fettgewebsentlastung).

ⓘ Tipps
Stromfrequenz:	433,92 MHz,
Wellenlänge:	0,69 m.

Hauptindikationen. Tiefer gelegene Irritationen größerer Muskelschichten.

Mikrowelle. Hier werden Distanz- oder Kontaktstrahler mit möglichst ausreichendem Abstand zur Haut (10 cm) verwendet. Die Eindringtiefe bis zu etwa 3–4 mm ist gering. Der Wärmeumsatz findet v. a. in flüssigkeitsreichen oberflächlichen Gewebeschichten (Haut, Muskulatur, Bänder, Gelenke) statt, deutlich weniger stark im subkutanen Fettgewebe (sog. Fettgewebsentlastung).

ⓘ **Tipps**
Stromfrequenz: 2.450 MHz
Wellenlänge: 0,122 m.

Hauptindikation. Schmerzhafte myalgieforme Reizzustände.

Ultraschalltherapie

Technisch handelt es sich bei der Ultraschallapplikation um den lokalen Einsatz mechanischer Druckwellen (800 KHz–1 MHz) über einen Schallkopf (Abstrahlungsfläche 1 cm^2 oder 4 cm^2) mit direktem Hautkontakt (ein Luftspalt wird nicht überwunden!). Die **Fokussierbarkeit** und **Richtfähigkeit** ist bei dieser Methode gut, die **Eindringtiefe** der Schallwellen in das darunter liegende Gewebe beträgt etwa 3–8 cm. Im Bereich von Grenzflächen, z. B. am Übergang von Weichteilgewebe zum Knochen, werden sie reflektiert und teilweise gebrochen.

Ultraschalltherapie mit lokalem Wärmeeffekt

Therapeutisch steht der **lokale thermische Effekt** durch die im Gewebe absorbierte Ultraschallenergie im Vordergrund. Des Weiteren tragen feine **Vibrationen** zu einer schrittweisen Lösung lokaler Verklebungen des Bindegewebes und zu einer muskulären Detonisierung und damit lokalen Analgesie bei.

Im Fall einer schmerzhaften lumbalen Facettensymptomatik kommt als Methode der zweiten Wahl die **dynamische**, seltener die **statische Gleitschallanwendung** (kontinuierliche Applikation) in Frage.

Hauptindikationen. Oberflächlich gelegene schmerzhafte Sehnenansatz-Irritationen und -Degenerosen und Periostosen sowie sekundäre Myalgien und Myotendinosen. Eine Kombination mit einer lokalen Anwendung nichtsteroidaler antiphlogistischer Salben (sog. **Ultraphonophorese**) oder von unterschiedlichen Reizströmen (sog. **Phonoiontophorese**) ist möglich.

Dosierung. 0,5–3,0 Watt/cm^2.

ⓘ **Tipps**
Bei der **Dosierung** gilt der Grundsatz:
Je **akuter** die klinische Symptomatik, desto geringer die Intensität und kürzer die Applikationsdauer (3–7 min.).
Je **chronischer** der Prozess, desto höher die Intensität und die Einwirkungsdauer mit häufigeren Anwendungen hintereinander; auch abhängig vom Applikationsort.

Behandlungsdauer. Meist wird eine Behandlungsserie von insgesamt 6–12 Einzelanwendungen verordnet, 3- bis 5-mal/Woche; 5–15 min./Behandlung (Steigerung um 1–2 min. pro Behandlung möglich).

Manuelle Massage

Beim degenerativen Lumbalsyndrom gehört die Massage erst in das Therapiekonzept der **postakuten Phase**. Nach Abklingen der akuten Erscheinungen durch Einsatz von Lagerung, Wärme und Medikamenten können persistierende umschriebene und flächenhafte Muskelverspannungen durch spezielle manuelle Handgriffe (▶ Übersicht 4.1; ◘ Abb. 4.9) behandelt werden. Entsprechend der im Befund ermittelten schmerzhaften hypertonen Weichteilstrukturen erfolgt eine Tonussenkung und Schmerzlinderung durch tiefe Quermassage an den schmerzhaften Muskelursprüngen und -ansätzen sowie eine Querdehnung der betroffenen Muskelbäuche. Unterstützend kann mit Wärme oder Ultraschall gearbeitet werden.

Massageanwendungen erst in der postakuten Schmerzphase

ℹ **Übersicht 4.1**

Spezielle Massagetechniken und ihre Wirkung

▬ **Streichung, Drückung**: Wirkung lediglich auf die oberflächliche Muskulatur des Rückens; global beruhigend und entspannend durch Reizung sensibler Nervenendigungen der Haut über das vegetative Nervensystem.

▬ **Knetung, Rollung, Walkung**: Lokale Hyperämisierung durch Kapillarerweiterung; Stoffwechselsteigerung; reflektorische muskuläre Detonisierung.

▬ **Friktion als Reibung oder Zirkelung**: Permeabilitätssteigerung der Gefäße (evt. sogar Hämatombildung); Steigerung der Wachreaktion.

▬ **Klopfung**: Leichte Hyperämie; evt. leichte muskuläre Tonuserhöhung bei stärkerer Intensität.

▬ **Vibration (Schüttelung)**: Tonussenkung bei verspannter Muskulatur; mild sedierend; nur sehr geringe Haut-Hyperämisierung.

▬ **Dehnung als Hautverschiebung**: Abheben der Haut und des Unterhautbindegewebes von der darunter liegenden Muskelfaszie, um beide Gewebeschichten gegeneinander verschiebbar zu machen.

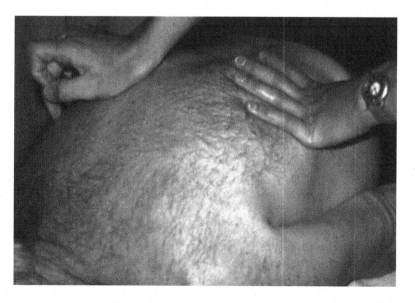

◘ **Abb. 4.9.** Manuelle Massage der paravertebralen Rückenstreckmuskulatur (Bauchlage des Patienten)

ⓘ Tipps

In Bauchlage wird die Lendenlordose verstärkt mit hierdurch bedingter vermehrter Belastung der lumbalen Facettengelenke. Der Patient sollte deshalb in dieser Körperposition möglichst mit flektierten Hüften und Kniegelenken auf einem Schaumstoffkissen gelagert werden (umgekehrte Stufenlagerung).

Die **Reizdosis einer Massage** ist abhängig von der:

- **Größe der Behandlungsfläche**: Ein kleines umschriebenes Gebiet wird immer nur kurz, eine größere Fläche länger behandelt.
- **Dauer der Einzeltherapie**: Reizsummation mit möglicher Abnahme der subjektiven Schmerzschwelle.
- **Häufigkeit der Wiederholung**:
  - **akute Fälle**: einmal täglich,
  - **chronische Fälle**: 1- bis 3-mal/Woche.
- **Art des applizierten Handgriffes** (▶ s. Übersicht 4.1)
- **Reizintensität des applizierten Handgriffes**:
  - **Starker Druck** und auch rasch ausgeführte Streichungen haben eher einen stimulierendem Effekt.
  - **Schwacher Druck** bzw. langsam durchgeführte Bewegungen wirken beruhigend.

Hauptindikationen. Örtliche Gewebeveränderungen mit Tonuserholung der Muskulatur, Tendomyosen, schmerzhafte myofasziale Triggerpunkte, lokale Weichteilverklebungen.

Dosierung und Behandlungsdauer. Als **Grundregel** gilt:

❗ Wichtig

So stark wie nötig, um den gewünschten Behandlungserfolg zu erzielen. So schwach wie möglich, um lokale Unverträglichkeitsreaktionen zu vermeiden.

ⓘ Tipps

Kurze, dafür häufigere Einzelanwendungen sind therapeutisch effizienter als eine lang andauernde Behandlungsmaßnahme.

In aller Regel erfolgt eine Verordnung von 6–12 Einzelanwendungen als Serie (2- bis 3-mal/Woche).

Nach der Massage sollten beim Patienten keine Schmerzen mehr zurückbleiben.

4.1.3 Aktive bewegungstherapeutische Maßnahmen

Neben den rein passiven Behandlungsstrategien stehen in der konservativen Therapie schmerzhafter chronischer Rückenaffektionen vor allem aktive bewegungstherapeutische Maßnahmen im Vordergrund, die alle auf eine Verbesserung der Mobilität der Rumpfwirbelsäule einerseits und auf die Kräftigung und Stabilsisierung der Rückenstreckmuskulatur andererseits abzielen.

Krankengymnastische Einzel- oder Gruppenbehandlung

Nach dem Arzt ist der Krankengymnast für Patienten mit degenerativen Rückenbeschwerden in vielen Fällen die zweite Anlaufstelle. Je nach Situation des betroffenen Patienten wird er die Behandlung dann in verschiedene Phasen untergliedern:

 ▬ die akute Phase,
 ▬ die stationäre und/oder ambulante Rehabilitationsphase.

Akute Phase

In der **akuten Phase** steht neben der Patientenaufklärung und Information vor allem die Demonstration richtiger Verhaltensmuster im Vordergrund. Dem Patienten wird z. B. gezeigt, wie er sich im Bett möglichst schmerzarm drehen soll und wie er rückenschonend vom Liegen in die sitzende Position gelangen kann. Ansonsten sind zu diesem Zeitpunkt vor allem die adäquate Schmerzlinderung von Bedeutung. Hierbei erweist sich in den meisten Fällen die Entlastungshaltung in Stufenlagerung (s. Abschn. »Lagerungstechniken«) am effektivsten.

Rehabilitationsphase

Im **Übergang aus der akuten in die Rehabilitationsphase** können bereits aus dieser Entlastungshaltung heraus isometrische Übungen zur Kräftigung der ventralen Bauch- und der dorsalen Rückenmuskulatur erfolgen. Dazu eignet sich in erster Linie die rhythmische Stabilisation aus dem PNF-Programm (◘ Abb. 4.10) oder die Stemmführung nach Brunkow.

Neben der Kräftigung gehört auch zwangsläufig die **Muskeldehnung** zum Therapieprogramm. Diese wird beispielsweise nach dem Prinzip der **postisometrischen Relaxation** durchgeführt. Nach einer Anspannungsphase der verkürzten Muskulatur (6–8 s) erfolgt in der relativen Entspannung eine Dehnung über mindestens 30 s. Daneben stehen auch Übungen

PNF-Übungsprogramm zur Stabilisation der Rumpfmuskulatur

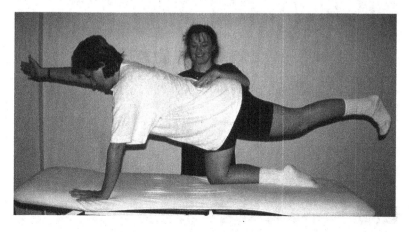

◘ **Abb. 4.10.** PNF-Übung für die lumbale Wirbelsäule auf einer Liege

zur Verbesserung der Koordination, z. B. auf der instabilen Unterlage eines Pezziballes auf dem Programm.

ℹ️ Tipps

In der frühen Phase der Rehabilitation sollten die meisten krankengymnastischen Übungen als Einzeltherapie (◼ Abb. 4.11 a–c) durchgeführt werden. Im weiteren Verlauf, abhängig vom klinischen Beschwerdebild, können zunehmend Gruppentherapien in den Behandlungsplan integriert werden (◼ Abb. 4.12 a, b).

Die verschiedenen Möglichkeiten der Rumpfstabilisation begleiten den Patienten während der gesamten krankengymnastischen Therapie. Der Krankengymnast hat die Möglichkeit, die Muskulatur segmental oder die Wirbelsäule als ganzes zu stabilisieren. Weiterhin ist es wichtig, in verschiedenen Ausgangsstellungen zu üben (Rückenlage, Brustlage, Seitenlage, Sitz, Kniestand, Stand) und die Übergänge von der einen in die andere Körperposition zu trainieren. Dies ermöglicht es dem Patienten, auch im Alltag die notwendige Rumpfstabilität beizubehalten.

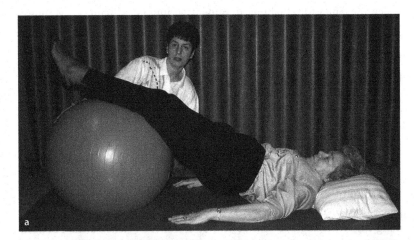

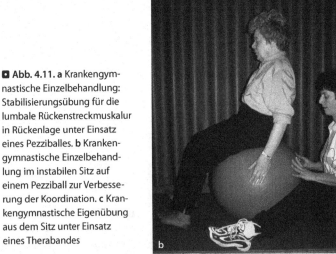

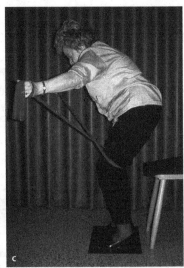

◼ **Abb. 4.11. a** Krankengymnastische Einzelbehandlung: Stabilisierungsübung für die lumbale Rückenstreckmuskalur in Rückenlage unter Einsatz eines Pezziballes. **b** Krankengymnastische Einzelbehandlung im instabilen Sitz auf einem Pezziball zur Verbesserung der Koordination. **c** Krankengymnastische Eigenübung aus dem Sitz unter Einsatz eines Therabandes

Die **Balneotherapie**, noch besser die krankengymnastische **Einzelbe-handlung** (◼ Abb. 4.13) im **Bewegungsbad**, ist gerade bei Patienten mit akuten und auch chronischen Rückenbeschwerden sehr effizient. Durch den Wasserauftrieb wird die Muskulatur im Zuge der Bewegungsabläufe weit weniger kraftbeansprucht als »zu Lande«. Außerdem wirkt das warme Milieu muskulär detonisierend und Haut-hyperämisierend, was dann wesentlich zur Linderung des lokalen Schmerzbildes beiträgt.

Balneotherapie unter Ausnutzung des Wasserauftriebes zum wenig kraftaufwändigen Muskeltraining

ⓘ Tipps

Bei Rückgang der Beschwerden ist im weiteren Rehabilitationsverlauf eine Gruppenbehandlung mit etwa 8–12 Patienten möglich. Im Gegensatz zur Einzeltherapie hält sich hier der Therapeut am Beckenrand auf (◼ Abb. 4.14).

Manuelle Therapie

Das lumbale Facettengelenk und seine funktionellen Störungen stellen eines der zentralen Themen in der Manuellen Medizin dar. Viele Ansichten und Konzepte entsprechen bei genauer Betrachtungsweise Denkmodellen

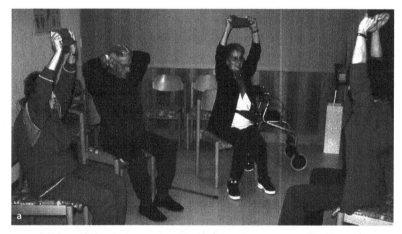

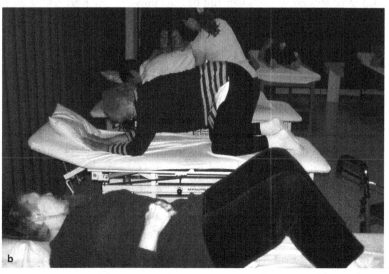

◼ **Abb. 4.12. a** Krankengymnastische Rückengruppe im Sitzen. **b** Krankengymnastische Rückengruppe mit Behandlungen in Rückenlage sowie im Vierfüßlerstand

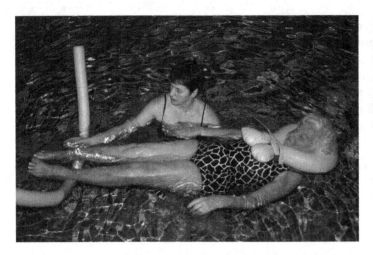

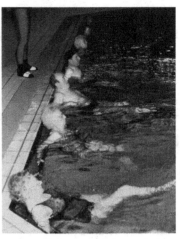

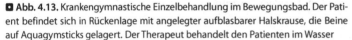

◨ **Abb. 4.13.** Krankengymnastische Einzelbehandlung im Bewegungsbad. Der Patient befindet sich in Rückenlage mit angelegter aufblasbarer Halskrause, die Beine auf Aquagymsticks gelagert. Der Therapeut behandelt den Patienten im Wasser

◨ **Abb. 4.14.** Krankengymnastische Gruppenbehandlung im Bewegungsbad. Der Therapeut steht am Beckenrand

der klassischen Medizin oder – man könnte auch andersherum formulieren – viele Konzepte der klassischen Medizin entsprechen Denkmodellen der Manuellen Medizin.

Das lumbale Wirbelbogengelenk kann auch manualmedizinisch **zwei Funktionskreisen** zugeordnet werden:
- einem mechanischen Funktionskreis,
- einem nervös-reflektorischen Funktionskreis.

Facettengelenk als Teil des lumbalen Bewegungssegmentes, aber auch unter Einfluss der Gesamtstatik des Körpers

Mechanisch gesehen ist das Wirbelgelenk Teil des Junghanns-Bewegungssegmentes. Hier unterliegt es selbstverständlich den mechanischen Wechselwirkungen, die aufgrund von Veränderungen der übrigen Anteile des Bewegungssegmentes wie Bandscheibe, Wirbelkörper, Ligamente und Muskulatur resultieren. Darüberhinaus steht die Facettenmechanik jedoch auch in engem Zusammenhang mit der Gesamtstatik des Körpers. **Sekundäre Auswirkungen auf die Wirbelgelenke** können z. B. haben:
- Beinlängendifferenzen,
- Bewegungseinschränkungen der großen Körpergelenke,
- Beckenasymmetrien,
- Skoliosen und
- Muskeldysbalancen.

Im Rahmen des **nervös-reflektorischen Funktionskreises** finden sich Verbindungen der Facettengelenke zu Dermatomen und Myotomen, dem ZNS, dem Gefäßsystem und zu den inneren Organen. Wie bereits unter neuroantomischen Gesichtspunkten herausgestellt (▶ Kap. 2.5), besitzt das lumbale Facettengelenk in seiner Gelenkkapsel und den ihm zugeordneten Bändern und Muskeln zahlreiche Nervenendigungen. Diese Propriorezeptoren und Nozizeptoren sind über den R. dorsalis des Spinalnerven mit dem Hinterhornkomplex der grauen Substanz des Rückenmarkes verbunden. Hier werden die Reize registriert, ausgewertet, moduliert, gespeichert und beim Überschreiten einer gewissen Reizschwelle in die Peripherie zurückgegeben. Über diesen Mechanismus hat **jede »Funktionsstörung«** **eines Wirbelgelenkes auch einen Einfluss auf**:

- die autochthone Rückenmuskulatur,
- die oberflächliche Rumpfmuskulatur,
- die Extremitätenmuskulatur,
- das jeweilige Dermatom,
- das Gefäßsystem,
- die inneren Organe.

Die bisher dargestellten Zusammenhänge scheinen plausibel und eindeutig, werfen für die alltägliche Praxis jedoch teilweise erhebliche Probleme auf. Zwar ist das Rückenmark durch die Spinalnerven segmental geordnet, aber nicht streng segmental gegliedert.

❶ Wichtig

Die Reizantwort bei einer segmentalen Funktionsstörung eines Wirbelgelenkes ist zwar segmental betont, aber nicht streng segmentbezogen!

Dafür gibt es unterschiedliche Ursachen. Wie bereits beschrieben (▶ Kap. 2.5), wird die Gelenkkapsel eines Facettengelenkes nicht nur von einem dorsalen Spinalnerven aus versorgt (Wyke 1979). Es bestehen weitere zahlreiche Modulationsmöglichkeiten auf segmentaler und auch auf höheren Ebenen des ZNS (Wolff 1983). Hinzu kommen zusätzlich Variationsmöglichkeiten des efferenten Reizverlaufes durch die Filia radicularia und die Plexusbildung. Aufgrund dieser Zusammenhänge ensteht oft ein buntes Mischbild, das dann die klinische Diagnostik erschweren kann.

Für die **manualmedizinische Befunderhebung** sind primär die somatosomatischen Reflexe – nicht so sehr die viszerosomatischen bzw. somatoviszeralen Reflexe – von Bedeutung. Die vom dorsalen Ast des Spinalnerven versorgten Muskeln bilden die autochthone Rückenmuskulatur. Verspannungen in diesem Bereich finden sich in einer gewissen Gesetzmäßigkeit bei allen Funktionsstörungen der Wirbelbogengelenke, die dann die freie Richtung des Gelenkes anzeigen. Der Therapeut tastet die Geweberverhärtungen, die vom Patienten in aller Regel als mehr oder weniger druckschmerzhaft geschildert werden. Durch gezielte Bewegungsabläufe der Wirbelgelenke können diese segmentalen Irritationspunkte dann entweder verstärkt oder gemindert werden.

Muskuläre Dysfunktionen sind oft Folge reversibler Funktionsstörungen der Wirbelbogengelenke

Neben der autochthonen Rückenmuskulatur versorgt der R. dorsalis des Spinalnerven auch die Rückenhaut etwa handbreit beiderseits der Wirbelsäule. Hier kann mit Hilfe der Kibler-Hautfalte auf eine segmentale Funktionsstörung hin klinisch untersucht werden. Weitere Hinweise zur manualmedizinischen Untersuchung finden sich bei Neumann (1983), Dvorak u. Dvorak (1985, 1990) und Bischoff (1988).

❶ Wichtig

Die **manuelle Therapie** versteht sich als Behandlungstechnik, die der Behebung reversibler Funktionsstörungen an der Wirbelsäule und an den Extremitäten dient.

Hierzu bedient sie sich verschiedener Behandlungstechniken. Sie können unterteilt werden in:

- Weichteiltechniken,
- Mobilisationstechniken (passiv, aktiv),
- Manipulationstechniken.

Diese manualtherapeutischen Behandlungsstrategien im engeren Sinne sind in ein Gesamttherapiekonzept eingebettet, das neben dem speziell chirotherapeutisch ausgebildeten Arzt auch einen Krankengymnasten mit einbindet. Des Weiteren wird hier auch auf weitere bekannte konservative Therapieformen wie Lagerung, Wärme, Krankengymnastik, Elektrotherapie und physikalische Maßnahmen zurückgegriffen.

Manuelle Therapie in der Routineversorgung

In der Routineversorgung der Patienten beweist die manuelle Therapie täglich ihre Effizienz. Dennoch gibt es bis zum heutigen Zeitpunkt nur wenige aussagefähige Studien, die auch den wissenschaftlichen Beweis ihrer Wirksamkeit (▶ Übersicht 4.2) untermauern könnten.

ⓘ Übersicht 4.2

Literaturangaben zur Effizienz der Manuellen Therapie

Chirotherapeutische Manipulationen mit besserer subjektiver Schmerzreduktion im Kurzzeit-Follow up

- **Glover et al. (1974).** Randomisierte Studie einer Manipulationsbehandlung mit einer Placebogruppe (»Behandlung« durch nicht eingeschaltete Kurzwellentherapie). Die subjektiven Angaben wurden 15 Minuten, 3 Tage und 7 Tage nach der erfolgten Behandlung dokumentiert.
  Ergebnis: In beiden Gruppen fand sich eine deutliche Befundverbesserung. Der einzige statistisch gesicherte Unterschied zwischen beiden Gruppen war zum frühen Zeitpunkt 15 min. nach erfolgter Manipulation gegeben: Hier schnitten die manuell behandelten Patienten besser ab. Die subjektive Selbsteinschätzung ergab hier, dass in beiden Kollektiven (Placebo- und Verumgruppe) eine 70–93 %ige Verbesserung verspürt wurde.
- **Doran u. Newell (1975).** Prospektive Untersuchung an 456 Patienten. Patienten wurden in 4 Gruppen randomisiert (Manipulation, Physiotherapie, Korsett, orale Analgetika). Sie wurden nach 3 Wochen, 3 Monaten und nach einem Jahr nachuntersucht.
  Ergebnis: Es fand sich kein signifikanter Unterschied zwischen den Gruppen; ein Trend zu besseren Frühergebnissen war lediglich in der Manipulationsgruppe erkennbar.
- **Kane et al. (1974).** 122 Patienten mit lumbalgieformen Beschwerdebildern wurden von Chirotherapeuten, 110 Patienten von Schulmedizinern behandelt.
  Ergebnis: Beide Gruppen glichen sich in den demographischen und sozioökonimischen Daten. Auffällig war eine Überlegenheit der manualtherapeutischen Behandlung im Hinblick auf die Patientenzufriedenheit und das subjektive Gefühl der Verbesserung durch die Patienten. Die weitere Analyse zeigte, dass die manualmedizinisch behandelten Patienten positiver auf die Persönlichkeit des Therapeuten ansprachen als die der anderen Gruppe. Dieses Phänomen wurde von

den Autoren darauf zurückgeführt, dass der Chirotherapeut dem Patienten sympathischer, kommunikativer und mit mehr Zeit entgegentrat. Diese menschliche Kommunikationsebene ist sicherlich in allen Bereichen der Medizin notwendig, zahlt sich vor allem aber beim chronisch Rückenkranken scheinbar besonders aus.

— **Edwards (1969)**
  Ergebnis: Er fand eine Überlegenheit der Manualtherapie gegenüber der Anwendung von Wärme, Massage und Krankengymnastik.

Auch andere Studien konnten gewisse Vorteile der Manualtherapie im Kurzzeit-Follow up bei gleichen Langzeitverläufen finden (Hoehler et al. 1981, Jayson et al. 1981, Farrell u. Twomey 1982).

Insgesamt sind die Mitteilungen über solide Untersuchungen zu diesem Themenkomplex wenig ergiebig. **Es fehlen besonders prospektive, kontrollierte und randomisierte Studien.**

❶ Wichtig

Nach einer Analyse der Literatur stellte Nachemson (1985) fest, dass bisher kein Beweis vorliegt, der die Überlegenheit der Manualtherapie gegenüber Bettruhe und Salizylaten belegen könne.

Medizinische Trainingstherapie (MTT; gerätegetützte Krankengymnastik)

Die Medizinische Trainingstherapie ist ein besonderes physiotherapeutisches Behandlungskonzept, das vor allem in der mittleren und späten Phase der Rehabilitation und hier in erster Linie bei chronischen Affektionen im Bereich der Rumpfwirbelsäule eingesetzt wird. Es werden ausschließlich aktive Übungen eingesetzt, die selektiv modifiziert werden über:

MTT in der Spätphase der Rehabilitation mit aktivem Übungsprogramm

— die Bewegungsbahn,
— den Widerstand und auch
— die Repetition.

❶ Tipps

Der jeweilige Widerstand richtet sich **immer** nach den individuellen Gegebenheiten des betroffenen Patienten.

Durchführung

Ein **effektives Ausdauertraining** ist sinnvoll:

Spezielles Ausdauertraining durch MTT

— zur gezielten Aufschulung von Bauch- und Rückenmuskulatur,
— zum Training von Alltagsbewegungen und damit auch
— zur Prävention möglicher Beschwerderezidive.

Wichtige Regeln für ein erfogreiches Ausdauertraining:

— **15–20 Wiederholungen** des Bewegungsablaufes im Atemrhythmus des Patienten.
— Die jeweiligen Übungen sollten immer **möglichst langsam** und ohne Schwung (»Anlauf«), darüber hinaus auch **ohne Ausweichbewegungen** durchgeführt werden.

— Unbedingt auf einen langsamen Beginn mit möglichst exakter Ausführung des Bewegungsablaufes mit gleichmäßiger Geschwindigkeit und endgradiger Ausführung achten.

— Konsequente Beibehaltung einer gleichmäßigen Atmung.

❗ Cave

Pressatmung (Luftanhalten während der einzelnen Kraftleistungen) ist unbedingt zu vermeiden.

Unter diesem Gesichtspunkt ist bei körperlicher Anstrengung die **Ausatmung** zu empfehlen, das **Einatmen** bei der Entlastung.

Apparative technische Ausstattung

Spezielle Übungsgeräte erforderlich

Für ein optimales Patiententraining sind unterschiedliche **Geräte** erforderlich, z. B.:

— Rollenzüge (❏ Abb. 4.15 a–c),
— Schrägbretter,
— Schenkeltrainer,
— Trainingstische,
— eine Mobilisationsbank,
— Hanteln (❏ Abb. 4.16).

Beim Training werden folgenden **Grundstellungen** eingenommen (❏ Abb. 4.15a–c, ❏ Abb. 4.16):

— Bauchlage,
— Rückenlage,
— Seitlage,
— Sitz,
— Stand.

Für den Erfolg der Medizinischen Trainingstherapie ist das anschließende Gruppentraining wichtig, welches möglichst täglich, zumindest aber 3-mal wöchentlich jeweils über 30–60 min. und insgesamt über mehrere Monate stattfinden sollte, um neu erlernte Bewegungsmuster bestmöglichst zu automatisieren.

ⓘ Tipps

Ein dem Patienten ständig neu angepasstes Trainingsprogramm fördert die Motivation.

4.1.4 Reflextherapie

Bei diesen Behandlungsformen werden in aller Regel neurophysiologische Regulationsmechanismen ausgenutzt. Ziel ist die Beeinflussung gestörter Gewebestrukturen und sie verstärkender Irritationen (vegetatives System) mit dann oft länger anhaltender Analgesie. Hierzu zählen:

— die vom Arzt durchgeführte **Akupunktur**,
— die von besonders ausgebildeten Physiotherapeuten umgesetzten unterschiedlichen manuellen Techniken der **Reflexzonenmassagen**.

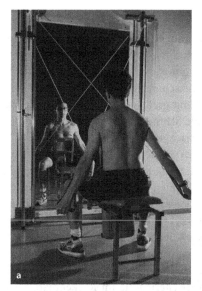
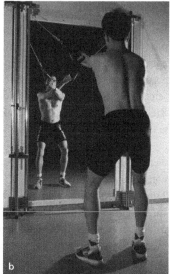
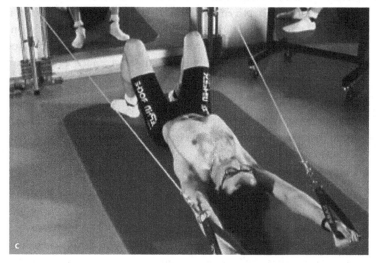

❏ **Abb. 4.15a–c.** Rollenzugtraining für die Rumpfmuskulatur im Rahmen der medizinischen Trainingstherapie.
a Sitzende Körperhaltung,
b stehende Körperhaltung,
c liegende Körperhaltung

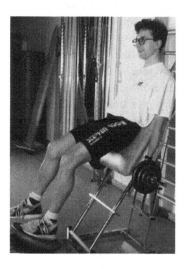

❏ **Abb. 4.16.** Krafttraining mit Hanteln für die Rumpfmuskulatur im Rahmen der Medizinischen Trainingstherapie

Akupunktur

Bei der Akupunktur handelt es sich um eine sog. **Reiz-Regulations-Therapie** (Gegen-Irritationsverfahren) mit differenzierter Stimulation von Hautzonen oder spezieller Punkte mit vermehrter Hautrezeptorendichte (Triggerpunkte, Punkte maximaler Druckschmerzempfindlichkeit) mit Nadeln (aus Gold, Silber oder Stahl) oder mit geringem elektrischen Widerstand. Ziel der Akupunktur ist eine lokale Schmerzreduktion; zusätzlich ist eine verstärkte Endophinausscheidung nachgewiesen.

Die Oberfläche des menschlichen Körpers, v. a. die ventralen Regionen, werden unter anatomischen Gesichtspunkten in sog. Aku(Längs)meridiane von Energieströmen eingeteilt, auf denen die definierten oberflächlichen Triggerpunkte aufgereiht sind. Die tiefer liegenden sog. **Akupunkturpunkte** stellen ein Gefäß-Nerven-Bündel dar, eingebettet in weiches Bindegewebe in einer Lücke der oberflächlichen Körperfaszie. Über den Gate-control-Mechanismus führt eine mechanische Reizung dieser Punkte zu einer elektrischen Sensation im Verlauf des Meridians (De Qi) mit nachfolgender Blockierung der zentralen Schmerzweiterleitung im Rückenmark (direkte Hemmung der nozizeptiven Afferenz, Nozizeptoren selbst werden nicht gereizt!). Die Fortleitung dieser therapeutisch ausgelösten Impulse in den Hirnstamm resultiert in einer **vermehrten Produktion körpereigener Enkephaline**, die dann die inhibitorischen absteigenden Schmerzbahnen durch Freisetzung von Noradrenalin und Serotonin aktivieren.

> *Gate-control als Wirkmechanismus der Akupunktur*

ⓘ Wichtig

Je **akuter** der Schmerz, desto größer ist der Abstand zwischen Schmerzort und Therapieort und desto stärker ist der Therapiereiz.
Je **chronischer** das Schmerzbild, desto mehr liegen Schmerz- und Therapieort zusammen und desto schwächer ist auch der Therapiereiz.

Die **moderne Akupunktur** ist weniger am traditionellen chinesischen Meridiansystem (TCM) ausgerichtet, sondern beruht eher auf segmentalen, supraspinalen und zentralen Mechanismen.

Über die Erfahrungen mit der Akupunktur beim chronischen Schmerz ist in der westlichen Welt seit der Öffnung der chinesischen Kultur Anfang der 70er Jahre zunehmend Erfahrung gesammelt worden. Nach der traditionellen Diagnostik der chinesischen Medizin ist die Zuordnung von Schmerzen zu den Meridianen für die gezielte Therapie notwendig. Bei chronischen Lumboischialgien sind die Schmerzen in vielen Fällen entweder medial dem Blasenmeridian oder lateral dem Gallenblasenmeridian zuzuordnen. Weiterhin wird Wert auf die Differenzierung von akuter Symptomatik (Yang-Charakter) und chronischer Symptomatik mit Schwächesymptomen (Yin-Charakter) gelegt.

> *Effizienz der Akupunktur beim chronischen Rückenschmerz wissenschaftlich belegt*

Über reine Erfahrungsberichte hinaus findet sich gerade von westlichen Wissenschaftlern bereits eine Vielzahl prospektiver, teilweise auch kontrollierter Studien über die **Effizienz der Akupunktur** beim chronischen Schmerzpatienten (Stux et al. 1989). Auch speziell zum Thema chronischer Rückenschmerz gibt es Publikationen, die die Wirksamkeit der Akupunktur in kontrollierten Studien belegen (Laitinen 1975, Edelist et al. 1976, Leung 1979, Pontinen 1979, Coan et al. 1980). In einer kontrollierten Doppelblindstudie wurden Patienten mit Osteoarthritis mit Akupunktur behandelt (Gaw et al. 1975). Die Kurzzeitresultate unterscheiden sich nicht von den mit der Facettendenervation erzielten Resultaten (Nachemson 1985).

Reflexzonentherapie

Die Reflexzonentherapie fasst **unterschiedliche manuelle und auch apparativ durchgeführte Massagetechniken** zusammen. Gemeinsamer Ansatz all dieser Behandlungsstategien ist die Beeinflussung lokalisierter und auch unspezifischer Schmerzbilder im Bereich des Haltungs- und Bewegungsapparates über besondere, meist oberflächlich gelegene Reizpunkte und teilweise auch eine Detonisierung der Rückenstreckmuskulatur.

Verschiedene technische Varianten der Massage zur reflektorischen Beeinflussung lokaler Schmerzfelder

Bindegewebsmassage. Bei der Bindegewebsmassage wird ein manueller Zugreiz auf verspanntes Gewebe der Körperdecke zum segmentalen Abbau schmerzhafter Verspannungen und Verhärtungen der Weichgewebe gesetzt.

Segmentmassage. Bei der Segmentmassage handelt es sich um eine kombinierte manuelle Behandlung aller Gewebeschichten, die in einem sog. reflektorischen segmentalen Störfeld liegen (z. B. das Bindegewebe, die darunter liegende Muskulatur und auch das Periost), v.a. im paravertebralen Bereich der Austrittsstellen der Spinalnerven.

Schlüsselzonenmassage. Die Schlüsselzonenmassage beinhaltet eine spezielle manuelle Bearbeitung reflektorisch auftretender Veränderungen der oberflächlichen Gewebeschichten des Körpers im Bereich sog. Schlüsselzonen (Segmentgebiete ähnlich den sog. Head-Zonen).

Fußreflexzonenmassage. Die Fußreflexzonenmassage ist eine besondere Form der manuellen Reflexzonenbehandlung, bei der v.a. die Fußsohle als therapeutischer Bezirk gewählt wird (tonisierende oder sedierende Griffe).

Akupunkturmassage. Die Akupunktmassage beruht wie die Akupunktur auf der tradionellen chinesischen Medizin mit dem Ziel des Ausgleiches eines gestörten Energieflusses. Sie kann bei fast allen chronischen Schmerzbildern, auch bei funktionellen Störungen am Bewegungsapparat, eingesetzt werden.

Münzmassage. Die Münzmassage stammt aus Japan. Es handelt sich um eine lokale Druckmassage mit einer gelochten großen Münze über hartem, zuvor eingeöltem (schmerzhaftem) Gewebe (sog. diagnostischer Strich). Die erzeugten reaktiver Extravasate ziehen eine konsekutive lokale Hyperämie nach sich.

Bürstenmassage. Bei einer Bürstenmassage wird mit verschiedenen Hilfsmitteln (z. B. Bürste, Massagehandschuh u. a.) ein mechanischer Reiz auf der Rückenhaut gesetzt. Das Ziel ist eine reflektorische kapilläre Hyperämisierung und Stoffwechselsteigerung.

Druckwellenmassage. Im Falle einer Druckwellenmassage wird eine apparativ durchgeführte Kompression der oberflächlichen Weichgewebeschichten unter Einsatz intermittierend applizierter Druckwellen durchgeführt.

Vakuummassage. Bei einer Vakuummassage erfolgt – gleichfalls wie bei einer dynamischen Trockenschröpfung – eine mechanische Massage der Hautoberfläche und der darunter liegenden Gewebeschichten im Zuge des Einwirkens eines Unterdruckes durch ein an- und abschwellendes Vakuum.

Unterwasser(druckstrahl)massage. Im Falle einer Unterwasser(druckstrahl)massage werden eine Hydro- bzw. eine Wärmetherapie mit einer Massagebehandlung kombiniert. Der Patient befindet sich liegend oder halb sitzend in einer Spezialwanne oder im Bewegungsbad. Durch den Einsatz eines gebündelten Wasserstrahles von 50–600 Kpa aus 10–20 cm Entfernung kommt es zu einer lokalen Hyperämisierung und muskulären Detonisierung.

Sonderform: Wirbelbad (»hot jacuzzi«).

4.1.5 Verhaltenstherapie

Früher basierten psychosomatische Modellbilder zum Thema Rückenschmerz auf folgenden grundsätzlichen Annahmen (Alexander 1951, Cremerius 1978, Kütemeyer u. Schultz 1986):

- Psychologische Faktoren (z. B. bestimmte Persönlichkeitsstrukturen) verursachen Rückenerkrankungen.
- Verfahren der Psychotherapie sind geeignet zur Behandlung dieser Beschwerden.

Mit zunehmendem Verständnis hat sich innerhalb des psychologischen Fachgebietes jedoch ein anderes Konzept zur Verdeutlichung der Zusammenhänge zwischen Rückenschmerz und Psychologie entwickelt (Nentwig et al.1990).

Zusammenhänge zwischen Verhaltensmustern und somatischen Störungen

Unter dem Begriff **Verhaltensmedizin** (»behavioural medicine«) wurden Zusammenhänge zwischen Verhaltensmustern und organischen Erkrankungen untersucht. Typische Beispiele für solche Zusammenhänge sind Herz-Kreislauf-Erkrankungen, die aufgrund hohen Zigarettenkonsums und mangelnder Bewegung entstanden sind, weiterhin der Diabetes mellitus, der durch falsche Ernährung beeinflusst wird. Ähnliches gilt auch für degenerative Rückenerkrankungen. Auch hier liegen eindeutig Zusammenhänge zwischen Verhaltensmustern und organischen Folgeerscheinungen vor (Nachemson 1965, Krämer 1973).

Die verhaltensmedizinische Analyse der **Ursachen degenerativer Wirbelsäulenerkrankungen** kann prinzipiell drei Gruppen von Verhaltensweisen dokumentieren, die zu einem frühzeitigen Verschleiß und dann auch zu Beschwerden führen. Dies sind (Nentwig et al. 1990):

- **wirbelsäulenunfreundliche Bewegungsformen** (ungünstige Formen des Sitzens, Hebens und Tragens),
- eine **Konstanz der Körperhaltung**,
- ein **erhöhter Muskeltonus unter psychisch belastenden Bedingungen**.

Auf diesen Erkenntnissen baut ein verhaltensmedizinisches Programm auf, das der Prävention und Rehabilitation degenerativer Erkrankungen der Wirbelsäule dient. Ziele dieses Programmes sind das Erlernen wirbelsäulengerechter Bewegungsformen und Körperhaltungen sowie die Ausschaltung wirbelsäulenunfreundlicher Bewegungsabläufe und Körperhaltungen. Außerdem müssen spezielle Verhaltensweisen trainiert werden, die eine Unterbrechung des Circulus vitiosus von Schmerz und Kontraktion der Rückenmuskulatur ermöglichen.

4.1.6 Rückenschule

Erziehung, Übung und Körperkontrolle sind die wesentlichen Behandlungsstrategien für Rückenschmerzen seit vielen hundert Jahren (Anderson 1989). Während sich in Skandinavien, den USA und Kanada die Rückenschule als ein Instrument der Prävention und Rehabilitation im Falle degenerativer Wirbelsäulenerkrankungen schon frühzeitig etabliert hatte, fasste die Rückenschule in Europa und speziell in Deutschland erst später Fuß. Dabei ist die Idee der Rückenschule gar nicht so jung und wahrscheinlich sogar auf dem Kontinent geboren. 1825 gründete Delpech in der Nähe von Montpellier in Frankreich ein Institut für Patienten mit Rückenbeschwerden, welches Peltier (1983) dann mehr als 150 Jahre später als eine »classic back school« bezeichnete. Ohne über die wissenschaftlichen Kenntnisse zu verfügen, die erst 140 Jahre später erforscht wurden, stellte bereits Delpech die körperliche Aktivität als wesentliche Behandlungsform seines Institutes heraus.

Erst in der **Mitte des 20. Jh.** begann die moderne Medizin, **strukturierte Übungen und Erziehungsprogramme für die Patienten** zu entwickeln (Krause 1952). In den 60er Jahren war Schweden eines der aktivsten Länder auf dem Gebiet der Wirbelsäulenforschung. Hier entstanden seinerzeit im Volvo-Werk in der Nähe von Gøteborg besondere Rückenprogramme. Die erste Rückenschule an sich wurde 1969 am Danderyd-Krankenhaus in der Nähe von Stockholm gegründet. Diese »Svenska Ryggskola« stand unter der Leitung der Physiotherapeutin Marianne Zachrisson-Forssell. Aufgrund dieser schwedischen Erfahrungen wurde dann auch erstmals der Begriff der »Rückenschule« geprägt. Die Ergebnisse der dort gemachten Erfahrungen wurden zu einer der grundlegenden Arbeiten auf dem Gebiet der Wirbelsäulenforschung zusammengefasst (Berquist-Ullmann u. Larsson 1977). Weitere Pilotprojekte waren die Canadian Back Education Units (CBEU), die 1974 in Toronto und die California Back School, die dann in San Francisco von White und Mattmiller gegründet wurde.

Die erste Rückenschule in Deutschland entstand unter der Leitung von J. Krämer in Bochum in Anlehnung an das kalifornische Konzept von

Repetitive Übungen und Erziehungsprogramme zur Körperkontrolle

White und Mattmiller. Seitdem sind tausende derartiger Einrichtungen in der gesamten Welt entstanden. Viele verfolgen ihr eigenes Konzept, oft findet sich keine allgemein gültige Formel, nach der alle Rückenschulen arbeiten. Dennoch gibt es einige **prinzipielle Gemeinsamkeiten**. Diese sind vor allem die Faktoren:

- Erziehung und
- körperliche Ertüchtigung.

> **❗ Wichtig**
>
> **Gesundheitserziehung** scheint eine der stärksten Waffen der Medizin zu sein.

Wichtige Elemente:
- Gesundheitserziehung,
- Arbeitsplatzsicherung

Mit diesem Mittel wurde in vergangenen Jahrhunderten die Pest angegangen, in diesem Jahrzehnt haben wir AIDS zumindest eingedämmt. Auch auf anderen Gebieten wie dem Diabetes mellitus und der Hämophilie kann der Schrecken der Erkrankung durch eine gezielte Gesundheitserziehung deutlich gemildert werden. Im Bereich der degenerativen Rückenerkrankungen hat sich gezeigt, dass durch die Gesundheitserziehung alleine die Inzidenz der Rückenschmerzen, die Dauer der Arbeitsunfähigkeit und die Ausgaben des Gesundheitswesens deutlich reduziert werden können (Berquist-Ullmann u. Larsson 1977, Mattmiller 1980).

Verschiedene Studien konnten belegen, dass Rauchen, Schwingungen bestimmter Frequenz, Muskelschwäche und auch Tätigkeiten mit extremen Belastungen für die Wirbelsäule nicht selten zu Rückenbeschwerden Anlass geben können (Kelsey 1975, Frymoyer 1980, Anderson 1981, Frymoyer et al. 1982, Wilder et al.1982, Nachemson 1983, Holm u. Nachemson 1984, Heliovaara 1987). Diese Erkenntnisse sollten im Rahmen der Gesundheitserziehung, aber auch bei der Arbeitsplatzgestaltung Berücksichtigung finden. Aufgrund wissenschaftlicher Basisarbeit lassen sich heute spezielle Empfehlungen zum richtigen Stehen, Sitzen und Tragen geben (▶ Übersicht 4.3).

> **ⓘ Übersicht 4.3**
>
> **10 Regeln der Rückenschule. (Nach J. Krämer, 1997)**
> 1. Du sollst dich bewegen!
> 2. Halte deinen Rücken gerade!
> 3. Gehe beim Bücken in die Hocke!
> 4. Hebe keine schweren Gegenstände!
> 5. Verteile Lasten und halte sie beim Tragen möglichst dicht am Körper!
> 6. Halte beim Sitzen den Rücken gerade und stütze deinen Oberkörper ab!
> 7. Stehe nicht mit geraden Beinen!
> 8. Ziehe beim Liegen die Beine an!
> 9. Treibe regelmäßig Sport, günstig sind:
>   - Schwimmen,
>   - Fahrrad fahren,
>   - Joggen!
> 10. Trainiere tägliche deine Rückenmuskulatur!

Um die körperliche Fitness zu verbessern, sollten folgende Muskelpartien trainiert werden:
- Rücken- und Bauchmuskeln,
- Muskeln der unteren Extremität, besonders die Oberschenkelmuskulatur.

Gleichzeitig müssen jedoch auch entsprechende Dehnübungen durchgeführt werden, damit es nicht zu Verkürzungen kommt und so z. B. ein verkürzter M. iliopsoas zu einer verstärkten Lendenlordose beträgt (Rückenschulregeln nach Krämer, 1997; ▸ s. Übersicht 4.3).

In den letzten Jahren ist eine Vielzahl computergesteuerter **Trainingsgeräte** auf den Markt gekommen, die teilweise auch Einzug in die Rückenschulen gefunden haben (z. B. auch das Kieser-Training).

ℹ Tipps

Die meisten notwendigen und sinnvollen Übungen sind **ohne** Trainingsgeräte hervorragend durchführbar!

In vielen Fällen treiben aufwändige Trainingsgeräte und Maschinen nur die Kosten für die Rückenschulen in die Höhe.

Rückenschulprogramme haben nicht das alleinige Ziel der Verbesserung der körperlichen Fitness. Zentrales Thema ist in allen Rückenschulbasiskonzepten (Svenska Ryggskola, Canadian Back Education Units, California Back School) vielmehr vor allem die **Rückenfürsorge** (»back care«). Um diesem Konzept gerecht zu werden, gehören in ein Rückenschul-Team unbedingt ein Arzt, ein Krankengymnast und auch ein Psychologe.

Eine Übersicht zum Thema Rückenschule im nationalen und internationalen Vergleich und zu deren praktischen Einsatzmöglichkeiten wurde von Nentwig et al. (1990) publiziert.

4.1.7 Ergotherapie – Hilfsmittelversorgung

Bei der Ergo- bzw. Beschäftigungstherapie handelt es sich um eine funktionelle und ablenkende Behandlungsmaßnahme mit integrierter aktiver Bewegungstherapie durch immer wiederkehrendes Üben von Gelenk- und Muskelfunktionen im Rahmen alltäglicher Handlungsweisen, aber auch von handwerklichen Tätigkeiten zur Wiedergewinnung komplexer Handlungskompetenzen im Hinblick auf eine selbstständige und sinnvolle Lebensführung (ADL – »activities of daily living«). Im Falle **chronischer Affektionen der Rumpfwirbelsäule** spielen spezielle Einzel- und Gruppentherapien in den allermeisten Fällen keine wesentliche Rolle.

Im Rahmen der **frühen postoperativen Rehabilitation** erfolgt in aller Regel eine Überprüfung der ADL durch den Ergotherapeuten mit dann Einleitung eines besonderen **Selbsthilfetrainings** im Hinblick auf die Fähigkeit der eigenständigen Nahrungsaufnahme, Körperhygiene, das An- und Auskleiden und die Mobilität.

Ziel: Wiedererlangung eigenständiger komplexer Handlungskompetenz im ADL-Bereich

In vielen Fällen ist eine individuelle **Hilfsmittelversorgung** wichtig, z. B. mit adäquaten Gehhilfen im Falle einer bestehenden Gangunsicherheit mit Sturzgefahr (Rollator; ◘ Abb. 4.17), entsprechenden Anziehhilfen für Strümpfe (◘ Abb. 4.18) oder Schuhe bzw. besonderen Greifhilfen aus Leichtmaterialien (◘ Abb. 4.19) bei eingeschränkter Rumpfanteflexion.

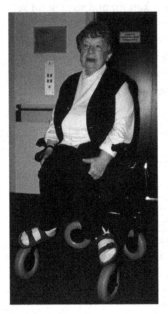

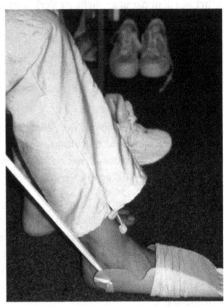

◘ **Abb. 4.17.** Rollator mit Sitzfläche und Ablagekorb bei beeinträchtigter Gang- und Standsicherheit

◘ **Abb. 4.18.** Ergonomische Strumpfanziehhilfe bei eingeschränkter Anteklination der Rumpfwirbelsäule

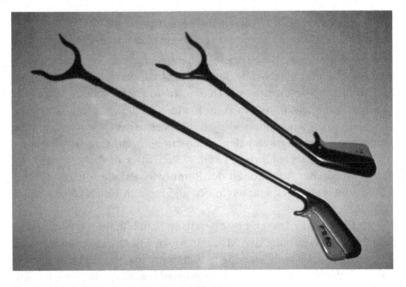

◘ **Abb. 4.19.** Greifhilfen aus Leichtmaterial (Plastik)

4.1.8 Orthetische Versorgung

Orthesen sind **orthopädische Hilfsmittel mit stützender und/oder korrigierender Wirkung**. Prinzipiell lassen sich statische (Apparate, Korsette) und dynamische Orthesen (Leibbinden, Bandagen aus Drellmieder u. a.) unterscheiden.

Im Falle eines **degenerativen Lumbalsyndromes** kommen in erster Linie stützende und korrigierende Rumpfforthesen zur Anwendung. Ihr wesentliches Ziel ist vor allem die Abflachung der Lendenlordose, die Ausschaltung oder zumindest Einschränkung beschwerdeauslösender Bewegungen und die statische Unterstützung der Rumpf- und Bauchmuskulatur. Im Vordergrund der Behandlung sollte natürlich die aktive muskuläre Stabilisation des Rumpfes durch tonisierende isometrische Muskelübungen stehen. Bei **untrainierten Patienten** ist in der postakuten Phase die vorhandene Muskulatur oftmals jedoch nicht ausreichend. Zu diesem Zeitpunkt ist ein vorübergehender Einsatz einer Rumpforthese durchaus indiziert, bis die Muskulatur wieder einen ausreichenden Trainingszustand erreicht hat.

Viele stabilisierende Orthesen für den lumbalen Wirbelsäulenbereich entsprechen dem Prinzip des **festen starren Kunststoffkorsetts**, welches im Flexionsjacket von Hauser (1945) seinen Ursprung nahm. Dieses wurde später von Morris et al. (1961) weiterentwickelt. Das gleiche Kunststoffschalenkonzept (◘ Abb. 4.20) findet sich dann auch im Flexionskorsett von Torklus (1982).

Da die Compliance vieler Patienten bei der Verwendung starrer Kunststoffschalen nicht sehr groß ist, entwickelte Krämer (1981) eine eher **halbstarre Konstruktion** auf der Basis des Hohmann-Überbrückungsmieders, in welches eine Bauchpelotte und ein kyphosierendes Rückenteil eingelassen wurden. In der weiteren Folge entstand aus dieser halbstarren Konstruktion schließlich die sog. **dynamische Flexionsorthese** (1986). Neben dem stabilisierenden und entlordosierenden Effekt beeinflusst die Bauchpelotte natürlich auch den Hebelarm, der von ventral auf die Lendenwirbelsäule wirkt. Gerade bei adipösen Patienten ist hier eine deutliche Reduktion der Belastung der Lendenwirbelsäule zu erreichen. In einer ausführlichen Übersichtsarbeit konnte Nachemson (1987) die biomechanischen und klinischen Grundlagen für Orthesen im Bereich der lumbalen Wirbelsäule darlegen.

> **ⓘ Wichtig**
> Unabdingbare Voraussetzung für das Tragen jeglicher Orthese ist die konsequente Durchführung muskulärer Kräftigungsübungen für das sog. »aktive Rumpfkorsett«, dessen Muskulatur schließlich die Aufgabe der Orthese übernehmen soll.

Statische Korsette vs. dynamische Orthesen

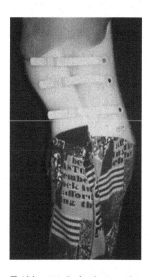

◘ **Abb. 4.20.** Entlordosierende Lumbalorthese aus Kunststoff-Halbschalen mit seitlichem Klettverschluss zur weitgehenden Immobilisierung der unteren Rumpfwirbelsäule

Zur biomechanischen Entlastung der lumbalen Facettengelenke eignen sich entlordosierende (Flexions)orthesen

4.1.9 Konservative Therapie von Facettenganglien

Konservatives Vorgehen
bei funktionell wenig
beeinträchtigenden
neurologischen Defiziten

Prinzipiell gelten zur Festlegung eines konservativen oder operativen Therapieregimes vergleichbare Regeln wie bei einem Bandscheibenvorfall, d. h. ein konservativer Therapieversuch ist immer dann gerechtfertigt, wenn ein reines Schmerzsyndrom oder eine Radikulopathie mit bereits länger bestehenden, funktionell jedoch eher unbedeutenden neurologischen Ausfällen vorliegt. Dies erhält zusätzlich Berechtigung, da auch Verläufe mit Spontanremissionen bekannt sind (Mercader et al. 1985, Maezawa et al. 2000, Swartz u. Murtagh 2003).

Die konservative Therapie sollte zunächst mit **körperlicher Schonung** und ggf. auch mit einer passageren externen Ruhigstellung unter Einsatz einer Lumbalorthese beginnen. An weiteren konservativen therapeutischen Behandlungsmöglichkeiten steht neben einer **systemischen analgetischen und antiphlogischen Medikation** vor allem eine **lokale Infiltrationsbehandlung** der Facettengelenke bzw. direkt der Juxtafacettenzysten zur Verfügung. Hierbei kann durch eine gezielte, CT-gesteuerte Punktion die Zystenflüssigkeit zur Dekompression aspiriert und anschließend ein Lokalanästhetikum in Kombination mit einem Steroid instilliert werden. Die CT-gesteuerte Punktion der Zyste gelingt aus anatomischen Gründen in der Regel besser über einem kontralateralen Zugang (🔲 Abb. 4.21). Auch epidurale und periradikuläre Injektionen kommen als symptomatische, lokale schmerztherapeutische Maßnahmen in Betracht.

Gute Resultate bei
konservativem Vorgehen
um 30–40 %

Größere prospektive Serien zur konservativen Therapie der Juxtafacettenzysten liegen bisher nicht vor, die wenigen bislang veröffentlichten Ergebnisse zeigen allerdings nur **mäßige Erfolgsraten**. Es scheint, dass mit konservativen Maßnahmen nur in etwa einem Drittel der Fälle gute Ergebnisse zu erzielen sind, ein weiteres Drittel spricht eher mäßig auf die Therapie an. Das verbleibende Drittel lässt sich mit konservativen Maßnahmen überhaupt nicht beeinflussen (🔲 Tab. 4.7). Darüber hinaus zeigt sich, dass die konservative Therapie oft nur kurzfristig erfolgreich ist, mittelfristig die Symptome dann meist wieder deutlich zunehmen. Aus diesem Grunde und angesichts erfreulicher operativer Resultate (▶ Kap. 4.4.1) sollte deshalb nach einem adäquaten konservativen Therapieversuch (über etwa 6–8 Wochen) das Therapieregime in Richtung operatve Intervention gewechselt werden – nicht zuletzt, um eine Chronifizierung des Schmerzsyndroms zu vermeiden.

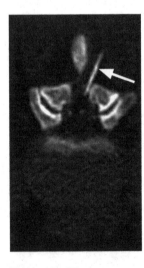

🔲 **Abb. 4.21.** CT-gesteuerte Punktion einer Juxtafacettenzyste über einen kontralateralen Zugang zur Aspiration und Instillition eines Steroids (Pfeil)

🔲 **Tab. 4.7.** Literaturübersicht über die Ergebnisse einer konservativer Therapie beim lumbalen Facettenganglion

Studie – Jahr	n	Anteil guter Ergebnisse (%)
Parlier-Cuau et al. 1999	30	33 (nach 6 Monaten)
Sauvage et al. 2000	13	46 (nach 6 Monaten)
Shah u. Lutz 2003	10	10

4.2   Injektionstechniken

Im Bereich der lumbalen Wirbelsäule haben sich im Falle hier lokalisierter Beschwerdebilder unterschiedliche Injektionstechniken (⬛ Abb. 4.22) bewährt, die je nach Indikation einzeln oder in Kombination angewandt werden können.

4.2.1   Die paravertebrale Umflutung – Spinalnervenanalgesie (PSA)

Die **primäre Indikation** für eine paravertebrale Injektion/Spinalnervenanalgesie (PSA) sind akute oder chronische Wurzelreizsyndrome. Aber auch im Falle eines degenerativen Lumbalsyndroms sind hiermit durchaus gute Erfolge zu erzielen (Krämer 1986). Das Wirkprinzip besteht darin, dass ein Lokalanästhetikum in unmittelbarer Nachbarschaft zum Facettengelenk und zum Foramen intervertebrale appliziert wird.

Der Patient befindet sich in Bauch- oder Seitenlage; in aller Regel wird eine 8–12 cm lange Kanüle verwendet. Die **Nervenwurzeln L1–L3** werden über der Oberkante des jeweils darunterliegenden Dornfortsatzes erreicht. Die Nadel wird etwa 4 cm paraspinal sagittal auf den zugehörigen Querfortsatz ausgerichtet; dann wird sie wieder etwas zurückgezogen, bis die Nadelspitze von der Muskelfaszie freigegeben ist. Die Stichrichtung liegt dann 20° nach medial und 15° nach kranial geneigt, um die darüber liegende Nervenwurzel zu erreichen. Die Nadel wird etwa 2 cm weiter vorgeschoben als die Länge, die bei Erreichen des Querfortsätzes noch frei zu sehen war.

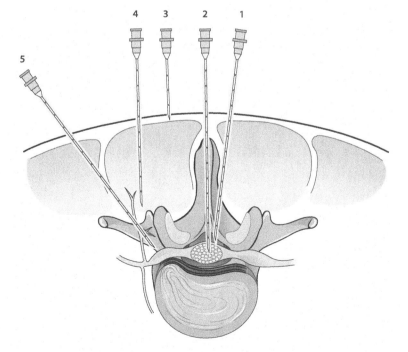

⬛ **Abb. 4.22.** Unterschiedliche Injektionstechniken im Bereich der unteren Lendenwirbelsäule (schematische Darstellung in der horizontalen Schnittebene). *1* Epidural dorsale Injektion, *2* intrathekale Injektion, *3* oberflächliche Lokalanästhesie, *4* Facetteninfiltration, *5* paravertebrale Spinalnervenanalgesie (PSA)

Die **Nervenwurzeln L4, L5 und S1** (◘ Abb. 4.23) werden wie folgt erreicht:

Dornfortsatz L5 als wichtigster anatomischer Orientierungspunkt

An der Oberkante des Dornfortsatzes L5 wird etwa 4 cm paraspinal, sagittal auf den Querfortsatz L5 eingegangen. Die Nadelspitze wird ebenfalls wieder etwas zurückgezogen, bis sie von der Muskelfaszie freigegeben ist (s. oben). Die Stichrichtung erfolgt dann 20° nach medial:

- **L4-Wurzel:** etwa 15° nach kranial vorschieben, 2 cm länger als Querfortsatz.
- **L5-Wurzel:** etwa 15° nach kaudal vorschieben, 2 cm länger als Querfortsatz.
- **S1-Wurzel:** etwa 30° nach kaudal vorschieben, 3–4 cm länger als Querfortsatz.

Nach jeweiliger kurzer Aspiration erfolgt die Injektion von 5–10 ml eines Lokalanästhetikums, evt. in Kombination mit 10–40 mg Triamcinolon.

> ❗ **Wichtig**
> Ziele einer paravertebralen Umflutung ist die temporäre Ausschaltung sämtlicher Afferenzen und Efferenzen einschließlich des Sympathikus (Rr. albus et griseus).

Bei neurologisch gesichertem **S1 Wurzelreizsyndrom mit postoperativen Narbenbildungen** und erfolgloser Injektion über L5/S1 (s. oben) ist die **Injektion über das Foramen sacrale 1** indiziert.

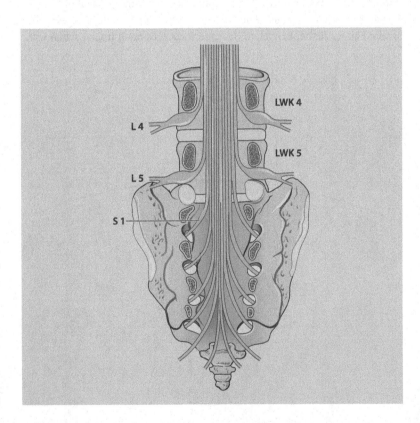

◘ **Abb. 4.23.** Topographie der Nervenwurzeln L4–S1 mit Kaudalisierung der Bogenwurzeln, bezogen auf den Wirbelkörper von kaudal nach kranial

Durchführung

Normalerweise wird eine Nadel mit einer Länge von 6–12 cm verwendet. Der Patient befindet sich in Bauchlage. Auf der Verbindungslinie Dornfortsatz S1 und Spina iliaca posterior superior am Übergang vom medialen 2/3 zum lateralen 1/3 wird senkrecht eingegangen. Nach kurzer Strecke und Durchstoßen der Ligg. sacroiliaca posteriores wird ein Widerstand verspürt, der derb (Lig. flavum) oder hart (Knochen) sein kann. Wird das Lig. flavum sofort getroffen, wird dieses vorsichtig in einem Winkel von etwa 10° nach medial penetriert. Anschließend wird die Nadel noch um ca. 1–1,5 cm vorgeschoben. Trifft man zunächst knöcherne Strukturen, tastet man sich nach Injektion von etwa 2 ml Lokalanästhetikum mit der Nadelspitze kreisförmig bis zum Foramen sacrale 1 vor. Nach Aspiration werden etwa 5–10 ml Lokalänästhesie in Kombination mit 10–40 mg Triamcinolon injiziert. Der Patient wird etwa 30 min. auf der betroffenen Seite gelagert.

Bauchlage als Standard

Durch die Miterfassung des R. meningeus, der in den Wirbelkanal zurückläuft, ist nach Reischauer (1949, 1961) auch eine Beeinflussung von Strukturen im Wirbelkanal selbst möglich. Auch durch Diffusion des vor dem Foramen intervertebrale gesetzten Depots werden zentrale Anteile der Wurzel und Rezeptoren des hinteren Längsbandes erreicht (Reischauer 1961). Als Lokalanästhetikum können z. B. Lidocain, Mepivacain oder das lang wirkende Bupivacain appliziert werden (◘ Tab. 4.8).

 Cave
Wegen der möglichen inraspinalen Applikation mit entsprechend lang andauernder Spinalanästhesie sollte man mit dem Einsatz von Langzeitanästhetika zurückhaltend sein.

Die Injektion selbst kann in der Originaltechnik nach Reischauer (1949) oder in der Modifikation nach Züch (1969) erfolgen. Wir favorisieren eine andere modifizierte Technik, wie sie auch von Krämer (1986) angegeben wird.

Dosierung

Im Allgemeinen ist eine Serie von 6–12 Injektionen sinnvoll. Krause (1967) und Krämer (1986) haben darauf hingewiesen, dass jedoch nach 6 Injektionen bereits ein nachhaltiger Erfolg zu verzeichnen sein sollte; ansonsten seien dann weitere Applikationen nicht mehr erfolgversprechend.

◘ **Tab. 4.8.** Unterschiedliche Lokalanästhetika und ihre Konzentrationen zur Infiltrationstherapie im Bereich der lumbalen Wirbelsäule

Wirkstoff	Konzentration	Handelsname (Beispiele)
Bupivacain	0,25 %, 0,5 %	Bucain, Carbostesin
Mepivacain	0,5 %	Meaverin, Scandicain
Lidocain	0,5 %	Lidoject sine
Prilocain	0,5 %, 1,0 %	Xylonest
Ropivacain	2mg/ml	Naropin

Komplikationen

Passagere motorische und
vegetative Störungen nicht
selten

An Komplikationen sind passagere motorische Störungen mit Stand- und Gangunsicherheit zu nennen. Weiterhin kann es in Höhe von L3/4 bei erfolgter lumbaler Grenzstrangblockade zu vegetativen Erscheinungen kommen. Die daraus resultierende Vasodilatation mit Erwärmung des betroffenen Beines wird vom Patienten oftmals jedoch als durchaus angenehm empfunden. Wegen dieser möglichen Nebenwirkungen ist in aller Regel eine Überwachung des Patienten für 30–60 min. nach der Injektion erforderlich. Für den Betroffenen besteht **für mehrere Stunden ein Fahrverbot.**

4.2.2 Therapeutische selektive Facetteninjektion

Eine Reihe von Berichten, besonders die Untersuchung von Mooney u. Robertson (1976), haben hohe Erwartungen bezüglich einer Therapie mit der selektiven Facetteninjektion geweckt. Das praktische Vorgehen ist dabei wie folgt:

Die Infiltration kann am sitzenden oder am liegenden Patienten (Bauch- oder Seitlage) durchgeführt werden. Die **Facetten L1–L4** werden mit einer zumindest 6–10 cm langen Nadel angegangen. Auf der interspinösen Ebene liegt die Einstichstelle 2 cm paraspinal und sagittal, die Nadel wird dann bis zum Knochenkontakt vorgeschoben. Nach kurzfristiger Aspiration erfolgt dann die Injektion.

Die Facette L5 wird auf der Verbindungslinie zwischen Dornfortsatz L4 und Spina iliaca posterior superior aufgesucht. In der Mitte dieser Strecke wird senkrecht bis zum Knochenkontakt vorgegangen. Nach der Aspiration erfolgt wiederum die Injektion. Es werden jeweils 5–10 ml Lokalanästhetikum ggf. mit 10–40 mg Triamcinolon zusammen aufgezogen. Während bei der **diagnostischen i. a.-Injektion** nicht mehr als 1 ml appliziert werden darf, da die Gelenkkapsel bei größeren Volumina sonst rasch rupturiert, können bei therapeutischen Infiltrationen auch größere Flüsigkeitsmengen verwendet werden.

❶ Wichtig

Der Effekt ist die Ausschaltung der Noziafferenzen im Bereich der dorsalen Kapsel.

Bei der **therapeutischen Infiltration** gilt die Empfehlung, aufgrund der polysegmentalen Versorgung 2 Facetten übereinander oder eine darüber und eine darunter liegende Gelenkverbindung zu behandeln. Überlegungen zum Volumen der Facettengelenke und bisher mitgeteilte Behandlungs- und Untersuchungsergebnisse mit der Facetteninjektion machen für eine therapeutische Anwendung 2–5 ml erforderlich (Mooney u. Robertson 1976, Raymond u. Dumas 1984, Anderson et al. 1987); auch bis zu 7 ml wurden angewendet (Fassio et al. 1979).

Die therapeutische Langzeitwirkung ist wissenschaftlich nur unvollständig verstanden (Raymond u. Dumas 1984). Die von vielen Untersuchern mit der Facetteninfiltration erzielten Ergebnisse werden in ▶ Übersicht 4.4 zusammengefasst:

❶ Übersicht 4.4

Literaturmitteilungen über Ergebnisse einer lumbalen Facetten-infiltration

- **Mooney u. Roberston (1975)** erhielten gute Ergebnisse mit der Facetteninjektion (68 % Schmerzfreiheit bei 50 Patienten nach mindestens 6 Monaten). Ein Jahr später wurden die Ergebnisse an einem doppelt so großen Patientenkollektiv relativiert:
  - Initial: 62 % gute verbesserung,
  - nach 6 Monaten: 20 % deutlich gebessert, weitere 35 % teilweise gebessert.
- **Lora u. Long (1976)** berichteten bei 149 von 234 Patienten mit behandlungsresistenten chronischen Rückenschmerzen über einen positiven Nervenblock durch eine intraartikuläre Facetteninjektion mit 1 ml Lokalanästhetikum. 14 Patienten waren länger als 48 Stunden schmerzfrei, nur einer noch nach 5 Monaten.
- **Ogsbury (1977)** erzielte:
  - sehr geringe »Langzeiterfolge«;
  - 46 % Kurzzeiterfolg,
  - 6 % noch deutlich schmerzgebessert nach 6 Monaten.
- **Carrera (1980)** gab in 65 % der Fälle (13 von 20 Patienten mit Schmerzen pseudoradikulären Charakters) eine initiale Schmerzerleichterung an und interpretierte das Ergebnis so, dass bei allen 13 Patienten ein Facettensyndrom vorlag. 6 dieser 13 Patienten waren nach 6–12 Monaten noch schmerzfrei. Über die Gesamtinjektionsmenge wurde keine Aussage gemacht; eine Arthrographie zur Klärung der Nadelposition wurde mit 0,5–1,0 ml Kontrastmittel durchgeführt.
- **Fairbank et al. (1981)** verzeichneten eine initale Schmerzfreiheit in 54 % (14 von 25 Patienten mit erstmaliger Schmerzattacke). 6 der 14 Patienten waren auch noch ein Jahr nach Injektion schmerzfrei. Nur geringe Injektionsvolumina von 0,2 ml Kontrastmittellösung und 0,5 ml Bupivacain wurden für jedes Gelenk verwendet. Hierzu muss kritisch angemerkt werden, dass ohne eine Kontrollgruppe (gleiche Auswahlkriterien, gleiches Behandlungsprogramm, ausgenommen eine Facetteninfiltration) die Beurteilung des reellen Behandlungserfolges einer Facetteninjektion gerade bei Auftreten erstmaliger Rückenschmerzen unumgänglich ist.
- **Selby (1981)** beobachtete als Initialwirkung in:
  - 54 % der Fälle eine gute Beschwerdefreiheit;
  - 25 % der Patienten wiesen auch nach 6 Monaten noch eine gute Schmerzfreiheit auf.
- **Destouet et al. (1982)** fanden bei 54 % (29 von 54 vorselektionierten Patienten mit akuten oder chronischen Rückenschmerzen, davon 41 Patienten nicht voroperiert) initiale Schmerzfreiheit und setzten dieses Resultat mit der Diagnose eines Facettensyndromes gleich. Schmerzfrei blieben:
  - zeitweise: 62 % (18 von 29),
  - 6–12 Monate: 38 % (11 von 29)

  Injektionsvolumen: 0,5–1,5 ml Kontrastmittel, danach 1,0 ml einer 0,25 %igen Bupivacain-Lösung und 40 mg Depo-Medrol-Suspension.

- **Lippitt (1984)** publizierte über 42 % zumindest gute Resultate über 3 Monate oder länger.
- **Schulitz u. Lenz (1984)** sahen in über 54 % gute Erfolge nach 6 Monaten. 24 % seien noch nach 2 Jahren wesentlich gebessert gewesen. Trotz des relativ lang anhaltenden therapeutischen Effektes schreiben sie der Injektionsmethode in erster Linie diagnostische Bedeutung zu.
- **Lynch u. Taylor (1986)** beobachteten eine mindestens teilweise Schmerzerleichterung:
  - nach 2 Wochen: 78 %,
  - nach 3 Monaten: 62 %,
  - nach 6 Monaten: 56 %.
- **Lewinnek u. Warfield (1986)** erreichten eine Schmerzerleichterung
  - initial: bei 75 % (15 von 20),
  - nach drei Monaten: bei 33 % (6 von 18).

Die **Langzeitwirkung einer Facetteninjektion** mit Lokalanästhetika und/ oder Kortikoiden ist nur schwer zu verstehen. Raymond u. Dumas (1984) gaben als Erklärung für den therapeutischen Effekt die Ruptur bei adhäsiver Kapsulitis oder einen Placeboeffekt an. Die Facetteninjektion mit großen Injektionsvolumina führt zum Austritt der Injektionslösung am häufigsten in den Epiduralraum, oft auch in das Foramen intervertebrale oder in andere paravertebrale Gewebe. Ein myofasziale Schmerzsyndrom z. B. lässt sich bekanntermaßen gut durch Kortisoninjektionen beeinflussen. Eine extraartikuläre Anästhetika- oder Kortisonausbreitung nach Facetteninfiltration kann demnach bei Vorliegen eines myofaszialen Schmerzsyndroms durchaus zu anhaltender Schmerzfreiheit führen.

4.2.3   Epidurale Injektionstechniken

❶ Wichtig
Pseudoradikuläre Schmerzen, verursacht durch den rekurrenten N. sinuvertebralis (Bandscheibendegeneration mit -vorfall), machen in aller Regel eine epidurale Injektionstechnik erforderlich.

Das praktische Vorgehen ist hierbei wie folgt:
Die **epidural-dorsale Injektion** erfolgt durch das interlaminäre Fenster in den hinteren Anteil des Epiduralraums des betroffenen lumbalen Bewegungssegmentes. Neben einer **Ausschaltung der Schmerzweiterleitung** ist es möglich, durch entsprechende Zusätze **eine direkte Entzündungshemmung** durchzuführen, was zur Schmerzreduzierung führt. Dies kann auch durch direkte Blockade der Opiatrezeptoren erreicht werden.

Mit der **dorsal-interlaminären Injektionstechnik** werden gleichzeitig mehrere Segmente angegangen, gegebenenfalls auch auf beiden Seiten. **Hauptindikationen** sind:

- zentrale Spinalkanalstenosen und
- polyradikuläre Schmerzsyndrome.

Je nach betroffener Wurzel wird der interlaminäre Zugang L5/S1, L4/L5 oder höher gewählt. Im Falle einer lokalen köchernen spinalen Enge werden die Etagen L3/L4 oder L4/L5 – entsprechend der häufigsten Lokalisation einer Spinalkanalstenose – bevorzugt.

❗ Wichtig

A.p.-Röntgenaufnahmen der LWS sollten verfügbar sein, um das interlaminäre Fenster des entsprechenden Segments sicher beurteilen zu können.

A.p.-Röntgenaufnahmen der LWS sollten vor der Injektion eingesehen werden

Im Falle eines nicht vorhandenen Interlaminarspaltes, z. B. durch Überlappung der Laminae, sollte bereits von vorne herein die besser zugängliche Nachbaretage gewählt werden.

Verschiedene Berichte über epidurale Injektionen liegen vor von Burn u. Langdorn (1974), Snoek u. Weber (1977), White et al. (1980) und Yates (1983). Sie sollen nach Oudenhoven (1979) auch dann angewendet werden, wenn nach Facettendenervation Schmerzrezidive auftreten.

Gezielte segmentale/epidurale Injektion
Indikationen

- **Lumbalgieforme Beschwerden**, welche auf einer internen, gelegentlich polysegmentalen Bandscheibendegeneration mit (intradiskaler) Massenverschiebung nach dorsal beruht.
- **L5/S1-Ischialgie** auf dem Boden einer mediolateralen Protrusion oder Extrusion oder einem degenerativen Entrapment der Nervenwurzel im Recessus lateralis durch ventrale Arthrophyten der Wirbelgelenke und dorsale Spondylophyten der Wirbelkörper.
- **Claudicatio spinalis** mit sekundärer räumlicher Enge des Wirbelkörpers.
- **Epidurale Fibrose** nach operativen Interventionen.

Durchführung

Für eine gezielte segmentale/epidurale Injektion wird wie bei einer Lumbalpunktion vorgegangen. Am sitzenden Patienten wird eine mandrinhaltige Nadel (z. B. Spinocan) zwischen den Dornfortsätzen des betroffenen Segmentes durch das Lig. flavum bis zum Periduralraum vorgeschoben. Um nicht den Durasack zu punktieren, wird kurz vor oder bei der Perforation des Lig. flavum der Mandrin wieder entfernt, eine flüssigkeitsgefüllte (z. B. mit 0,9 % NaCl) Spritze (2 ml) aufgesetzt und die Nadel unter fortgesetztem Stempelandruck vorgeschoben, bis der Druck plötzlich nachlässt (»loss of resistance«). Bei gesicherter Nadellage werden beispielsweise Kochsalzlösung (0,9 %), eine Kortikoid-Kristallsuspension, Opioide und/oder Lokalanästhetika verabreicht.

Technisches Vorgehen wie bei einer Lumbalpunktion

Wirkung

Segmentale Schmerzreduktion durch Ausschaltung der Schmerzweiterleitung.

Nebenwirkungen und Komplikationen

- Verletzungen der Dura,
- Liquorverlustsyndrom mit Kopfschmerzen,
- Gefahr einer länger anhaltenden passageren Parese,
- Punkton einer epiduralen Vene,
- die intravasale Gabe von Kristallen kann zu Mikrothromben führen,
- Infektion,
- Parese, Paraplegie oder auch nach Austeigen des Infektes bzw. Durchbruch in den Durasack mit Auftreten einer meningealen Sepsis mit entsprechenden Spätfolgen.

Kontraindikationen

- Infekt,
- Hautinfekt im Punktionsgebiet,
- Gerinnungsstörung (Quick <50 %),
- fraktionierte Heparingabe <12 Stunden,
- i. v.-Heparingabe <12 Stunden,
- Thrombozytopenie.

Dorsale epidurale Injektionstechnik
Indikationen

Lumbalgieforme Beschwerden, welche auf einer internen, gelegentlich polysegmentalen Bandscheibendegeneration mit Massenverschiebung nach dorsal beruht.

Ischialgie auf dem Boden einer mediolateralen Protrusion oder Extrusion oder einem degenerativen Entrapment der Nervenwurzel im Recessus lateralis durch ventrale Arthrophyten der Wirbelgelenke und dorsale Spondylophyten der Wirbelkörper.

Durchführung

Bei der dorsalen epiduralen Injektionstechnik werden **größere Volumina (etwa 10–20 ml)** appliziert, um unter anderem zu gewährleisten, dass auch die betroffenen Nervenwurzeln, die im ventralen Epiduralraum liegen, in der gewünschten Konzentration umflutet werden.

Indikationen

- **Claudicatio spinalis** mit sekundärer räumlicher Enge des Wirbelkanales.
- **Epidurale Fibrose** nach operativen Interventionen.

Wirkung

- Segementale Schmerzreduktion durch Ausschaltung der Schmerzweiterleitung.
- Direkte Entzündungshemmung.

Nebenwirkungen und Komplikationen

- Verletzungen der Dura,
- Liquorverlust mit Kopfschmerzen,
- Gefahr einer länger anhaltenden passageren Parese,

- Punktion einer epiduralen Vene,
- eine intravasale Gabe von Kristallen kann zu Mikrothromben führen,
- Infektion,
- Parese, Paraplegie oder auch nach Austeigen des Infektes bzw. Durchbruch in den Durasack mit Auftreten einer meningealen Sepsis mit entsprechenden Spätfolgen.

Kontraindikationen

- Infekt,
- Hautinfekt im Punktionsgebiet,
- Gerinnungsstörung (Quick <50 %),
- fraktionierte Heparingabe <12 Stunden,
- i.v.-Heparingabe <2 Stunden,
- Thrombozytopenie.

Sakrale Periduralanalgesie (SPA, Kaudalanästhesie)

Indikationen

- L4-S1 (-S3)-Symptomatik,
- polysegmentale Degenerationen,
- Postdiskotomiesyndrom,
- Coccygodynie,
- Spinalkanalstenose.

Durchführung

Die Nadel ist 3–4 cm lang. Der Patient liegt bäuchlings über einer Liege oder befindet sich in Seitlage. Die Cornua sacralia werden am oberen Ende der Rima ani getastet. Es erfolgt anschließend ein senkrechter Einstich bis zum Knochenkontakt. Die Nadel wird wieder etwas zurückgezogen und dann tangential 1–2 cm vorgeschoben (◘ Abb. 4.24). Nach kurzer Aspiration erfolgt die Injektion von 10–20 ml Lokalanästhetikum oder NaCl in Kombination mit 10–40 mg Triamcinolon.

Therapeutisch abgezielt wird auf eine Umflutung mehrerer Etagen (etwa L4–S5) mit Ausschaltung der Afferenzen und Efferenzen und Beeinflussung von Spinalganglien und sympathischen Fasern.

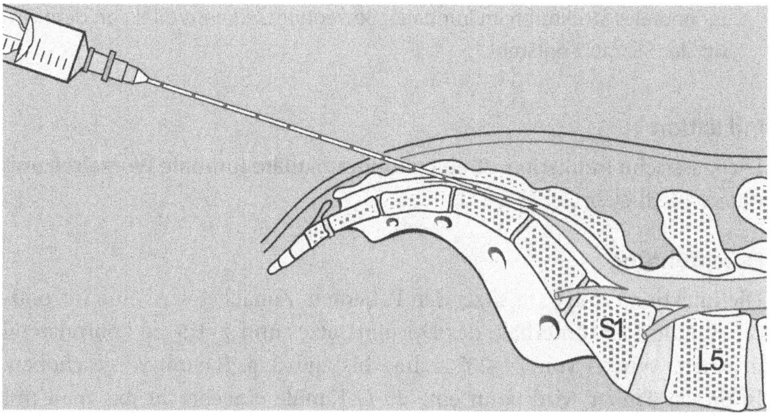

◘ **Abb. 4.24.** Anatomische Situation und Nadelplatzierung bei sakraler Periduralanalgesie (SPA)

Wirkung

- Polysegmentale Schmerzreduktion durch Ausschaltung der Schmerzweiterleitung.
- Direkte Entzündungshemmung.

Nebenwirkungen und Komplikationen

- Gefahr einer länger anhaltenden passageren Parese.
- Punktion einer epiduralen Vene.
- eine intravasale Gabe von Kristallen kann zu Mikrothromben führen.
- Infektion.
- Parese, Paraplegie oder auch nach Austeigen des Infektes bzw. Durchbruch in den Durasack mit Auftreten einer meningealen Sepsis mit entsprechenden Spätfolgen.

Kontraindikationen

- Infekt,
- Hautinfekt im Punktionsgebiet,
- Gerinnungsstörung (Quick <50 %),
- fraktionierte Heparingabe <12 Stunden,
- i. v.-Heparingabe <2 Stunden,
- Thrombozytopenie.

Epidural-perineurale Injektion nach Krämer/Modifikation nach Steinhaus

Noch wenig verbreitet, aber sehr effektiv ist die epidural-perineurale Injektion nach Krämer (Abb. 4.25) oder ihre Modifikation nach Steinhaus (◘ Abb. 4.26). Hierbei werden über einen interlaminären Zugang geringere Mengen von Steroiden und Lokalanästhetika in den ventrolateralen Epiduralraum in **Doppelnadeltechnik** injiziert. Dieses Vorgehen stellt den **direkten Weg zu einer von einem Bandscheibenvorfall bedrängten Nervenwurzel einschließlich des Spinalganglions** dar.

> ❶ **Wichtig**
>
> **Ziel** dieser epidural-perineuralen Injektion ist nicht die vollständige Analgesie und Paralyse des epidural verlaufenden Spinalnerven, sondern eine Schmerzreduktion und Desensibilisierung (Entzündungshemmung) gereizter neuraler Strukturen im lumbalen Bewegungssegment direkt an dem Ort, wo der Schmerz entsteht.

Indikation

Die klassische Indikation ist eine **monoradikuläre lumbale Wurzelreizung** unterschiedlicher Genese.

Durchführung

Sitzende Position als Standard

Die Injektion erfolgt am sitzenden Patienten: Zunächst wird eine Introducer-Kanüle 1 cm unterhalb des Dornfortsatzes und 1–1,5 cm kontralateral in einem Winkel von 15–20° schräg bis zum Lig. flavum vorgeschoben. In diesen Trokar wird dann eine 29-G-Kanüle eingebracht, bis man mit

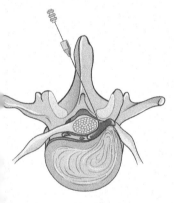

◘ **Abb. 4.25.** Anatomische Situation und Nadelposition bei epidural-perineuraler Injektion nach Krämer

der Nadelspitze einen Knochenkontakt verspürt. Erfolgt dieser knöcherne Kontakt an der Lamina zu früh, muss der Einstichwinkel – je nach Situation – in der Frontal- oder Sagittalebene verändert werden. Nach Erreichen des Knochenkontaktes oder eines weicheren spürbaren Widerstandes (z. B. der Bandscheibe) erfolgt zunächst die Aspiration mit einer 1 ml-Insulinspritze. Werden weder Blut noch Liquor angezogen, so werden klassischerweise 1 ml Lokalanästhetikum (Lidocain 1 % oder Bupivacain 0,25 %) zusammen mit 10 mg Triamcinolon verabreicht.

Etwa 20 % der Patienten geben nach Krämer hierbei eine leichte periphere Schmerzausstrahlung an.

Bei der **Technik nach Steinhaus** (s. ■ Abb. 4.26) wird die Nadel in Höhe der Wurzelirritation auf der gleichen Seite an der Unterkante des Dornfortsatzes ca. 0,5 cm von der Mittellinie zur betroffenen Seite versetzt eingebracht. Die Nadel (Typ 20 G; Länge: ca. 15 cm) wird in sagittaler Ebene 10° nach lateral geneigt. Am medialen Rand der Facette wird das Lig. flavum bis zum Knochenkontakt durchstoßen. Nach kurzer Aspiration erfolgt die Injektion von 1 (–2) ml Lokalanästhetikum oder NaCI und 10 (–40) mg Triamcinolon.

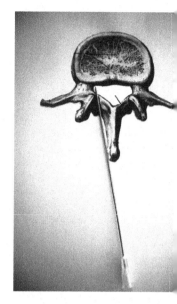

■ **Abb. 4.26.** Anatomische Situation und Nadelposition bei epidural-perineuraler Injektion nach Steinhaus

Therapeutische Effizienz

Positiv bei diesen Injektionstechniken ist die **Beeinflussung der Inflammationskaskade vor Ort** mit Erreichen der Noziafferenzen am vorderen Durablatt, des Lig. longitudinale posterius mit seinen Nozizeptoren, der Mechanorezeptoren (Golgi-, Ruffini-, Vater-Paccini-Körperchen) und des N. sinuvertebralis mit seinen sympathischen Fasern. Weiterhin besteht eine **antiproliferative Wirkung** (Verhinderung einer Narbenbildung), eine Dilution aller Entzündungsmediatoren (Substanz P, Kinine, Interleukine etc.) und auch eine **segmentale Schmerzblockade** durch geringe Mengen des niedrig konzentrierten Lokalanästhetikums ohne gleichzeitige motorische oder sensible Störungen durch Blockierung der C-Fasern. Mit vorübergehenden Lähmungserscheinungen bzw. Lähmungsgefühlen im Bereich der Zielnervenwurzel ist in weniger als 5 % der Fälle zu rechnen, wobei hier Blockierungen der A-δ-Fasern mit Verlust der Berührungsempfindlichkeit, allerdings ohne motorische Ausfälle im Vordergrund stehen. Die Aufklärung des Patienten hierüber und das Treffen entsprechender Vorkehrungen für diesen Fall sind Voraussetzung für die Anwendung dieser Technik.

Nebenwirkungen und Komplikationen

Nebenwirkungen und Komplikationen entsprechen denen der lumbalen paravertebralen Spinalnervenanalgesie (PSA). Da wesentlich geringere Mengen des Lokalanästhetikums verwendet werden (nur etwa 1,0 ml), sind die Allgemeinreaktionen meist unbedeutend. Die Vorbereitungen ähneln wegen der Applikation in den Wirbelkanal denen einer Operation: drei Minuten Hautdesinfektion, Verwendung steriler Handschuhe, apparatives Monitoring, gegebenenfalls Verwendung eines Mundschutzes.

Eine versehentliche intrathekale Applikation des Lokalanästhetikum/Steroidgemisches ist bei dieser Injektionstechnik eher unwahrscheinlich,

Allgemeinreaktionen in aller Regel unbedeutend

da erst dann injiziert wird, wenn ein Knochenkontakt erreicht ist. Sofern keine epiduralen Narben vorhanden sind, liegen Dura und Nervenwurzel nicht unmittelbar dem Knochen an.

Besonders im Segment L4/L5 sowie in den darüber liegenden Etagen kann es beim interlaminären Zugang zu einer transduralen Passage der Rückenmarkshäute mit zweimaliger Durapunktion (dorsal und ventral) kommen, bevor die Nadelspitze den anterolateralen Epiduralraum erreicht. Bei Verwendung von 29-G-Kanülen sind hier keine nennenswerten Folgen zu erwarten. Man bemerkt die Durasackpassage durch Aspiration von Liquor beim Zurückziehen der Nadel. In diesen Fällen ist danach in etwa 10 % mit mäßiggradigen Kopfschmerzen zu rechnen.

Transdurale Passage ohne schwerwiegende Nachwirkungen

Kontraindikationen

Die Kontraindikationen entsprechen denen der PSA: Wegen der möglichen Infektionsgefahr beziehungsweise der Möglichkeit des Wiederaufflackerns von Infektionen ist auf Sekundärheilungen nach Bandscheibenoperationen, Epiduralabszesse und Spondylitiden in der Anamnese zu achten. Bei hochgradigen Lumbalskoliosen ist der interlaminäre Zugang in aller Regel erschwert. Epidural-perineurale Injektionen sollten dann – wenn überhaupt – unter Zuhilfenahme bildgebender Verfahren (CT) durchgeführt werden.

4.3   Minimal invasive Therapie

4.3.1   Perkutane Facettendenervation (pFD)

Überlegungen zur Indikation

Im Folgenden wird eine Zusammenfassung von Auswahlkriterien dargestellt, die von verschiedenen Autoren zur Patientenselektion für die Durchführung einer pFD angewandt wurden.

Schulitz u. Lenz (1984) sahen die Indikation für die thermische Facettenkoagulation immer dann, wenn Patienten **folgende Bedingungen** erfüllten:

- Typisches pseudoradikuläres Schmerzmuster bis zum Knie.
- Möglichst keine radikulären Zeichen.
- Ausgeschlossene Nervenwurzelkompression.
- Ausgeschlossene Verwachsungen nach einer lumbalen Bandscheibenoperation.
- Beschwerden verstärkt auftretend bei Aktivität, Verschwinden bei Bettruhe.
- Eindeutige, zumindest kurzzeitige Wirksamkeit einer Gelenkinfiltration.

Waddell et al. (1984) verlangen vor Durchführung invasiver Maßnahmen den Ausschluss eines verstärkten Krankheitsverhaltens (»magnified illness behaviour«).

McCulloch (1976) führte eine thermische Facettendenervation durch, wenn sich die **Beschwerden seiner Patienten** folgendermaßen äußerten:

- Bei Auftreten konstanter Schmerzen seien eine Schmerzverstärkung durch Beugen und Heben, eine Schmerzerleichterung durch Ruhe typisch.
- Gewöhnlich trete Steifheit oder eine Bewegungseinschränkung bevorzugt morgens nach dem Aufstehen auf.
- Ausgeschlossen wurden Patienten mit eindeutigen neurologischen Defiziten.

Bemerkenswert ist, dass für Oudenhoven (1974) ein auffälliges Myelogramm bei fehlenden neurologischen Defiziten keine Kontraindikation für eine Facettenkoagulation darstellt. Eine positive Reaktion der Facettengelenkinnervation auf Stimulation mit geringen Strömen korrelierte mit guten Behandlungsergebnissen; dagegen führte diese Stimulation bei Patienten mit schlechten Denervationserfolgen zu keiner wesentlichen Reaktion (Oudenhoven 1974). Allerdings beobachteten Anderson et al. (1987) diese Korrelation nicht.

Oudenhoven (1974) wendete die Facettendenervation bei pseudoradikulären Schmerzen, verursacht durch vom R. dorsalis versorgte Strukturen, an und schlug deren Einsatz auch vor Durchführung anderer Operationsverfahren zur Behebung radikulärer Schmerzursachen vor, wenn gleichzeitig pseudoradikuläre Schmerzen durch Anästhetikainjektionen in Versorgungsgebiete des R. dorsalis festgestellt werden (Oudenhoven 1979).

Liegen Anzeichen für ein Facettensyndrom vor (positiver Facettenblock, Druckschmerzhaftigkeit über den Facettengelenken), können Patienten selbst bei Vorliegen einer deutlichen Nervenwurzelbeteiligung von der Facettenkoagulation profitieren (King u. Lagger 1976, Schaerer 1978).

Im Wesentlichen wird bei fast allen Autoren als Voraussetzung zur Durchführung einer pFD das **Fehlen neurologischer Defizite** verlangt. Häufigste Kriterien für die Patientenauswahl:

Abwesenheit neurologischer Defizite als wichtige indikative Voraussetzung

- anamnestische Angaben,
- klinische Untersuchungskriterien,
- Schmerzverteilungsmuster,
- apparative Untersuchungsmethoden oder
- eine zuvor positive Facetteninfiltration.

Da bisher kein Auswahlkriterium prognostisch überzeugt hat, ist diese uneinheitliche untersucherabhängige Vorgehensweise nachvollziehbar. Hier liegt aber bereits der erste Grund vor für die teilweise erheblichen Abweichungen der berichteten Ergebnisse der verschiedenen Autoren.

Technik der perkutanen Thermo- und Kryodenervation

Bei der **Thermodenervation** wird mittels Radiofrequenztechnik und einem Strom mit 500 KHz eine Temperatur von 80°C erzeugt, welche zur Koagulation des Gewebes um die Spitze der Nadel führt.

- Stromqualität: 500 KHz,
- Wirktemperatur: 80°C

Bogduk konnte 1987 zeigen, dass die erzeugte RF-Läsion eine längsovale Form besitzt. Aufgrund dieser Untersuchungen wird das senkrechte Aufsetzen der Elektrodenspitze auf den zu koagulierenden Nerven nicht

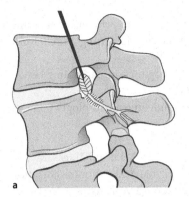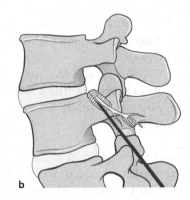

a   b

◘ **Abb. 4.27 a, b.** Laterale Ansicht des lumbalen Ramus medialis mit Überblick über den Nerven, die RF-Läsion und die Elektrode. **a** Darstellung einer von posterolateral eingebrachten Elektrode: Nur die Spitze der Elektrode erreicht den Nerven. Die Läsion liegt posterolateral des Nerven. **b** Darstellung einer Elektrode, die von inferior über den Processus transversus eingebracht wurde: Diese Elektrode liegt parallel zum Nerven und führt bei längsovaler Ausdehnung des Koagulationsfeldes zu einer guten Erfassung des Nerven

empfohlen. Eine größere Effektivität ist zu erwarten, wenn die Sonde parallel zum Nervenverlauf angelegt wird (◘ Abb. 4.27 a, b).

Konkurrierend wurde in den letzten Jahren auch die **Kryodenervation** zunehmend verwendet. Die Auswahl der Geräte hierzu ist noch deutlich geringer.

Die Effekte von Kälte auf lebendes Gewebe sind in der Literatur seit Jahrzehnten bekannt.

❶ Wichtig
Kälteanwendungen bewirken im Bereich peripherer Nerven lang andauernde Analgesien.

Die Entwicklung spezieller Kryosonden ermöglichte jedoch erst die gezielte Anwendung des Kälteeffektes zur sog. Kryoanalgesie.

Bei diesen Sonden wird der Joule-Thompson-Effekt ausgenutzt, nach dem sich Gase unter Druck beim Austritt durch eine kleine Öffnung ausdehnen und abkühlen. Auf diese Weise erzeugen die doppelwandigen Sonden nur an der Sondenspitze eine gezielte Abkühlung, ohne dass dabei das Gas mit dem Gewebe in Berührung kommt.

Die Methode ist von Ray (1982) in einer sehr detaillierten Arbeit ausführlich beschrieben worden und entsprach lange Zeit unserem Vorgehen (Jerosch et al. 1992, Jerosch u. Castro 1993). Im Folgenden werden die wesentlichen Punkte nochmals zusammengefasst.

Apparative Ausrüstung zur Denervation und elektrische Parameter

Das **Radiofrequenzgerät** (Läsionsgenerator/Stimulator) vom Typ RFG-6 (Fa. Radionics) war im deutschen Sprachraum das klassische Gerät, mit welchem vor allem in den 80er und frühen 90er Jahren gearbeitet wurde. Heute bieten verschiede Firmen modernere Geräte an (s. S. 117).

Das wesentliche Bauteil ist eine **Dispersivelektrode** mit einer Oberfläche von 120 cm² an der 6 mm langen, nicht isolierten Spitze. Eine große Elektrodenoberfläche verhindert Verbrennungen an der Hautoberfläche.

Der Radius für das Koagulationsfeld wird mit 5 mm angegeben, der Schnitt durch das koagulierte Gewebe lässt eine apfelförmige Form erkennen (Bogduk 1987). Dies sollte auch bei der Platzierung der Koagulationssonde Berücksichtigung finden (s. oben). Das Stimulationsfeld ist wesentlich größer als das Koagulationsfeld.

Elektrische Parameter bei perkutaner Radiofrequenzthermokoagulation:

- **Stimulation:**
  - 5 Volt (max.)
  - 9 mA
  - 5 Hz.
- **Koagulation:** s. ◘ Tab. 4.9

Thermedico NK1

Radiofrequenzgerät der Firma Schwa-Medico (Am Gieresberg 6, 35630 Ehringshausen). Der offizielle Preis (Stand 2004) liegt bei etwa € 16.500. Das gesamte notwendige Zubehör wird von der Firma mitgeliefert.

Neuro N50

Radiofrequenzgerät der Firma Leibinger, das von Hoffman Medizintechnik (Sulzgasse 24, 79279 Vörstetten) vertrieben wird. Es sind auch Gebrauchtgeräte ab € 12.800 zu erhalten. Alles wesentliche Zubehör liefert die Firma. Der Gesamtpreis für eine einsatzbereite Konfiguration beträgt ca. € 16.380 (Stand 2004).

Electrothermal 20S Spine System

Radiofrequenzgerät der Firma Smith & Nephew GmbH (Osterbrooksweg 71, 22869 Schenefeld) (◘ Abb. 4.28). Es handelt sich um ein Multifunktionsgerät, mit welchem die Intradiscal Eletectrothermal Therapy (IDET), die Electrothermal Disc Decompression (EDD) und eine gepulste Radiofrequenzthreapie möglich sind. Der Neupreis beträgt etwa € 23.000. Das gesamte notwendige Zubehör liefert die Firma.

Kryoanalgesie-Gerät SL 2000 Neurostat

Kryodenervationsgerät der Firma Inomed GmbH (Tullastr. 5a, 79331 Tenningen). Der offizielle Preis (Stand 2004) beläuft sich auf € 9.750, mit dem unverzichtbaren Kryo-Zubehör beträgt der Gesamtpreis ca. € 16.350 (Stand 2004).

◘ **Tab. 4.9.** Geräteparameter bei perkutaner Facettenkoagulation

Temperatur	Zeit (sec)	Stromstärke (mA)	Spannung (V)	Leistung (Watt)
75–80°C	90	100–300	20–30	2–6

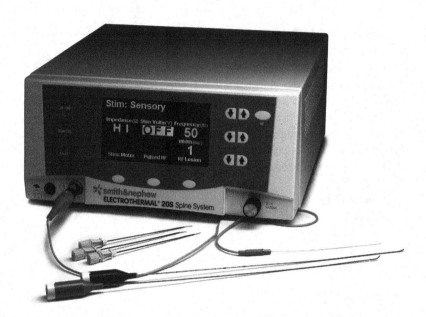

◘ Abb. 4.28. Radiofrequenzgerät der Fa. Smith & Nephew GmbH

Komplettes Kryosystem:
- Grundgerät mit integriertem Nervstimulator
- Kryosonden

Ein **komplettes Kryosystem** besteht aus dem Grundgerät SL2000 Neurostat mit integriertem elektrischen Nervstimulator und einer oder mehreren Kryosonden. Durch den Einsatz dünner und isolierter Instrumente können Eingriffe perkutan durchgeführt werden. Mit Hilfe des integrierten Stimulators und eines C-Bogens lässt sich die Sondenspitze exakt positionieren. Einige Sondentypen sind bis auf die blanke Spitze isoliert, so dass mit diesen, zusätzlich zur Röntgenkontrolle, mittels motorischer (2 Hz) und sensorischer (100 Hz) Stimulation, auch eine optimale Positionierung der Sondenspitze ermöglicht wird.

Als **Kältemedium** wird medizinisches CO_2 verwendet. Das Gerät wird entsprechend der verwendeten Sonde eingestellt. Es friert lokal unter kontrollierten Bedingungen die peripheren Nervenabschnitte auf etwa –60°. Der Effekt soll gemäß Anwendermitteilungen für 1–2 Jahre anhalten. Das Verfahren ist darüber hinaus problemlos wiederholbar.

Operationsvorbereitung

Beim Patienten wird zeitgerecht eine ausführliche und verständliche **präoperative Aufklärung** durchgeführt, bei der besonders die wahrscheinliche Erfolgsaussicht des Eingriffes dargestellt werden sollte.

❶ Tipps

Eine Rasur des Rückens ist nur bei extrem behaarten Patienten notwendig.

Narkose und Lagerung

Bauchlage als Standard

Der Patient wird bei der pFK nach Einleitung einer Intubationsnarkose auf dem Bauch gelagert (◘ Abb. 4.29). Im Zuge der Narkoseeinleitung ist darauf zu achten, dass das zur Muskelrelaxion verwendete Succinylcholin nicht zu hoch dosiert bzw. nur zur Vorbereitung der Intubation verwendet wird.

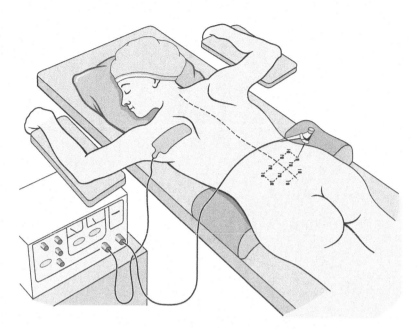

◻ Abb. 4.29. Anästhesierter Patienten in Behandlungsposition mit Kissen unter dem seitlich gedrehten Kopf und dem Abdomen (die Beine sind ebenfalls durch ein Schaumstoffkissen leicht angehoben); Sicherungsgürtel für Oberkörper und Gesäß (ein weiteres, hier nicht abgebildetes Band sichert die Füße). Ebenfalls abgebildet sind die positionierte Koagulationselektrode, die als »Chinese road map« bezeichneten Markierungen auf der Haut (s. auch vergrößerter Ausschnitt) und die Stimulator-/Koagulatoreinheit (Radionics) samt Verbindungskabel. Die sterile Abdeckung wurde übersichtshalber nicht mit eingezeichnet

> ❶ **Wichtig**
> Eine komplette Muskelparalyse sollte vermieden werden, um bei der Elektrodenplatzierung die Antwort auf eine Elektrostimulation zu ermöglichen.

> ❶ **Cave**
> Wird die Muskulatur, welche vom R. ventralis des Spinalnerven versorgt wird, durch Elektrostimulation zu starker Kontraktion angeregt, muss die Elektrode zurückgezogen werden. Ansonsten besteht während des Koagulationsvorganges Verletzungsgefahr für die vordere Wurzel.

Hautmarkierung für die Zielpunkte

Zunächst werden die Processus spinosi von L2 und S2 ertastet, mit einem sterilen Filzschreiber markiert und durch eine axiale Linie miteinander verbunden. Unter Bildwandlerkontrolle wird unter Zuhilfenahme einer Peon-Klemme – sie fungiert als Zeiger – der Punkt, an dem sich die laterale Seite des Pedikels mit dem Processus transversus vereinigt, identifiziert und auf der Haut auf beiden Seiten eines jeden zu behandelnden Niveaus eingezeichnet. Zusätzliche Markierungen werden in der Inzisur zwischen oberem Gelenkfortsatz von S1 und dem lateralen Kreuzbeinmassiv vorgegeben. Die transversen Linien, die die Pedikel-Zielpunkte miteinander verbinden, haben einen Abstand von etwa 3–3,5 cm (◻ Abb. 4.30).

Dornfortsätze L2–S2 als anatomische Orientierungspunkte

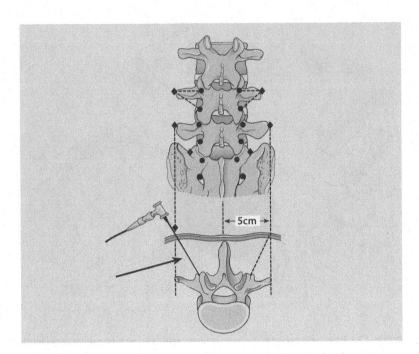

◘ Abb. 4.30. Markierung der Einstichstellen und der Gelenklinie bei der Thermokoagulation des R. dorsalis des Spinalnerven; die Koagulationssonde ist bei L4/L5 rechts eingeführt (Pfeil)

Die transverse Linie zwischen den Inzisuren von lateralem Kreuzbeinmassiv und den oberen Gelenkfortsätzen wird ungefähr in der Mitte der Strecke zwischen dem L4/L5-Pedikel und dem S1-Foramen beginnen bzw. enden. Alle Ziele liegen ca. 3 cm von der Mittellinie entfernt. Zur besseren Orientierung werden parallel zu dieser Linie axiale Markierungen durch die Zielpunkte gezeichnet. Zwei zusätzliche Linien werden parallel zur Mittellinie und – in Abhängigkeit von der Patientengröße – 5–6 cm von dieser entfernt beidseits aufgetragen. Diese planquadratähnliche Zeichnung (◘ Abb. 4.31) wird in der Literatur als »Chinese road map« bezeichnet und dient als sichtbare äußere Referenz für die Elektrodenplatzierung und die Festlegung des Winkels, der bei der Elektrodeneinführung eingehalten werden sollte.

Operatives Vorgehen
Elektrodenpositionierung

Sind Zielpunkte in verschiedenen Ebenen zu koagulieren, werden bei beidseitigem Vorgehen erst die Äste nur einer Seite, dann diejenigen der anderen Seite behandelt.

❶ Tipps

Wir beginnen im Allgemeinen mit dem Koagulationsvorgang an den unteren Niveaus und schreiten in aufsteigender Reihenfolge fort.

Vorgehen von kaudal nach kranial

Im Zuge der Koagulation der sakralen Anteile wird zunächst der Gelenkast L5/S1 in der Inzisur zwischen dem oberem Gelenkfortsatz S1 und dem Kreuzbein thermokoaguliert, nachfolgend der aufsteigende Ast S1 an der unteren Zirkumferenz des Gelenkes L5/S1, anschließend der Ast vom S1-Foramen und der kraniale KDF-Ast (◘ Abb. 4.32). Erst danach erfolgt die Thermokoagulation der Lumbaläste in aufsteigender Reihenfolge.

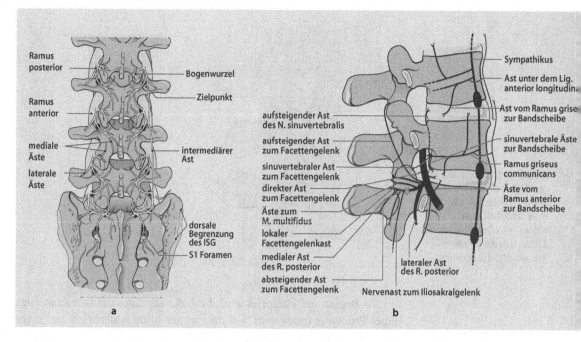

Abb. 4.31. Neuroanatomie der lumbalen Spinalnerven und Facettengelenke (von dorsal betrachtet). Beachtenswert ist der medusenartige R. posterior des Spinalnerven, der kurz nach der Hinterwurzel entspringt. Das Ausmaß von Anastomosen zwischen den Zweigen ist variabel. Die mit gestrichelten Linien markierten Ovale repräsentieren den darunter liegenden Pedikel, die primären Koagulationsziele sind als Punkte dargestellt. **a** Dorsalansicht, **b** Seitansicht

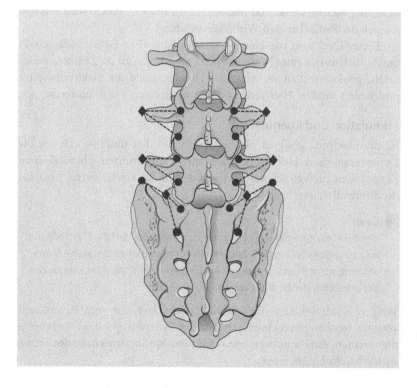

Abb. 4.32. Darstellung aller Primär- und Zusatzziele (Kreise) und Hautpunktionsstellen (Rauten) sowie Führungsrichtung der Elektrode (gestrichelte Linien)

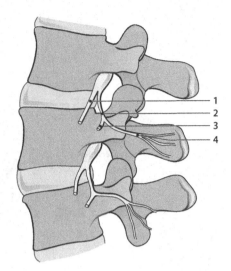

◘ Abb. 4.33. Neuroanatomie der lumbalen Facettengelenke, betrachtet aus einer 20° Schrägansicht.
1 R. ventralis des Spinalnerven, *2* R. dorsalis des Spinalnerven, *3* R. medialis, *4* R. posterior

Zu Beginn des Eingriffes wird die Elektrode über der lateralen Spitze eines Processus transversus 5–6 cm von der Mitte entfernt an den zuvor markierten Einstichpunkten auf der Haut aufgesetzt. Unter Bildwandlerkontrolle wird die Elektrode dann durch die Haut in Richtung der Koagulationspunkte vorgeschoben. Dabei wird die Elektrodenspitze immer auf den lateralen Rand des Pedikels, und zwar dort, wo er den Processus transversus berührt, gerichtet. Treten Probleme bei der korrekten Positionierung im Zielgewebe auf, kann der Patient um 20° vom Operateur wegrotiert werden. In dieser Position kann dann der Zielpunkt im Röntgenbild sehr gut sichtbar gemacht werden (◘ Abb. 4.33). Ein ovales Gebilde wird erzeugt, wo sich der Pedikel an den Wirbelkörper anlegt.

Dieses Oval wird von einem hundekopfähnlichen Gebilde (dargestellt durch die Umrisse eines Wirbelkörpers) umgeben. Fast im Zentrum dieses Ovals, gewissermaßen im Auge des Hundes, sollte die Elektrodenspitze positioniert werden. Hier verläuft der mediale Zweig des R. posterior.

Stimulation und Koagulation

Ist die Elektrode geeignet platziert, wird mit den unter »Gerät für die Denervation und elektrische Parameter« aufgeführten physikalischen Kenngrößen zur Vermeidung von Schäden an der Vorderwurzel zunächst die Stimulation durchgeführt.

❗ Cave

Um eine falsch-negative Reizantwort zu vermeiden, darf die Elektrode nur kurz eingeschaltet werden. Andernfalls könnten partiell blockierte Motoneurone schnell ermüden, durch Ausbleiben einer Kontraktur könnte eine sichere Elektrodenposition vorgetäuscht werden.

Korrektur der Elektrodenposition im Falle muskulärer Kontraktionen (R. ventralis)

Werden Kontraktionen von Muskeln beobachtet, die vom R. ventralis versorgt werden, muss eine Korrektur der Elektrodenposition vorgenommen werden. Auf die notwendigerweise **niedrige Succinylcholindosierung** wurde bereits hingewiesen.

Liegt die Elektrode korrekt, wird ein Koagulationsstrom eingeschaltet (Parameter ◘ Tab. 4.9). Die Koagulationszeit beginnt, wenn die Elektrode eine Temperatur von 75°C erreicht hat. Während der 90 Sekunden andauernden Koagulationszeit sollte die Elektrodentemperatur 80°C nicht überschreiten; die Temperatur sollte möglichst schnell ansteigen, was mit einem RF-Strom von 250 mA erreicht wird. Ein langsamer Temperaturanstieg trotz geeigneter Bedingungen kann durchaus einmal durch Abtransport der erzeugten Wärme bedingt sein, wenn die Elektrodenspitze in der Nähe einer Arterie liegt.

Koagulationszeit = 90 sec

> ⓘ **Tipps**
>
> Wenn auch nach Korrektur der Elektrodenposition keine Beschleunigung des Temperaturanstiegs resultiert, kann ein Defekt in der Isolation der Elektrode verantwortlich sein.

Besonderheiten bei der Koagulation
L5/S1

Aufgrund der besonderen Nervenversorgung dieses Gelenkes – zusätzlich zum medialen Zweig existiert ein vom S1-Foramen aufsteigender Ast – werden 3 Koagulationpunkte benötigt:

- die Inzisur zwischen Kreuzbeinmassiv und dem oberen Gelenkfortsatz S1,
- der untere Rand der Facettengelenkskapsel von L5/S1 und
- die obere Kante des Foramen posterior von S1 (◘ Abb. 4.29–4.31).

> ⓘ **Wichtig**
>
> Alle Koagulationspunkte können durch die gleiche Punktionsstelle der Haut erreicht werden. Die Punktionsstelle liegt direkt über der Inzisur.

Das Foramen von S1 befindet sich in direkter Linie unter sowohl der Inzisur als auch der Zielpunkte von L4/L5 und L5/S1. Es liegt auch streckenmäßig genau soweit unter der Inzisur, wie diese unter dem Processus transversus von L5 liegt. Die Ziele an den sakralen Foramina müssen immer unter Einhaltung eines flachen Winkels angegangen werden, so dass die Elektrode nicht tief in das Foramen eindringen kann. Das Stimulationsfeld ist während des Vorschiebens laufend einzuschalten.

Sakro-iliakal-Gelenk (S1)

Bei offensichtlicher Schmerzbeteiligung aus dem S1-Gebiet werden nach Ray (1982) **zusätzliche Koagulationsziele** erforderlich:

Die **obere Verbindung von Sakrum und Ilium**. Die beste Darstellung dieses Koagulationspunktes gelingt, wenn der Patient 20° in Richtung zum Operateur gedreht wird (◘ Abb. 4.32)

Die mehr lateral gelegene Seite des Foramens von S1 und entlang des oberen lateralen Bereiches des Foramens von S2. Für den letzten Punkt ist eine erneute Hautpunktion direkt über dem Foramen von S1 notwendig, wobei die Elektrode unter einem kleinen Winkel vorgeschoben werden muss, da diese sonst in das Foramen von S2 gelangen würde

Anzahl der Koagulationsebenen

Bei reiner Beteiligung der lumbalen Ebenen werden immer auch die nervalen Versorgungen des nächsten nicht beteiligten darüber und darunter liegenden Gelenkes mitkoaguliert. Bei sakraler Affektion werden das für die jeweiligen Ebenen beschriebene Verfahren angewendet und das nächste über dem obersten beteiligten Niveau liegende Gelenk ebenfalls mitkoaguliert.

Nebenwirkungen durch die perkutane Thermokoagulation

Teilweise wurden Befürchtungen geäußert, die Facettendenervation könnte zu einer mäßigen Beschleunigung des Degenerationsprozesses eines betroffenen Gelenkes führen. Allerdings sollten bei Erwachsenen keine signifikanten Funktions- oder Stabilitätseinbußen der unteren Wirbelsäule auftreten, solange Degenerationen schmerzfrei sind oder keine hypertrophische subartikuläre oder laterale Stenose vorkommen (Ray 1982).

Komplikationen sehr selten

Komplikationen. Komplikationen als direkte Folge der Facettenkoagulation werden nach Burton (1977a, b) als sehr selten beschrieben und beschränken sich auf gelegentlich auftretende generalisierte Reaktionen auf das Lokalanästhetikum nach Facetteninjektion, Hautverbrennungen durch Dispersivelektroden, oberflächliche Infektionen und gebrochene Elektroden.

Zwei Komplikationen wurden von Katz u. Savitz (1986) berichtet:

- Eine oberflächliche Verbrennungswunde von 1 cm Durchmesser verheilte ohne Probleme.
- Eine Patientin entwickelte einen Herpes zoster in der Lumbalregion.

Ogsbury et al. (1977) beschrieben zwei Fälle von Verbrennungen aufgrund einer Fehlfunktion des Radiofrequenz-Generators. Shealy (1976) berichtete von leichten oberflächlichen Verbrennungen bei vier von 380 Patienten wegen Isolationsdefekten der Elektroden (eingeschlossen waren zervikale und thorakale Facettendenervationen). Bei über 800 Patienten, die er anlässlich seiner Veröffentlichung recherchierte, wurden keinerlei Angaben über neurologische Komplikationen gemacht.

Klinische Ergebnisse der perkutanen Thermokoagulation

Eine Gegenüberstellung der Ergebnisse verschiedener Autoren ist aus verschiedenen Gründen meist problematisch. Untersucherabhängig werden **unterschiedliche Auswahlkriterien** für die Thermokoagulation bzw. **unterschiedliche Kriterien für die Erfolgsbeurteilung** nach Durchführung der Denervation gewählt. Weitere Unterschiede sind bei der Zusammensetzung der Kollektive in Bezug auf Beschwerdenstärke (Universitätsklinik vs. orthopädische Praxis), Angaben über die Dauer chronischer Beschwerden, die Anzahl der erfolgten Voroperationen oder die Häufigkeit psychosozialer Konfliktsituationen zu finden (◻ Tab. 4.10).

> ❶ **Wichtig**
> Bei den Angaben zu den postoperativen Nachuntersuchungs-Zeitpunkten bestehen zwischen den einzelnen Autoren oft erhebliche Unterschiede.

◘ Tab. 4.10. Literaturmitteilungen über Ergebnisse der Facettenkoagulation

Autoren (Jahr)	Fallzahl	NU-Zeitraum	% Sehr gute/gute Ergebnisse	Besonderheiten
Anderson et al. (1987)	47	8 Monate	17	großes Volumen bei Facetteninfiltration
Hildebrand/Weyland (1987)	50	mindestens 6 Monate	68	
Pawl (1974)	33	7–13 Monate	17	
Shealy (1974)	140	10 Monate	90 bei nicht voroperierten Patienten	
Shealy (1975)	182	13 Monate	82 bei nicht voroperierten Patienten	
Banerjee u. Pittman (1976)	25	6–15 Monate	21	
King/Lagger (1976)	25	6 Monate	27	
Lazorthes et al. (1976)	24	2–23	33	
Lora u. Long (1976)	82		38	
McCulloch (1976)	82		67	
Ogsbury (1977)	44	mindestens 6 Monate	21	
Burton (1977)	126	3 Jahre	42	
Demirel (1980)	56	unmittelbar nach der Intervention	78	
Ignelzi u. Cummings (1980)	61	19 Monate	41	
Fassio et al. (1981)	30	1 Jahr	60	
Oudenhoven (1981)	801	6 Monate	83	
Schaerer (1982)	57	4–24 Monaten	35	
Katz/Martin (1986)	115	1 Jahr	66	
Jerosch et al. (1992)	93	30–133 Monate	26	
Galagher et al. (1994)	60	6 Monate	50	
Kleef et al. (1999)	15 Verum 16 Plazebo	3, 6, 12 Monate	signifikant bessere Ergebnisse der Verumgruppe	
Leclaire (2001)	36 Verum 34 Plazebo	4, 12 Wochen	Unterschied nach 4 Wochen kein Unterschied nach 12 Wochen	doppelblinde randomisierte Studie

Arbeitsgruppe um
Anderson mit eher
negativen Ergebnissen

Anderson et al. (1987) behandelten 47 Patienten mit der Radiofrequenztechnik nach Shealy. Alle Patienten hatten statische und kinetische Schmerzen, 90 % klagten über eine Ausstrahlung bis in die Beine, keiner zeigte klinische oder radiologische Anzeichen für einen Bandscheibenvorfall. In keinem der Fälle war es durch konservative Maßnahmen zu einer wesentlichen Besserung des Beschwerdebildes gekommen. Alle Patienten waren von der Arbeit zurückgestellt oder bezogen Arbeitsunfähigkeitsrente. Nur bei 5 Patienten bestanden die klinischen Symptome kürzer als 3 Monate. Die als prognostisch günstiges Zeichen geltende Provokation der üblichen Schmerzen durch Facetteninjektion der relevanten Gelenke und/oder intraoperative Elektrostimulation vor der Facettenkoagulation gelang bei allen Patienten. Dennoch wurden nach einer durchschnittlichen Nachuntersuchungszeit von 8 Monaten nur in 17 % (8 Fälle) gute bis sehr gute Ergebnisse erzielt. Selbst bei den 21 nicht voroperierten Patienten waren nur 2 zumindest gute Behandlungserfolge zu verzeichnen. Damit stehen ihre wenig befriedigende **Ergebnisse völlig im Gegensatz zu den von anderen Autoren publizierten Erfahrungen**.

Als wesentlichen Grund für diese eher negativen Resultate sehen die Autoren eine mögliche Kapselruptur aufgrund zu großer Injektionsvolumina in die Facettengelenke (1987). Durch Austritt der Injektionslösung aus den Gelenken hätte eine Anästhesie anderer, für die Schmerzauslösung relevanter Strukturen eine falsch-positive Diagnose ergeben (Raymond u. Dumas 1984). Andererseits stellt sich dann aber die Frage, warum die Facetteninjektion mit großen Injektionsvolumina nicht häufiger eine therapeutische Wirkung hatte, wie z. B. von Mooney (1987) beobachtet.

Beachtenswert ist weiterhin, dass die Autoren sich **nicht zur psychogenen Schmerzbeteiligung oder Feststellung untypischer Krankheitszeichen (»inappropriate signs«) äußerten**. Aufgrund der guten sozialen Absicherung würden die Behandlungserfolge bei Patienten mit Versicherungsansprüchen oder Rentenverfahren sehr schlecht ausfallen. Unter Berücksichtigung dieser Gesichtspunkte geht der Interpretationsversuch der Autoren möglicherweise in die falsche Richtung.

Shealy als Inaugurator der
Radiofrequenztechnik

Shealy stellte 1974 die Ergebnisse seiner 140 Patienten vor, die er in den letzten 10 Monaten mit der von ihm entwickelten **Radiofrequenztechnik** an den lumbalen Facettengelenken denerviert hatte. Der Zeitpunkt der Nachuntersuchung wurde nicht angegeben, so dass es sich hier aller Wahrscheinlichkeit nach um Kurzzeitergebnisse handelte. Gute bis sehr gute Ergebnisse wurden erzielt:

- bei nicht vorher an der Wirbelsäule operierten Patienten: 90 %,
- bei voroperierten Patienten: 70 %,
- bei Patienten mit vorher durchgeführter Fusion: 50 %.

Ein Jahr später berichtete Shealy (1975) über 182 im Lumbal- und Sakralbereich denervierte Patienten mit chronischen Rückenschmerzen, wobei mindestens gute Resultate wie folgt erzielt wurden:

- bei nicht Voroperierten: 82 % (37 von 45; Kategorie I),
- bei Voroperierten ohne Fusion: 41 % (22 von 53; Kategorie II),
- bei Patienten mit vorausgegangener Fusion: 27 % (23 von 84; Kategorie III).

Die Nachuntersuchung erfolgte 6–21 Monate (im Durchschnitt 13 Monate) nach Durchführung der Denervation. Die zuletzt genannten Ergebnisse waren nicht so gut wie die von Shealy et al. (1973) in einer Multizenterstudie mit kurzer Nachuntersuchungszeit (1–6 Monate) mitgeteilten Resultate:

- Kategorie I: 88 %,
- Kategorie II: 67 %,
- Kategorie III   33 %.

Pawl (1974) erzielte bei 33 Patienten ohne neurologische Symptomatik in 55 % der Fälle eine Schmerzerleichterung mit der Facettenkoagulation nach Shealy (Nachuntersuchung: 7–13 Monate postoperativ). Nur 17 % (3 von 18 Patienten) mit eindeutigen neurologischen Zeichen profitierten kurzfristig oder anhaltend von der Thermokoagulation.

Mooney (1975) berichtete über wenig überzeugende Ergebnisse mit der Facettendenervation nach Shealy an eigenen Patienten, machte aber sonst keine weiteren Angaben. Hildebrandt u. Weyland (1987) äußerten hier die Vermutung, Mooney's schlechte Erfahrungen mit der Denervations-methode hingen mit seinem aus Problemfällen bestehenden Patientengut zusammen. Überraschend waren allerdings Mooney's gute Ergebnisse mit der Facetteninjektion (68 % Schmerzfreiheit bei 50 Patienten nach mindestens 6 Monaten), die er in der gleichen Veröffentlichung vorstellte. Diese Angaben stehen im Gegensatz zu unseren eigenen Beobachtungen, wonach eine lang anhaltende Schmerzfreiheit nach Facetteninfiltration mit verbesserter Prognose einer anschließenden Thermokoagulation einhergeht (Jerosch et al. 1992). Auch unser Kollektiv bestand retrospektiv betrachtet aus Problemfällen (therapeutisch angewandte Facetteninfiltration bei allen Patienten erfolglos, dennoch, je nach Patienteneigenschaften, in bis zu über 40 % deutliche Beschwerdereduktion noch nach 6 Jahren).

Banerjee u. Pittman (1976) führten die Facettenkoagulation nach Shealy an 25 Patienten durch, die Rücken- und Beinschmerzen von mindestens 6-monatiger Dauer hatten. Sie erzielten gute bis sehr gute Resultate in 21 Fällen (Nachuntersuchung zwischen 6 und 15 Monaten)

King u. Lagger (1976) untersuchten in einer **randomisierten Doppelblindstudie** die Facettendenervation nach Shealy und eine Radiofrequenz-Myotomie im Vergleich zu einer Placebomethode. In Vorversuchen hatten sie die Unwirksamkeit der Rees-Methode in Bezug auf eine Durchtrennung des medialen Nervenastes gezeigt. Die Effizienz ihres Vorgehens lag nach ihrer Meinung in einer Durchbrechung des myofaszialen Kreislaufes nach Durchtrennung Spasmen-verursachender Muskelfasern. Die gleiche Wirkung erwarteten sie von der Radiofrequenz-Myotomie, die den Vorteil biete, keine Hämatome zu entwickeln. Bei der Placebogruppe wendeten sie nur stimulierenden Strom ohne koagulierende Wirkung an. Während sich zwischen der Denervation und der Myotomie initial und 6 Monate nach Durchführung des jeweiligen Eingriffes kein signifikanter Unterschied ergab (von 25 Denervations-Patienten 27 %/6 Monate, von 21 Myotomie-Patienten 53 %/6 Monate Schmerzerleichterung), kam es innerhalb von 5 Wochen bei allen Patienten der Kontrollgruppe (Placebogruppe) zu einem Wiederaufflackern der Schmerzen. Über den Einfluss

Vergleichbar gute Ergebnisse nach Facettendenervation vs. Radiofrequenzmyotomie

von Voroperationen auf die Behandlungsergebnisse wurden keine Aussagen gemacht. Selektionskriterien der Patientenauswahl waren Druckschmerzhaftigkeit und Hartspann der paravertebralen lumbalen Muskulatur; Facetteninjektionen wurden nicht durchgeführt.

Bemerkenswert ist die Einzelfallbeschreibung eines Patienten mit klaren Anzeichen eines Bandscheibenvorfalles (M. extensor hallucis longus-Schwäche, großer Defekt im Myelogramm) und zusätzlichen Anzeichen einer Beteiligung R. dorsalis-versorgter Strukturen (paravertebraler Hartspann). Eine Radiofrequenzmyotomie nach Shealy führte zu sofortiger Wiederherstellung der Muskelkraft und einer 3 Monate anhaltenden Schmerzfreiheit. Bei der danach erforderlichen Bandscheibenoperation wurde ein großer freier Bandscheibensequester entfernt. Da sich die Autoren von der Radiofrequenzmyotomie einen noch besseren Behandlungserfolg als von der Denervationstechnik versprachen, wurde bei 7 weiteren Patienten mit den Anzeichen eines Bandscheibenvorfalles eine Myotomie durchgeführt. Bei 6 dieser Patienten wurde Schmerzfreiheit erzielt, die bei 4 Patienten auch nach 6 Monaten noch anhielt. In den anderen 3 Fällen wurden in notwendig gewordenen Diskotomien große freie Bandscheibenfragmente entfernt.

Lazorthes et al. (1976) behandelten 24 Patienten mit lumbalen Rückenschmerzen (18 Diskopathien, 3 Facettenarthrosen, 3 Spondylolisthesen) und erzielten mit einer modifizierten Facettendenervation in Anlehnung an Shealy:

- gute Ergebnisse: 33 % (5/1/2),
- mäßige Schmerzreduktion: 28 % (5/1/1)

Der Nachuntersuchungszeitpunkt wurde mit 2–23 Monaten angegeben. Eine dauerhafte Verbesserung bei Lumbalgien (»syndrome sciatalgique«) hatten die Autoren aber in keinem ihrer Fälle beobachtet. Über Voroperationen wurden keinerlei Angaben gemacht. Eine Vorselektion mittels Facetteninjektion wurde nicht durchgeführt.

Schlechtere Ergebnisse einer Facettenkoagulation bei bereits erfolgter Voroperation

Lora u. Long (1976) führten eine Facettenkoagulation nach Shealy an 82 nicht voroperierten (Kategorie I) und 67 voroperierten (Kategorie II) Patienten durch, wobei auch zervikal und thorakal behandelte Fälle berücksichtigt wurden. Behandlungserfolge mit einer zumindest 50 %igen Schmerzreduktion wurden hier in 40 % der Fälle angegeben. Von den 119 im Lumbosakralbereich denervierten Patienten – eine Unterscheidung nach voroperiert/nicht voroperiert wurde hier nicht mehr vorgenommen – führte 46-mal (38 %) zu zumindest guten Ergebnissen. Die Nachuntersuchung der Patienten erfolgte 6–30 Monate nach der Facettenkoagulation. Bei 61 % der Patienten aus Kategorie I wurden in mindestens 50 % eine subjektive Schmerzerleichterung erzielt, dagegen nur bei 26 % der Patienten aus der Kategorie II. Alle Patienten hatten kurzzeitig von einer Facetteninjektion mit 1,0 ml Lokalanästhetikum profitiert, wobei nur 14 länger als 48 Stunden und nur ein Patient länger als 2 Monate eine Schmerzerleichterung verspürt hatten. Bemerkenswert ist die **hohe Erfolgsquote** (17 von 18) im Falle einer wiederholten Thermokoagulation.

Hohe Erfolgsquote bei wiederholter Thermokoagulation

McCulloch (1976) führte Facettenkoagulationen an 82 Patienten in der Technik nach Shealy durch. Insgesamt wiesen 50 % seines Kollektives eine gute Schmerzreduktion auf. Alle Patienten hatten zuvor mindestens 1 Jahr lang Beschwerden verspürt, die gegenüber einer konservativen Standardtherapie resistent waren. Von 44 nicht voroperierten Patienten, die keine Hinweise auf einen Bandscheibenvorfall, eine Nervenwurzelkompression oder psychogene Schmerzen boten, waren 67 % gute bis sehr gute Behandlungserfolge zu verzeichnen.

Ogsbury et al. (1977) berichteten über ihre Erfahrungen mit der Facetteninjektion (Injektionsvolumen: 1,5 ml; Substanzen: Xylocain oder eine Mischung aus Marcain und Depomedrol) und der Denervation mit der Radiofrequenztechnik (Zielpunkte nach Fox u. Rizzoli 1973). 44 von 95 Patienten (46 %) äußerten nach der Injektion eine Schmerzerleichterung, so dass in desen Fällen auch eine Facettenkoagulation durchgeführt werde. 14-mal wurde ein mittelfristiger Erfolg (>6 Monate) erzielt, wobei Ogsbury et. al eine Erfolgsrate von nur 21 % angaben. **Dieser Zahlenwert wird in der Literatur besonders gern von Kritikern der Methode zitiert. Der Denkansatz zur Berechnung dieses Wertes ist aber unüblich.** Wird die Facetteninjektion als ein Auswahlkriterium für das Facettensyndrom betrachtet, was auch andere Autoren praktizieren, dann war bei 44 Patienten die Diagnose eines Facettensyndroms zu stellen. 14 Patienten mit gutem Behandlungserfolg nach 6 Monaten entsprechen dann immerhin doch 32 %. Von ihren insgesamt 71 Patienten, bei denen eine Thermokoagulation durchgeführt wurde, profitierten nach 6 Monaten 35 %, nach 13 Monaten nur noch 19 %.

Facettendenervation nach erfolgreicher Facetteninjektion

Burton (1977b) stellte 126 Patienten vor, von denen 42 % zumindest eine gute Langzeit-Schmerzreduktion (durchschnittlicher Nachuntersuchungszeitpunkt: 3 Jahre) nach bilateraler Facettendenervation in drei Ebenen zeigten. Veränderte Koagulationstechnik und Fallselektion führten bei 67 % (Patientenanzahl nicht angegeben) nicht voroperierter Patienten zu einer guten Schmerzreduktion. Die **Auswahl der Patienten** erfolgte durch:
- Anamnese,
- körperliche Untersuchung und
- radiologische Abklärung.

Eine diagnostische Facetteninjektion wurde nicht durchgeführt.

Demirel (1980) veröffentlichte als erster Operateur in Deutschland seine Erfahrungen mit der Facettenkoagulation an 56 Patienten mit chronischen Rückenschmerzen. Eine Facetteninjektion zur Patientenselektion wurde nicht durchgeführt. 78 % (32 von 41) der nicht Voroperierten und 13 von 15 Patienten mit Postdiskotomiesyndrom waren initial schmerzfrei. Nach 3 Monaten hatten sich 6 Postdiskotomiepatienten wieder verschlechtert, wobei die **Rezidive jeweils im ersten Monat** aufgetreten waren. 5 Patienten waren nicht nachuntersucht worden.

Facettenkoagulation beim chronischen Rückenschmerz

Ignelzi u. Cummings (1980) führten eine bemerkenswerte Untersuchung über subjektive Schmerzempfindung, tägliche Aktivität und Medikamenteneinahme an 61 Patienten mit chronischen Rückenschmerzen nach Thermokoagulation durch. Nach einem durchschnittlichen Follow-up von 19 Monaten mit 41 % guten bis sehr guten Behandlungserfolgen stellten sie fest, dass bei Patienten mit subjektiv wieder erheblicher Zunahme der Schmerzempfindung die körperliche Aktivität signifikant höher und die Schmerzmitteleinnahme signifikant niedriger geblieben waren als vor der Thermokoagulation. Die Autoren konnten also eine **zunehmende Diskrepanz zwischen subjektiv empfundenem und objektiv beobachtbarem Behandlungserfolg** feststellen.

Fassio et al. (1981) erzielten mit der Facettenkoagulation nach Shealy bei 60 % ihrer 30 Patienten eine anhaltende Schmerzreduktion (Nachuntersuchungszeitpunkt: durchschnittlich nach ca. 1 Jahr). Interessant ist ihre Mitteilung über die chirurgische Facettendenervation, die in 15 Fällen einer erfolglosen perkutanen Thermokoagulation durchgeführt wurde und bei 90 % der Patienten (Follow-up: 1–4 Jahre) zumindest gute Ergebnisse erbrachte.

Facettenkoagulation bei vorausgegangener Wirbelsäulenoperation mit schlechten Ergebnissen

Oudenhoven veröffentlichte 1981 seine Behandlungsergebnisse von seit 1973 an 801 Patienten durchgeführten Facettenkoagulationen. 603 (Kategorie I) Patienten hatten keine, 198 (Kategorie II) eine oder mehrere vorausgehende Wirbelsäulenoperationen angegeben. Folgende Ergebnisse wurden erzielt:

- **Kategorie I**: nach 6 Monaten 83 % mindestens gute Resultate, nach 1–7 Jahren noch bei 68 % der Betroffenen gute bis sehr gute Resultate.
- **Kategorie II**: nach 6 Monaten 57 % gute bis sehr gute Schmerzreduktion, nach 1–7 Jahren 35 % gute bis sehr gute Schmerzfreiheit.

Schaerer (1982) berichtete über 57 Facettenkoagulationen an Patienten mit den Selektionskriterien:

- vorausgegangene positive Nervenblockade mit Lokalanästhetikum und
- Druckschmerz über den Facetten.

Der Nachuntersuchungszeitraum wurde mit 4–24 Monaten angegeben. Alle Patienten hatten bis auf eine Ausnahme mehrere Monate an therapieresistenten Schmerzbildern gelitten. Der Behandlungserfolg wurde über prä- und postoperative Patientenbefragung mit dem gleichen Fragebogen anhand der Punktedifferenz erhoben. Insgesamt wurden 35 % gute und sehr gute Resultate erzielt. Bemerkenswert ist, dass **Zeichen einer Nervenwurzelbeteiligung nicht wie sonst üblich als Ausschlusskriterium für eine Facettenkoagulation** herangezogen wurden. Von 16 Patienten mit Wurzelbeteiligung wurde bei 3 Patienten ein gutes Ergebnis erzielt, 4 Patienten hatten immer noch eine geringe Langzeitwirkung.

Katz u. Martin (1986) berichten über 115 Facettenkoagulationen (Zielpunkte nach Fox u. Rizzolo 1973) an 56 voroperierten und 59 nicht voroperierten Patienten einer Vorortpraxis. Eine Facetteninjektion zur Vorselektion wurde nicht durchgeführt. Kein Patient hatte Hinweise auf neurologische Defizite oder einen Bandscheibenvorfall, konservative Behandlungsmaßnahmen über einen längeren Zeitraum hatten keinen wesentlichen Erfolg gebracht. Die Denervation wurde immer beidseits an den drei unteren Facettengelenken durchgeführt. Eine Nachuntersuchungszeit von mindestens einem Jahr war erforderlich, um in die Studie aufgenommen zu werden. Die Beurteilung des Behandlungserfolges beruhte auf einem starren und eingeschränkten Schema, wonach 66 % der Patienten eine gute bis sehr gute Schmerzerleichterung erfuhren. 75 % der nicht voroperierten Patienten und 58 % der zuvor Laminektomierten profitierten von der Behandlung.

Aus eigenen Untersuchungen lässt sich ergänzend berichten, dass unabhängig von Patienteneigenschaften die Rezidivquote nach 6 Jahren bei ca. 50 % (bezogen auf die initial guten bis sehr guten Behandlungsresultate) lag. Eine geringere Rezidivneigung scheinen Patienten mit prognostisch günstigen psychosozialen Voraussetzungen, eine höhere Rezidivneigung Patienten mit prognostisch ungünstigen Voraussetzungen zu haben (Jerosch et al. 1992).

Kontrollierte, aussagefähige Untersuchungen aus den späten 90er Jahren zeigen, dass die Radiofrequenztherapie der Kryodenervation zumindestens über einen Beobachtungszeitraum von 1–2 Jahren überlegen ist (Dreyfuss et al. 1999, Lord et al. 1996).

❶ Wichtig

Seit 1994 liegen drei doppelblinde, randomisierte und kontrollierte Studien vor über die Radiofrequenzdenervierung an lumbalen Facettengelenken (Gallagher et al. 1994, van Kleef et al. 1999, Leclaire 2001).

Gallagher et al. (1994) untersuchten 60 Patienten, welche die folgende **Kriterien** erfüllen mussten:

- Rückenschmerzen länger als 3 Monate,
- Alter zwischen 25 und 55 Jahren,
- typische Kriterien für einen Facettengelenksschmerz.

Alle Patienten erhielten eine Injektion von 0,5 ml Bupivacain 0,5 % in und um die schmerzhaften Facettengelenke. Patienten, welche keine Schmerzerholung nach diesen Injektionen erfuhren, wurden von der Studie ausgeschlossen. Die anderen Fälle wurden in eine Gruppe eingeteilt mit klarer Schmerzerholung und eine andere Gruppe mit fraglicher Schmerzerleichterung. Diese beiden Gruppen wurden dann randomisiert entweder einer Denervation oder einer Placeboläsion zugeführt. Die Radiofrequenz wurde üblicherweise bei 80°C für 90 s durchgeführt.

Die Ergebnisse wurden mittels einer visuellen Analog-Scala (VAS) und einer verkürzten Form des McGill-Pain-Questionnaire evaluiert. Bei der Analyse zeigten sich **signifikante Unterschiede zwischen der Thermokoagulationsgruppe und der Placeboläsionsgruppe** mit jeweils positivem diagnostischen Block. Dies wurde besonders in der VAS nach ein und sechs Monaten sowie im McGill-Pain-Questionnaire nach einem Monat deutlich. Dabei ergab sich eine Schmerzreduktion von nahezu 50 % nach einem Monat und ein Anhalten des guten Behandlungsergebnisses für sechs Monate. Als Fazit wurde die Bedeutung des diagnostischen Blockes hinsichtlich der Prädiktion des Therapieerfolges und das deutliche längere Anhalten des Effektes bei der Läsionsgruppe gegenüber der Placebogruppe, welche nur die Facetteninjektion erhalten hatte, herausgestellt.

Erfolgreiche Facetteninfiltration als wesentliches Kriterium für die Indikation zur Facettendenervation

In die Studie von van Kleef et al. (1999) wurden nur solche Patienten aufgenommen, welche bereits mehrere Ärzte aufgesucht und eine aus-

giebige Diagnostik durchlaufen hatten. Alle Patienten hatten bereits mit unbefriedigendem Ergebnis erhalten:
- physikalische Therapie,
- chirotherapeutische Manipulationen,
- TENS und
- Analgetika.

Diese Patienten mussten zusätzlich folgende Kriterien erfüllen:
- Lebensalter zwischen 20 und 60 Jahren,
- chronischer Rückenschmerz über mehr als 12 Monate,
- mittlere Schmerzstärke von mindestens 4 (VAS) oder eine Höchstschmerzstärke von mindestens 7 (VAS),
- keine neurologischen Defizite.

Patienten mit Wirbelsäulenoperationen und speziellen Ursachen der Rückenschmerzen wie Diskusprolaps, Spondylolisthesis, M. Bechterew, spinale Stenose, Infektionen oder Traumata wurden ausgeschlossen, ebenso Fälle mit Diabetes mellitus und multilokulärem Schmerzsyndrom.

Patienten, welche die obigen Kriterien erfüllten, wurden einem diagnostischen Block unterzogen. Dabei wurde 0,75 ml Lidocain 1 % an jedem Zielpunkt (R. medialis des Ramus dorsalis) injiziert. Zum Auswerten eines positiven Ergebnisses wurde die Likert-Scala herangezogen. Patienten, welche eine Schmerzabschwächung von mindestens 50 % angaben, wurden in die Studie aufgenommen. Von 92 Patienten, welche die o. g. Kriterien erfüllten, erfuhren 31 eine Schmerzreduktion von über 50 % und wurden in die endgültige Studie übernommen. Im Zuge der Randomisierung wurden 15 Patienten der Läsionsgruppe und 16 Patienten der Placebogruppe zugeteilt. Die Läsionsgruppe erhielt eine Radiofrequenztherapie des Ramus medialis mit 80°C Temperatur über eine Dauer von 60 s. Bei der Placebogruppe wurde die gleiche Prozedur ohne Stromanwendung durchgeführt. Das Kriterium der Doppelblindheit wurde erreicht, indem der Operateur nach Setzen der Elektrode und der Lokalanästhesie den Raum verließ. Die übliche Diagnostik betreffend Sensorik, Motorik und die eigentliche Läsion wurden durch einen unabhängigen Untersucher durchgeführt. Die Patienten waren über das eigentliche Verfahren nicht informiert.

Die Evaluation fand mittels VAS täglich statt, der Behandlungserfolg wurde vom Patienten auf einer 7-Punkte-Skala beurteilt (−3: sehr schlecht, 0: keine Änderung, +3: kein Schmerz mehr). Das physische Impairment wurde auf dieser Skala nach Waddell u. Mayn (1984) festgehalten. Die Disabilities wurden nach dem Oswestry-Score beurteilt; der Coop-Wonca-Chart diente zur Eruierung der Lebensqualität. Das Assessment fand direkt vor und 8 Wochen nach der Behandlung statt. Nur bei Patienten mit einer Mindestreduktion von zwei Punkten auf der VAS und mindestens 50 % Schmerzreduktion wurden die Behandlung als Erfolg, alle schlechteren Ergebnisse als Misserfolg gewertet. Das Assessment wurde nach 3, 6 und 12 Monat wiederholt.

Die statistische Analyse betrachtete als primäre Outcome-Variable den Behandlungserfolg nach 8 Wochen. Dieser wurde zwischen der Läsions-

und der Placebogruppe verglichen. Sekundäre Outcome-Daten waren die Unterschiede der Veränderungen auf der VAS, der Oswestry-Disability-Scala sowie dem Coop-Wonca-Quality of Life. Die Ergebnisse zeigten eine deutlich signifikante Reduktion der VAS-Spitzenscores zwischen Läsions- und Placebogruppe, ebenso war die Erfolgsrate signifikant höher in der Läsionsgruppe. Zusätzlich zeigten die Ergebnisse, dass **Schmerzfreiheit nach einem diagnostischen Nervenblock eine höhere Erfolgsrate prognostizierte**. Ebenso waren die tatsächlichen Differenzen der VAS-Scores, des global erreichten Effektes und der Oswestry-Disability-Scala signifikant. Auch nach 3, 6 und 12 Monaten war hinsichtlich der Anzahl der Erfolge ein deutlich signifikanter Unterschied zwischen Läsions- und Placebogruppe festzustellen.

Zusammengefasst zeigte sich eine deutliche Reduktion des Schmerzes (VAS). Dies betraf besonders die Spitzenwerte, weniger ausgeprägt die Durchschnittswerte. Des Weiteren wurde ein Absinken der Einnahme von Analgetika und eine Verbesserung des Disability-Status beobachtet. Die Impairment-Variablen (Waddell u. Main 1984) zeigten keine signifikante Veränderung. Ein erneutes Auftreten der Schmerzsymptomatik erklärten van Kleef et al. (1999) durch eine Nervenregeneration.

Laut van Kleef et al. (1999) war das Ausmaß der erzielten Schmerzreduktion höchst unterschiedlich. Sie führten dies hauptsächlich auf die Definitionsproblematik des lumbalen »Facettensyndroms« zurück. Eine gute Prädiktion des Behandlungsergebnisses könne jedoch mittels des vorangestellten diagnostischen Blocks erfolgen.

Von Leclaire wurde 2001 eine doppelblinde randomisierte Studie veröffentlicht, welche zwischen 10/1993 und 12/1996 am Hospital Notre-Dame (Montreal) durchgeführt worden war. Hier wurden die Patienten primär durch niedergelassene Ärzte in Montreal untersucht. 70 Patienten wurden ausgewählt, welche über 3 Monate Rückenbeschwerden hatten und unter einer intraartikulären Facetteninjektion mit dem Kontrastmittel Omnipac 0,3 ml, Lidocain 2 % 0,5 ml und Triamcinolon 40 mg 0,5 ml eine signifikante Minderung ihrer Beschwerden über mindestens 24 Stunden erfuhren. Als **Ausschlusskriterien** wurden bestimmt:

> Ausschlusskriterien für eine lumbale Facetteninjektion

- eine Allergie auf Lokalanästhetika,
- eine Blutgerinnungsstörung,
- ein einliegender Herzschrittmacher,
- ischialgieforme Schmerzen mit neurologischem Defizit,
- strukturelle Veränderungen wie eine Knochenverletzung,
- eine Spondylitis und auch
- der Zustand nach Rückenoperationen.

Ein **a priori** Roland-Morris-Fragebogen 12 Wochen nach Injektion wurde als primäres Outcome-Kriterium gewählt. Zusätzlich wurden der Oswestry-Score, die VAS, der Grad der WS-Mobilität und -Kraft sowie die Häufigkeit der Arbeitswiederaufnahme erhoben.

Die Behandlung wurde dann nach Randomisierung in Gruppen mit jeweils 4 Patienten durchgeführt. Die Radiofrequenztherapie erfolgte nach der Technik von Lazorthes und Verdie, modifiziert nach Shealy. Nach der üblichen Stimulationssequenz wurde in örtlicher Betäubung mit Lidocain die Thermokoagulation über 90 Sekunden bei 80°C vorgenommen. Die Wahl der Segmente richtete sich nach dem Ergebnis der Facetteninjektionen. Es wurden mindestens zwei Facettengelenke, in der Regel L4/L5 und L5/S1, uni- oder bilateral koaguliert. Als Baseline-Assessment wurden eine genaue Anamnese erhoben sowie eine eingehende körperliche Untersuchung durchgeführt. Dabei wurden ebenfalls die bereits erfolgten Therapien des Patienten in Bezug auf seine Rückenschmerzen festgehalten. Bei jedem Patienten wurden ein Roland-Morris- und ein Oswestry-Fragebogen ausgefüllt, zusätzlich eine VAS-Scala eingesetzt. Die lumbale Wirbelsäule wurde hinsichtlich Flexion, Extension, Seitneigung und Rotation befundet. Zusätzlich wurde mit einer triaxialen Dynamometrie die Kraft gegen Widerstand und die Winkelgeschwindigkeit bei 25 % des Maximalwiderstandes überprüft.

Die **Fragebögen, die VAS, die triaxiale Dynamometrie und die Häufigkeit der Arbeitswiederaufnahme wurden nach 4 und 12 Wochen evaluiert**. Die Patienten, der Untersuchungsassistent und die Ärzte, welche für die Rückkehr des Patienten zur Arbeit verantwortlich waren, waren verbündet in Bezug auf die Behandlung. Insgesamt unterzogen sich der Therapie 70 Patienten, dabei erhielten 36 eine Läsions- und 34 eine Placebobehandlung.

Betreffend die funktionellen Verbesserungen zeigte der Roland-Morris-Score ein signifikant positives Ergebnis nach 4 Wochen, der Oswestry-Score nicht. Beide Scores waren nicht signifikant hinsichtlich des Behandlungseffektes nach 12 Wochen. Die VAS-Scala zeigte keinerlei signifikante Verbesserung nach 12 Wochen. Die sekundären Outcome-Kriterien wie die triaxiale Dynamometrie, die Rückkehr zur Arbeit, die Analyse der Medikation, der Physiotherapie und der chirotherapeutischen Behandlunghäufigkeit zeigten im Verlauf keinen signifikanten Unterschied zwischen beiden Gruppen.

Leclaire (2001) folgerte aus diesen Ergebnissen, dass nach 12 Wochen die Radiofrequenztherapie des Ramus posterior weder in den primären Outcome-Daten (Roland-Morris-Scale, Oswestry-Scale) noch in den sekundären Outcome-Daten wie der Dynamometrie und der Rückkehr zur Arbeit einen positven Effekt zeigt.

Insgesamt kommt Leclaire (2001) zu dem Ergebnis, dass **die Radiofrequenz-Denervation auf die Funktionalität nur Kurzzeiteffekte** im Rahmen von 4 Wochen und **überhaupt keinen Effekt auf das Schmerzverhalten** nach 4 und 12 Wochen habe.

Nachbehandlung

Nach der pFK erhält der Patient für 7–10 Tage eine **orale antiphlogistische Abdeckung**, um den tiefen Wundschmerz im Bereich der Koagulationszonen zu reduzieren. Am ersten postoperativen Tag erfolgt die **Frühmobilisation** mit Hilfestellung durch das Pflegepersonal oder den Krankengymnasten unter Berücksichtigung der präoperativ erlernten Bewegungsmuster für ein wirbelsäulengerechtes Verhalten. Nach Rückgang der unmittelbaren postoperativen Beschwerden wird die **krankengymnastische Mobilisationsbehandlung** am 2.–4. postoperativen Tag wieder aufgenommen. Je nach Zustand der Rückenmuskulatur kann temporär für eine gewisse Übergangsphase ein **kyphosierendes Korsett** verordnet werden.

Facettenkoagulation ohne wesentlcihe sozialmedizinische Relevanz

> ❗ **Wichtig**
> Arbeitsfähigkeit wird in aller Regel, je nach Berufsbild und präoperativer Beschwerdedauer, zwischen der ersten und vierten postoperativen Woche wieder erreicht.

Zusammenfassende Bewertung der Thermokoagulation

Besondere Schwierigkeiten treten vor allem bei der Diagnosestellung des Facettensyndroms auf, denn eindeutige diagnostische Kriterien zu seiner klinischen Erfassung stehen nicht zur Verfügung. Sogenannte Leitsymptome wie das Schmerzverteilungsmuster oder diagnostische Erhebungen wie Schmerzfreiheit nach Facetteninfiltration scheinen keine pathognomonische Bedeutung zu haben. Die exakte Ausführung einer diagnostischen Facetteninfiltration lässt noch grundlegende Fragen offen zum Injektionsvolumen, der Notwendigkeit einer Arthrographie oder gar zur Interpretation der Resultate.

Problematik der exakten Definition des lumbalen Facettensyndroms

Die Anwendung **immunologischer** (Stichwort: »substance P«) oder **psychologischer Testmethoden** zur Feststellung von Schmerzintensitäten bzw. der psychogenen Komponente am Krankheitsgeschehen nehmen bei allen degenerativen Wirbelsäulenerkrankungen einen zunehmenden Raum ein.

Der frühere Enthusiasmus der 80er Jahre für die Facettenthermokoagulation hat sich in den 90er Jahren abgeschwächt, da die Methode nicht die hochgesteckten Erwartungen erfüllen konnte (hohe Rezidivquote). Selbst unter günstigsten Voraussetzungen ergaben sich nach 6-jähriger Nachuntersuchungszeit anhand unserer eigenen Erfahrungen nur in etwas mehr als 40 % der Fälle noch zumindest zufriedenstellende Therapieerfolge (Jerosch et al. 1992). Die **Rezidivhäufigkeit** war **vor allem in den ersten 6 Monaten besonders ausgeprägt**, wobei nach unseren eigenen Ergebnissen nach 6 Jahren, unabhängig von Patienteneigenschaften, in etwa 50 % (bezogen auf die initial guten bis sehr guten Behandlungsresultate) wieder eine gleichartige lokale Problematik aufgetreten war.

> ❗ **Wichtig**
> Eine vergleichende Abschätzung der Behandlungsergebnisse verschiedener Autoren ist aufgrund der oben geschilderten Erfahrungen mit der Facettendenervation schwierig.

Autorenbezogene Aussagen darüber, welche Kriterien die Behandlungsergebnisse tatsächlich wesentlich beeinflusst haben oder haben könnten, sind oft sehr different. Dennoch lassen sich immer wieder gleiche Trends beobachten, die auch unsere eigenen Erfahrungen widerspiegeln.

> ❗ **Wichtig**
> **Prognostisch ungünstig** sind:
> - Versicherungsansprüche (schwebend oder anerkannt),
> - vorausgegangene Wirbelsäulenoperationen (zunehmend ungünstiger wirken sich vorausgegangene Bandscheibenoperationen, Laminektomien oder Fusionen aus) und
> - wirkungslose Facetteninjektionen.

Vermutungen wurden geäußert, die Therapieerfolge mit der Thermokoagulation würden der natürlichen Spontanheilungstendenz entsprechen bzw.

wegen der hohen Rezidivquote seien im Wesentlichen Placeboeffekte für die initiale Schmerzfreiheit verantwortlich. Zu dieser Thematik wurden bisher zwei prospektive Doppelblindstudien veröffentlicht (King u. Lagger 1976, Rothman et al.1979):

King u. Lagger (1976) fanden direkt nach dem Eingriff keinen Unterschied zwischen Facettenthermokoagulation und Placebomethode. Aber bereits nach 5 Wochen war bei allen Patienten der Placebogruppe eine gute Beschwerdereduktion nicht mehr feststellbar. Dagegen berichteten die Autoren über gute Behandlungserfolge nach erfolgter Thermokoagulation, die bei ca. 30 % der Patienten auch nach 6 Monaten noch andauerten. Aufgrund der widersprüchlichen Ergebnisse bleibt die **Bedeutung des Placeboeffektes auch weiterhin unklar.**

Rothmann et al. (1979) erzielten mit der Placebomethode gleich gute Resultate wie mit der Koagulationsmethode. In ihrer Publikation fehlen allerdings besonders Hinweise zum Zeitpunkt der Nachuntersuchung und zum Umfang und zur Zusammensetzung des Patientenkollektivs.

Unter Berücksichtigung geeigneter Behandlungsprogramme (psychologische Abklärung, Physiotherapie, Erlernen geeigneter Bewegungsmuster, psychologisches Verhaltenstraining) könnte der Thermokoagulation eine **Katalysatorfunktion** zukommen, da nach Schmerzreduktion ein zweckgerichtetes Training zum Muskelaufbau (Aufschulung der Muskulatur) vielfach leichter durchführbar ist. Ob die Thermokoagulation allerdings geeignet ist, die Anzahl von Operationen mit hoher Invasivität signifikant zu senken, bleibt weiteren prospektiven Studien vorbehalten.

Abrechnung der Facettenkoagulation (EBM, GOÄ, DRG)
EBM

Im Rahmen des **EBM** können für die erbrachte ärztliche Leistung unterschiedliche Ziffern (▶ Übersicht 4.5) abgerechnet werden:

ⓘ **Übersicht 4.5**
Abrechenbare EBM-Ziffern bei lumbaler Facettenkoagulation

- **63:** Beobachtung und Betreuung eines Kranken während der Aufwach- und/oder Erholungszeit bis zum Eintritt der Transportfähigkeit (mehr als zwei Stunden, weniger als 4 Stunden: 900 Punkte).
- **2960:** Denervation der kleinen Wirbelgelenke (z. B. Facettengelenke), je Bewegungssegment (700 Punkte).
- **81:** Zuschlag für ambulantes Operieren (800 Punkte).
- **5160:** Durchleuchtungen (200 Punkte).
- **2:** Konsultationsgebühr (50 Punkte).
- **75:** Brief ärztlichen Inhalts in Form einer schriftlichen Information des Arztes an einen anderen Arzt (80 Punkte).
- **451:** Infiltrations- oder Leitungsanästhesie durch den Operateur in unmittelbarem Zusammenhang mit einen chirurgischen Eingriff (150 Punkte).
- **51:** Assistenz durch einen Arzt, der selbst nicht an der vertragsärztlichen Versorgung teilnimmt, je vollendete halbe Stunde (350 Punkte).

GOÄ

Für eine Facettenkoagulation können im Rahmen der GOÄ ebenfalls unterschiedliche Gebührenziffern (◨ Tab. 4.11) zum Ansatz gebracht werden.

DRG

Unter **DRG-Gesichtspunkten** wird eine Facettenkoagulation unter der **ICD-Diagnose M47.99** verschlüsselt. Dieser Diagnose wird die **Thermokoagulation** mit der **ICPM 5–83a0** zugeordnet. Hierdurch wird die **DRG I-68D** ausgelöst.

4.3.2 Die intraartikuläre perkutane Thermokoagulation der Wirbelgelenke

Die Anwendung der Radiofrequenztechnik zur intraartikulären Thermokoagulation der Facettengelenke nach Theron (1976) soll gleiche Erfolge möglich machen wie die Methode nach Lora u. Long (1976) oder Ray (1982).

4.3.3 Myotomie mit der Radiofrequenz-Technik

King u. Lagger (1976) konnten zeigen, dass die physiologische Betrachtung der Rees-Methode (1971, 1975) eine Myotomie und keine – wie von Rees angenommen – Denervation darstellt. Sie sind der Auffassung, dass Rücken- und Beinschmerzen im Zusammenhang mit rupturierten oder degenerierten Bandscheiben zu einem großen Teil durch zurückstrahlende (»reverberating«) Schmerz- oder Kontraktionszyklen der Muskulatur entstehen, die durch den R. dorsalis des Spinalnerven versorgt werden. Eine Unterbrechung des Kreisprozesses durch Zerstörung von Triggerpunkten, was auch im Falle einer Myotomie erfolgt oder durch Denervation der R. posterior-Versorgungsgebiete (z. B. nach Shealy 1974), kann bei vielen

◨ **Tab. 4.11.** Abrechenbare GOÄ-Ziffern bei erfolgter Facettenkoagulation

Text	GOÄ Ziffer	Betrag (2,3-fach) in €
Aufklärendes Gespräch	1	10,72
Symptombezogene Untersuchung	5	10,72
Neurologische Untersuchung	800	26,14
Infiltrationsanästhesie	491	16,22
Vorschlag der IGOST für thermische Facettendenervierung incl. Bildwandler	A 2598	187,86
Kompressionsverband	204	12,74
Lagerung im Stufenbett	A 212	21,45

Patienten zu einer direkten Schmerzerleichterung führen. Hier stellt sich allerdings die Frage, inwieweit z. B. wiederholte Infiltrationen diese Triggerpunkte nicht ebenfalls ausschalten können.

4.3.4 Perkutane Spinalganglienblockung

Der Vollständigkeit halber soll auch diese neue, bisher kaum angewandte Methode erwähnt werden. Die Autoren beschreiben diese an 12 Patienten mit Postdiskotomiesyndrom, lumbalen oder kausalgieformen Schmerzen durchgeführte »gekreuzte transvertebrale perkutane Punktion zur Spinalganglienblockung« als hoch effizient. Die Blockierung wurde mittels Mesocain-Injektion mit Ausschaltung sensibler Ganglienzellen erreicht, 10 Patienten waren anschließend schmerzfrei. Nebenwirkungen seien nicht aufgetreten. Über den genauen Nachuntersuchungszeitpunkt wurden keine Angaben gemacht (Kolarik et al. 1988).

4.3.5 Perkutane Thermokoagulation der sensiblen Wurzeln

Diese in Anlehnung an Shealy (1974) durchgeführte Methode hat nicht die Verletzung des medialen Astes des R. dorsalis des Spinalnerven, sondern der **hinteren Wurzel** zum Ziel. Bei den 20 Patienten einer Studie von Fernandez et al. (1987) lagen chronische Lumbalgien oder Lumboischialgien ohne radikuläre Zeichen vor. Die Technik wurde immer beidseits und in drei Ebenen vorgenommen. Die Behandlungsergebnisse blieben über eine Nachuntersuchungszeit von 2 Jahren konstant:
- 60 % der Patienten waren schmerzfrei,
- 10 % zeigten einen noch guten Behandlungserfolg.

Nur in einem Fall trat bei einem Patienten eine Paraparese mit Gehbehinderung auf, die sich nach 8 Monaten jedoch wesentlich gebessert hatte. Bei zwei weiteren Patienten war es zu einer passageren Schmerzüberempfindlichkeitsreaktion der unteren Extremitäten gekommen.

4.3.6 Chirurgische Facettendenervation (Rhizotomie)

1971 propagierte Rees die **multiple bilaterale perkutane lumbale Durchtrennung der Facettennerven** mit einem Skalpell. Modifiziert wurde dieses Verfahren dann von Shealy, der die chirurgische Nervendurchtrennung mit einer Elektrokoagulationssonde vornahm, da bei der Technik von Rees in 20 % der Fälle doch größere Hämatome beobachtet worden waren. Dieses Operationsverfahren wird seitdem als **Facettrhizotomie** oder **Facettendenervation** bezeichnet.

Fassio et al. (1981) erzielten mit der Facettenkoagulation nach Shealy bei 60 % ihrer 30 Patienten eine anhaltende Schmerzreduktion (Nachuntersuchungszeitraum: etwa 1 Jahr). Dagegen lag der Behandlungserfolg mit der chirurgischen Facettendenervation bei einem Patientenkollektiv von 15 Personen bei 90 % (Nachuntersuchung nach 1–4 Jahren).

Auch die **initiale Schmerzerleichterung**, die bei einer Anzahl von Patienten nach lumbaler Fusion beobachtet werden konnte, führten einige Autoren auf eine hierbei erfolgte chirurgische »Facettendenervation« zurück (McCulloch 1976).

4.3.7 Prolotherapie

Intraartikuläre Injektionen einer **sklerosierenden Lösung**, z. B. **Phenol** oder **Glyzerin**, können zur Denaturierung und damit zur Ruhigstellung eines Facettengelenkes führen (Lora u. Long 1976, Hickey u. Tregonning 1977, Selby 1979, Selby u. Paris 1981).

Hickey u. Tregonning (1977) führten an 30 Patienten mit chronischen lumbalen Rückenschmerzen nach vorausgegangenem positiven Nervenblock mit einem Lokalanästhetikum eine Injektion mit 1–2 ml einer Mischung aus 7 %iger Phenol-Lösung und Conray 420 aus. Nach einem durchschnittlichen Nachuntersuchungszeitraum von 6,8 Monaten (2–12 Monate) zeigten 80 % der Patienten bezüglich des zuvor bestehenden klinischen Beschwerdebildes zumindest gute Resultate.

4.3.8 Gelenkdistrationsverfahren/interspinöse Implantate

Interspinöse Implantate sind primär zur Behandlung einer neurogenen Claudicatio aufgrund einer Spinalkanalstenose entwickelt worden (◘ Abb. 4.34 a, b). Besonders in den letzten beiden Jahren finden diese medizintechnischen Produkte in der klinischen Anwendung zunehmende Akzeptanz. Es stehen hier inzwischen mehrere Implantatdesigns (◘ Abb. 4.35 a–c) unterschiedlicher Firmen zur Verfügung, die alle ein gemeinsames Wirkprin-

Interspinöse Implantate mit dem Ziel der monosegmentalen Extension ohne Beeinflussung der Flexionsbewegung des Rumpfes

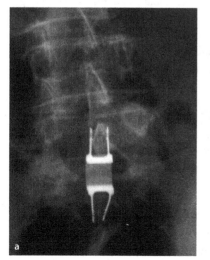
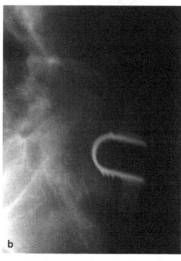

◘ **Abb. 4.34. a** Interspinöses Metallimplantat (sog. U-wedge) in Höhe L5/S1 im Röntgennativbild. **a** a.p.-Strahlengang, **b** seitlicher Strahlengang

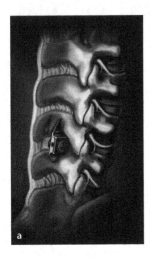

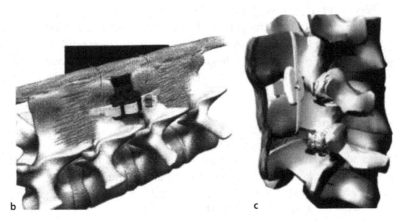

Abb. 4.35 a–c. Interspinöse Implantate unterschiedlicher Hersteller. **a** X-Stop, **b** Wallis, **c** DIAM

zip haben. Über eine **Distraktion der Dornfortsätze in einem Segment** und der anschließenden Platzierung eines interspinösen Spacers wird die Extension in diesem betroffenen Segment limitiert, dagegen bleibt die Flexionsbewegung unbeeinflusst. Positiver Effekt dieser »segmentbezogenen Entlordosierung« ist eine messbare Erweiterung des Spinalkanals und der Neuroforamina.

So konnten Lee et al. (2004) eine Vergrößerung der Spinalkanalquerschnittsfläche um 16,6 mm² (22,3 %) und eine Erweiterung der foraminalen Austrittsfläche um 22 mm² (36,5 %) in der operierten Etage nachweisen. Dieser Erweiterungseffekt kann bei der sog. »dynamischen Spinalkanalstenose« genutzt werden. Unter diesem Begriff verstehen wir klinsch das Auftreten von Symptomen einer neurogenen Claudicatio im Stehen und Gehen, die sich in gebeugter oder sitzender Position (Entlordosierung) komplett zurückbilden. Dieser dynamische Effekt kann bildgebend in den seitlichen Funktionsaufnahmen der Myelographie dargestellt werden. Während es in der Inklinationsaufnahme zu einer nahezu normalen Kontrastmittelpassage im betroffenen Segment kommt, zeigt sich bei Reklination ein Kontrastmittelstopp (**Abb. 4.36 a, b**).

Anatomisch kann die **Erweiterung des Spinalkanales** nach Implantation eines interspinösen Implantates durch eine Straffung der intraspinalen Ligamente (Ligg. flava, Lig. longitudinale posterius) und durch eine nachgewiesene Druckentlastung der Bandscheibe im Nukleus- und posterioren Anulusbereich (Swanson et al. 2003) mit konsekutiver Reduktion einer Bandscheibenvorwölbung erklärt werden.

Die Ein- und Zweijahresergebnisse erster klinischer Studien dieser interspinösen Implantate in Bezug auf die Indikation einer Spinalkanalstenose scheinen insgesamt vielversprechend zu sein. Dabei ist offensichtlich der entscheidende Vorteil, dass es sich um ein **sehr risikoarmes Verfahren** handelt, da eine Eröffnung des Spinalkanales nicht erforderlich ist. Prin-

Eröffnung des Spinalkanales nicht erforderlich

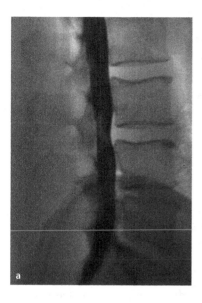
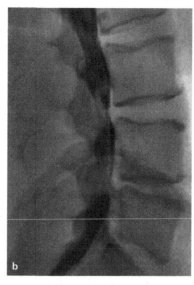

☐ Abb. 4.36 a, b. Myelographische Darstellung einer sogenannten dynamischen Spinalkanalstenose in Höhe L3 L4 und L4 L5 mit freier Kontrastmittelpassage in Inklination (**a**) und nahzu Kontrastmittelstopp in Reklination (**b**)

zipiell kann der operative Eingriff auch ambulant durchgeführt werden. Insgesamt wird über ein gutes bis sehr gutes Outcome in 60–70 % der behandelten Patienten berichtet (Lee et al 2004, Zucherman et al. 2004). Diese Ergebnisse sind durchaus vergleichbar mit denen der herkömmlichen dekompressiven Operationsmethoden.

Ein weiterer Effekt der interspinösen Implantate ist die Distraktion der Facettengelenke, besonders bei Reklination in der implantierten Etage. Hieraus resultiert eine Minderung der Facettengelenkkontaktflächen um 43 % und eine Druckentlastung in den Facettengelenken im Mittel um 61 %, wie Wiseman et al. (2003) in Kadaverversuchen nachweisen konnten. Diese Facettengelenkentlastung in Kombination mit der Druckreduzierung im Bandscheibenbereich (Swanson et al. 2003) könnte sich positiv in Fällen chronischer Rückenschmerzen mit oder ohne pseudoradikulärer Ausstrahlung auswirken. Voraussetzung hierfür ist, dass diese Beschwerden tatsächlich ursächlich auf degenerative Veränderungen in den Facettengelenken (Facettensyndrom/Facettenarthrose) und/oder den hinteren Bandscheibenanteilen (diskogener Schmerz, »degenerative disc desease«) zurückzuführen sind. Die Verifizierung dieser Schmerzsyndrome erfordert bekanntermaßen allerdings eine umfangreiche und exakte Diagnostik. Bildgebende Verfahren können hier nur erste Hinweise geben. Entscheidend sind letztlich **diagnostische segmentbezogene Facettengelenkinfiltrationen** und die **Diskographie als Schmerzprovokationstest** (»memory pain«). Ausreichende Belege zur Bestätigung dieser Hypothese liegen bislang noch nicht vor. Allerdings scheint ein positiver Effekt der Implantate auch auf den Rückenschmerz nachweisbar zu sein (Senegas 2002). Darüber hinaus konnte auch eine zumindest partielle Regenerationsfähigkeit degenerativ veränderter Bandscheiben nach Implantation eines interspinösen Implantates festgestellt werden (Senegas 2002).

— Minderung der Facettengelenkkontaktflächen,
— Druckentlastung in den Facettengelenken

> **! Wichtig**
>
> Interspinöse Implantate dürfen zumindest im Modellversuch zu keiner significant erhöhten axialen Belastung in den Nachbarsegmenten führen.

Beschleunigung des degenerativen Aufbrauchs von Nachbarsegmenten nicht zu befürchten

Weder in benachbarten Bandscheiben (Swanson 2003) einer implantierten Etage noch in benachbarten Facettengelenken (Wiseman 2003) konnte eine vermehrte Druckbelastung festgestellt werden. Dies würde bedeuten, dass mit einer beschleunigten Degeneration von benachbarten Zwischenwirbelsegmenten – wie nicht selten nach Fusionsoperationen beobachtet – nicht zu rechnen ist.

> **! Wichtig**
>
> Der Eingriff ist prinzipiell reversibel.

Das heißt, der Ausbau dieses Implantates ist problemlos möglich und **hinterlässt nahezu keinerlei gravierende strukturelle Veränderungen an der Wirbelsäule**. Letztlich stehen in diesen Ausnahmefällen dann weiterhin alle anderen operativen Optionen zur Verfügung.

Ob diese neue Therapieform sich langfristig und auf breiter Basis durchsetzten wird, kann zum jetzigen Zeitpunkt nicht beantwortet werden. Hier spielen sicherlich neben den noch abzuwartenden Langzeitergebnissen auch wirtschaftliche Faktoren eine wichtige Rolle. Der relativ einfache, aber neue pathophysiologische Ansatz der interspinösen Implantate stellt durchaus eine Bereicherung der bisherigen therapeutischen Möglichkeiten dar, weshalb diese risikoarme und minimalinvasive Operationsmethode unserer Ansicht nach in Zukunft sicherlich einen festen Stellenwert zwischen konservativer und operativer Therapie in Fällen sonstig behandlungsrefraktärer lumbaler Facettensyndrome erlangen wird.

4.4   Operative Therapie

4.4.1   Operative Therapie des Facettenganglions

Indikationsstellung

Unstrittig ist die **Indikation** zur operativen Intervention bei:
- konservativer Therapieresistenz,
- akuten, funktionell gravierenden Paresen,
- einem Cauda-Syndrom oder
- einer Myelopathie.

Technisches Vorgehen

Mikroinvasive interlaminäre Fensterung als operativer Standard

Favorisiert wird eine interlaminäre Fensterung mit Resektion der Juxtafacettenzyste und mediale Anteile der inneren Gelenkfacette (zur Dekompression) in mikrochirurgischer Technik. Wie bereits in ► Kap. 2.11 erwähnt, scheint für die Entstehung des Ganglions eine Segmentinstabilität doch ein wesentlicher kausaler Faktor zu sein. Deshalb hat es absolute Priorität, das eigentliche Facettengelenk und die dorsale knöcherne und ligamentäre Zuggurtung nicht zu destruieren, um eine (weitere) Destabilisierung des Segmentes durch den operativen Eingriff selbst zu vermeiden.

❶ Wichtig

Ausgedehnte, dekomprimierende Verfahren wie eine Laminektomie sollten in aller Regel nicht zur Anwendung kommen.

So konnte Epstein (2004) nachweisen, dass bei nahezu einem Drittel seiner Patienten eine Zunahme der Instabilität bei koexistenter Pseudospondylolisthese von I° zu II° nach Laminektomie auftrat. Durch die Wirbelbogenresektion wurden 2 Jahre postoperativ gute und exzellente Ergebnisse in etwa 60 % der Fälle erzielt.

Ist eine ausgiebige Dekompression des Spinalkanales erforderlich, so sind Verfahren wie die bilaterale interlaminäre Fensterung (❏ Abb. 4.37) oder die bilaterale Dekompression (»undercutting«) über einen unilateralen Zugang (❏ Abb. 4.38 a, b) zu bevorzugen (Spetzger et al. 1999). Die Integrität der vorderen Säule sollte aus Stabilitätsgründen ebenfalls möglichst intakt gelassen werden. Allerdings kann das gleichzeitige Vorliegen eines symptomatischen Bandscheibenvorfalles hier zur Ausnahme zwingen. Rein intraforaminal gelegene Juxtafacettenzysten können über einen lateralen, mikrochirurgischen Zugang (Reulen et al. 1987) ebenfalls sicher reseziert werden. Auch die Kombination der interlaminären Fensterung mit dem lateralen Zugang unter Erhaltung der Facettenstabilität ist bei intraspinal-intraforaminaler Zystenlokalisation möglich.

Intraoperative Probleme

Intraoperativ kann es in nicht wenigen Fällen zu einem **unbemerkten Zystenkollaps** bereits bei der Durchführung der interlaminären Fensterung kommen, so dass die eigentliche Raumforderung dann nicht mehr erkennbar ist. Außerdem ist bei bereits eröffneter Zyste eine **Verwechselung der Zysteninnenwand mit der Duraoberfläche möglich**, was dann zu Schwierigkeiten bei der Präparation der nervalen Strukturen Anlass geben kann, besonders bei Adhärenz der Zyste an der Dura. Deshalb sollte zur optimalen Darstellung des Situs vorzugsweise ein etwas größerer Zugang gewählt werden (Freiberg et al. 1994), um die Präparation und Dekom-

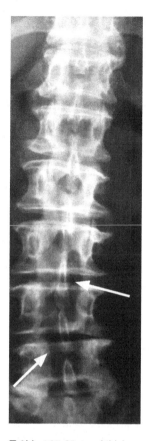

❏ **Abb. 4.37.** Röntgenbild der LWS im a.p.-Strahlengang nach knöcherner Dekompression in Höhe L3/L4 links und L4/L5 rechts mit jeweils erfolgter kompletter Hemilaminektomie (Pfeil)

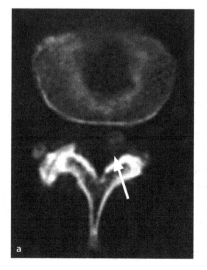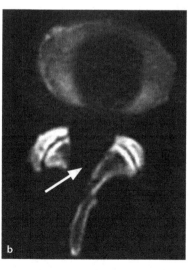

❏ **Abb. 4.38. a** Postmyelographisches CT im horizontalen Schnittbild mit schemenhaft erkennbarer Juxtafacettenzyste (Pfeil). Die Cauda ist nach links verlagert und maximal eingeengt. **b** Postoperatives Computertomogramm nach Resektion der Zyste und bilateraler Dekompression (Pfeil) der Cauda über einen unilateralen Zugang

pression der Cauda equina bzw. der Nervenwurzel »im Gesunden« beginnen zu können.

> ❗ **Wichtig**
> Wenn alle Kriterien beachtet werden, lassen sich gute bis exzellente operative Ergebnisse erzielen.

Analyse der Segmentstabilität

Dennoch gehört bei Vorliegen einer Juxtafacettenzyste immer auch eine sorgfältige **Analyse der Segmentstabilität** zur gewissenhaften präoperativen Vorbereitung. Sicherlich wird nicht in jedem Fall einer leichten Pseudospondylolisthese unbedingt auch eine Fusion erforderlich sein. Es ist aber umso wichtiger, die **tragenden dorsalen und ventralen Elemente intakt zu lassen** und den Patienten im Rahmen der präoperativen Vorbereitung über das mögliche Risiko einer Zunahme der Instabilität aufzuklären.

> ❗ **Cave**
> In der Literatur wird das Auftreten einer behandlungsbedürftigen Instabilität nach Entfernung einer Juxtafacettenzyste anzahlmäßig als eines der größten Risiken im Gefolge dieser Operation angegeben.

Primäre Fusionstherapie bei Olisthese um mehr als 3–4 mm bzw. Zunahme der Instabilität in der Röntgenfunktionsaufnahme

Auch deshalb ist bei einer eindeutigen Instabilität, d. h. im Falle **eines Wirbelgleitens um mehr als 3–4 mm** oder einer **eindeutigen Zunahme der Olisthese in den Röntgenfunktionsaufnahmen**, in der Regel eine primäre Fusionsoperation zu empfehlen. Ein weiterer zu beachtender Faktor, der für eine gleichzeitige Spondylodese spricht, ist eine lange Rückenschmerzanamnese, da in diesen Fällen durchaus von einer symptomatischen Instabilität ausgegangen werden kann.

Persistierende Rückenschmerzen nach alleiniger Zystenresektion wurden in bis zu über 20 % angegeben (Sabo et al. 1996). Sie könnten ebenfalls Ausdruck einer fortbestehenden symptomatischen Instabilität sein.

Art der Fusionstechnik

> ❗ **Wichtig**
> Die **Art der Fusionstechnik** sollte sich zunächst danach richten, mit welchem Verfahren der Operateur vertraut ist.

Bei Patienten unter 60 Jahren v. a. PLIF als Standard

Zum anderen sind natürlich die patientenbezogenen Daten (Alter, Knochenqualität, Ausmaß der Instabilität, Begleiterkrankungen u. a.) ebenfalls zu berücksichtigen. Bei **jüngeren Patienten** (Operationsalter <60 Jahre) mit guter Knochenqualität und eindeutiger Instabilität sollte die Spondylodese neben einer dorsalen Stabilisierung (Fixateur interne mit posterolateraler Fusion) immer auch die vordere Säule mit einbeziehen. Bei bereits gegebenem dorsalen Zugang zur Zyste bietet sich hierzu primär eine PLIF-Technik an; aber auch eine transforaminale lumbale Interbody-Fusion oder ein ventrales Vorgehen sind sicherlich adäquate Alternativen. Bei **älteren, multimorbiden Patienten** sind auch Versteifungsverfahren geringeren Ausmaßes vertretbar, um die Dauer des Eingriffes und damit das operative Risiko zu reduzieren. Hier seien vor allem die rein dorsale Spondylodese mittels Fixateur interne und die translaminäre, transartikuläre Verschraubung, jeweils mit posterolateraler Fusion (■ Abb. 4.39 a, b) zu nennen. Ob hier auch dynamische Stabilisierungstechniken (z. B. Dynesis; ■ Abb. 4.40 a, b) erfolgreich eingesetzt werden können, wird sich in Zukunft zeigen.

Die in der Literatur veröffentlichen Ergebnisse beruhen allein auf retrospektiven Auswertungen und relativ kleinen Fallzahlen, so dass sich ein Vergleich auch angesichts unterschiedlichen Managements und meist deutlich differerierender OP-Methoden nur schwer durchführen lässt. Eine Ausnahme in Bezug auf die Fallzahl stellt lediglich die Arbeit von Lyons et al. (2000) dar, die über 194 Patienten mit Juxtafacettenzysten berichteten. Hier wurden exzellente postoperative Ergebnisse in über 90 % nach Laminektomie präsentiert, obwohl in der Hälfte der Fälle eine primär zugrunde

Veröffentlichte Behandlungsergebnisse

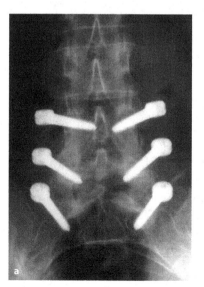
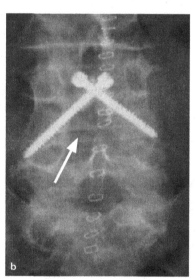

■ **Abb. 4.39 a, b.** Pseudospondylolisthese I° (Pfeil) bei Juxtafacettenzyste L4/5 rechts im seitlichen Röntgenbild der LWS (**a**). Segmentstabilisierung mittels translaminärer, transartikulärer gekreuzter Verschraubung und posterolateraler Fusion (**b**) nach erfolgter interlaminärer Fensterung rechtsseitig (Pfeil)

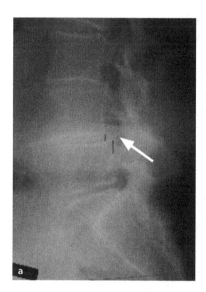
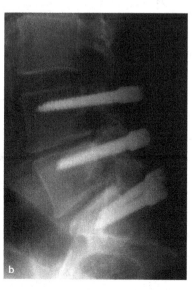

■ **Abb. 4.40 a, b.** Bisegmentale dorsale Fusion L4/L5 und L5/S1 mit Dynesis-Instrumentation im Röntgenbild. **a** a.p.-Ansicht, **b** Seitansicht

liegende Pseudospondylolisthese angegeben wurde. Dieses Ergebnis steht im Widerspruch zu den Mitteilungen von Epstein (2004), der bei einer nahezu vergleichbaren Instabilitätsrate deutlich schlechtere Ergebnisse publizierte. Außerdem ist bei Lyons et al. (2000) kritisch anzumerken, dass nur knapp 70 % seiner operierten Patienten nachuntersucht werden konnten.

Gute Resultate bei mikrochirurgischer Intervention

Die Ergebnisse der mikrochirurgischen Operation, die ja auf eine Stabilitätserhaltung abzielt, zeigen insgesamt ein recht einheitliches Bild mit guten und exzellenten Ergebnissen zwischen 80 und über 90 % der Fälle. Auch hier werden recht hohe primäre Instabilitätsraten und ein geringer Anteil an primär durchgeführten Fusionen angegeben. Dennoch scheint diese Art der Operation nur in der Ausnahme zu einer sekundären symptomatischen Pseudospondylolisthese zu führen.

❶ Wichtig
Die mikrochirurgische Operation kann primär als Methode der Wahl – bis auf wenige Ausnahmen einer eindeutigen und symptomatischen Instabilität – bezeichnet werden.

Die wesentlichen in der Literatur veröffentlichten Ergebnisse sind in ◘ Tab. 4.12 u. ◘ Tab. 4.13 zusammengefasst. Unabhängig von der OP-Methode wurden Verbesserungen motorischer Defizite postoperativ in über 80 % berichtet (Antoniadis et al. 1997, Lyons et al. 2000, Metellus et al. 2003).

◘ **Tab. 4.12.** Operative Ergebnisse: Mikrochirurgische Resektion von Juxtafacettenzysten (Literaturübersicht)

Studie (Jahr)	n	Anteil exzellenter/ guter Ergebnisse (%)	Nachuntersuchungszeitraum (Monate)	Anteil primärer Pseudospondylolisthesen (%)	Anteil primärer Fusionen
Freiberg et al. 1994	23	65/30			Keine
Sabo et al. 1996	56	75/23	120	27	11 %
Antoniadis et al. 1997	24	74	26,6		Keine
Deinsberger 1997	16	87,5	15,5		Keine
Banning et al. 2001	29	83 (n=24)	24 (n=24)	41	7 %
Ortel et al. 2003	23	83	70		Keine
Metellus et al. 2003	32	96,9			
Trummer et al. 2003	19	89/11		31 (Grad I)	Keine

◘ **Tab. 4.13.** Operative Ergebnisse: Resektion von Juxtafacettenzysten mittels Laminektomie (Literaturübersicht)

Studie (Jahr)	n	Anteil exzellenter/ guter Ergebnisse (%)	Nachuntersuchungszeitraum (Monate)	Anteil primärer Pseudospondylolisthesen (%)	Anteil primärer Fusionen
Lyons et al. 2000	194	91 (n = 134)	>6 (n = 134)	50 (n = 147)	9 %
Epstein 2004	80	~60	24	43	Keine

Chirurgische Komplikationen

Chirurgische Komplikationen nach Resektion von Juxtafacettenzysten (○ Tab. 4.14) sind insgesamt relativ **selten**. Eine sich sekundär entwickelnde oder zunehmende symptomatische Instabilität scheint, wie bereits oben erwähnt, eines der zahlenmäßig größten Risiken zu sein. Je nach Verfahren kann sie in bis zu 20 % der Fälle auftreten. Aufgrund einer möglichen Adhärenz der Juxtafacettenzysten an der Dura kann das Risiko eines Duraeinrisses im Vergleich zu einer Bandscheibenoperation leicht erhöht zu sein.

Lokale Zystenrezidive werden nur sehr selten beschrieben. Das Auftreten sekundärer Juxtafacettenzysten kontralateral oder in einem benachbarten Segment ist demgegenüber etwas häufiger.

Größtes Operationsrisiko: zunehmende symptomatische Instabilität

Rezidive selten

4.4.2 Fusionseingriffe

Sollten im Falle chronisch persistierender Beschwerdebilder bei lumbaler Facettenproblematik alle konservativen und minimal invasiven Therapieformen nicht zum Erfolg führen, bleibt als letzte therapeutische Möglichkeit die **operative Stabilsierung in Form einer Arthrodese** der betroffenen Facettengelenke durch eine Fusion des Bewegungssegmentes. Dieser

○ **Tab. 4.14.** Komplikationen nach operativer Resektion von Juxtafacettenzysten (Literaturübersicht)

Studie (Jahr)	Duraleck	Diszitis	Hämatom/ Serom	Rezidiv	Zyste kontra-lateral oder anderes Segment	Sekundäre symptoma-tische Instabilität	Neurologische Verschlechte-rung
Sabo et al. 1996				1/56	3/56	2/56	
Lyons et al. 2000 (Laminek-tomie)	3/194	1/194	2/194			4/194 (?)	
Banning et al. 2001	3/29			1/29		2/29	
Oertel et al. 2003	2/27			1/27			1/27 (passager)
Pirotte et al. 2003					5/46		
Epstein 2004 (Laminek-tomie)						16/80	

Eingriff kann in **unterschiedlichen Techniken** von dorsal, kombiniert von dorsal und ventral, mit oder ohne zusätzliche instrumentierte Stabilisation oder sogar in perkutaner Technik erfolgen.

Die ersten Fusionen aufgrund chronischer Schmerzbilder im Bereich der Lendenwirbelsäule wurden bereits in den 20er Jahren des letzten Jahrhunderts (Campbell 1922, Smith-Petersen u. Rogers 1926) durchgeführt. Leider brachte auch dieser Eingriff in vielen Fällen nicht den gewünschten Erfolg. Zusätzlich entstehen durch die Versteifung eines Wirbelsäulenabschnittes weitere iatrogene Probleme wie die Belastung der benachbarten Bewegungssegmente ober- und unterhalb der Fusion, des Weiteren eine Beeinträchtigung gesunder Strukturen (Muskulatur, Facettengelenk oberhalb der Fusionsstrecke) durch die eingebrachten Implantate. Außerdem gilt es zu berücksichtigen, dass der Eingriff selbst in den Bereich der großen Wirbelsäulenchirurgie einzuordnen ist (4–6 Stunden für eine dorsoventrale Fusion mit Beckenspanentnahme) und somit an sich schon deutliche Operationsrisiken in sich birgt.

🛈 Wichtig

Die Entscheidung für oder gegen eine Fusionsoperation muss sorgfältig mit dem Patienten besprochen und abgewogen werden.

Indikationsstellung zur Fusion zurückhaltend

Spätestens zu diesem Zeitpunkt sollte sich der behandelnde Arzt auch weitgehend sicher sein, dass nicht der psychosoziale Hintergrund, sondern tatsächliche somatische Aspekte (▶ Kap. 3.5 u. 3.6) die Ursache für die Beschwerden des Patienten sind. Nachemson bemerkte bereits zur Gründerversammlung der International Society for the Study of the Lumbar Spine im Jahre 1974, dass eine **Fusionsoperation bei degenerativen Erkrankungen für die Mehrzahl der Patienten nicht die Behandlungsmethode der Wahl** sein kann. Trotz der äußerst kontrovers geführten Diskussion in den letzten 20 Jahren nimmt die Anzahl der lumbalen Fusionsoperationen ständig zu. Ebenso steigt die Zahl der instrumentellen Fusionssysteme, die von der Industrie kommerziell vertrieben werden, rapide an.

Nicht-instrumentierte Fusionen
Dorsale Fusion

Die Geschichte der dorsalen Wirbelsäulenfusionen reicht in der Neuzeit zurück bis zum Jahr 1891, als Berthold Hadra aus Galveston Dornfortsätze an der Halswirbelsäule mit einer Zerklage verdrahtete. Lange (1910) befestigte zunächst Zelluloidstäbe mit Seidenfäden an den Dornfortsätzen, später benutzte er dann Metallstäbe mit Drähten. Die ersten Fusionen in größerem Stil erfolgten von Albee und Hibbs in New York unabhängig voneinander (Albee 1911). Ersterer spaltete die Dornfortsätze und legte in diese Nut zwischen ihre beiden Hälften Tibiaspäne ein. Hibbs (1911) dekortizierte die Laminae und verwandte später auch Knochenspäne, die er in den Bereich der angefrischten knöchernen Wirbelbogengelenke anlegte. 1933 veröffentlichte Ghormley seine Fusionstechnik durch Anlage eines autologen Knochentransplantates aus dem Beckenkamm. Bosworth (1942, 1945) nutzte die Dornfortsätze zur Stabilisation, indem er zwischen diese unter Distraktion einen H-Span einbrachte, der sich dann in Normalstellung verklemmte.

Verschiedene Untersuchungen in der Literatur belegten im Gefolge einer posterioren Fusion eine **Pseudarthrosenrate zwischen 8 % und 49 %** (Thompson u. Ralston 1949, Weber u. Peyer 1974). Entsprechend groß ist auch die Spannweite der erreichten guten klinischen Ergebnisse von 55 % bis zu 98 % (Howorth 1964, Weber u. Peyer 1974). Die hohe Pseudarthrosenrate wird mit den schlechten Revaskularisationsbedingungen für den eingebrachten Knochen im Knochenlager erklärt (MacNab u. Dall 1971). Außerdem wurden bei den implantierten Kortikalisspänen Ermüdungsbrüche, bei den Tibiaspänen gelegentlich Frakturen an der Entnahmestelle beobachtet. Zusätzlich kam es im Zuge der posterioren Spondylodese nicht selten zu einer reaktiven Verdickung der Wirbelbögen, welche in der Folgezeit mehr Last aufnehmen müssen. Dies kann dann zu einer sekundären Wirbelkanalstenose mit konsekutiver Eineingung des Spinalkanales und Nervenwurzelirritationen führen (MacNab u. Dall 1971, Newman 1973, Brodsky 1976).

Hohe Pseudarthrosenrate

Posterolaterale Fusion

Neben den rein posterioren Fusionen wurden auch andere Spondylodesekonzepte entwickelt. Campbell (1927) beschrieb die knöcherne **Versteifung im Bereich der Proc. transversi** (posterolateral), was die Stabilsierungsrate deutlich erhöhte und vom biomechanischen Aspekt als wohl mit die beste Technik anzusehen ist (Overton 1955, Rolander 1966, Selby 1986, 1990). Diese dann in der Folge von Watkins (1953, 1959) und Wiltse et al. (1968) propagierte Technik bietet noch weitere **Vorteile**: Durch die weit lateral liegende Fusionsstrecke bleiben die Dornfortsätze mit den Ligg. interspinalia et supraspinalia in aller Regel unversehrt. Im lateralen Teil ist durch die gute Durchblutung der Muskulatur, der Querfortsätze sowie der lateralen Facetten und Bogenanteile ein doppelt so breites und biologisch hochwertigeres Implantatlager vorhanden (MacNab u. Dall 1971). Außerdem tritt im Falle einer lateralen Fusion nicht das Spätproblem einer sekundären Spinalkanalstenose auf. Ein weiterer Vorteil dieser Fusionsmethode ist die Tatsache, dass diese nicht mit den gängigen Instrumentationstechniken zur zusätzlichen internen Fixation interferiert. Weitere intraspinale Eingriffe sind ohne Weiteres möglich. Aus diesen Gründen wird seit vielen Jahren die posterolaterale Fusion von vielen Operateuren bevorzugt (Watkins 1959, 1964, Wiltse 1968). Die **Pseudarthrosenrate** mit dieser Technik variiert **zwischen 7 % und 36 %** (Watkins 1959, MacNab u. Dall 1971).

Pseudarthrosenrate nicht unerheblich

Interkorporelle Fusion

Als weitere Möglichkeit einer segmentalen Wirbelsäulenstabilisierung wurde die **interkorporelle Verblockung** vorgeschlagen. Diese wurde zunächst von Capener (1932) über einen ventralen Zugangsweg durchgeführt. Später beschrieb Cloward (1953) seine dann nach ihm benannte vordere **interkorporelle Spondylodese**.

Die erste größere Serie über ventrale interkorporelle Verblockungen publizierten Lane u. Moore (1948). Bei dieser Technik blieben die dorsalen Strukturen intakt. Ebenfalls wird bei diesem Vorgehen eine Ablösung und Denervierung der Rückenstreckmuskulatur vermieden (Harmon 1966).

Aufgrund des ventralen
Zugangsweges erhöhte
Kompliaktionsrate

Aufgrund des ventralen Zuganges birgt diese Technik jedoch erhebliche methodenimmanente Gefahren und Komplikationsmöglichkeiten in sich. So belegt die Literatur folgende **Verletzungen** bzw. **Störungen**:

- iatrogene iliakale Gefäße und Nerven,
- retrograde Ejakulationsstörungen,
- motorische Lähmungen,
- das Auftreten eines Ileus und
- auch eines Platzbauches.

Ebenfalls nicht unerhebliche
Pseudarthrosenrate

Bezüglich des **Pseudarthrosenrisikos** ergeben sich im Vergleich zu den posterioren oder posterolateralen Techniken keinerlei Vorteile (10–60 % Fehlverheilungen). Im Vergleich hierzu scheint die dorsale interkorporelle Fusion nach Cloward zumindest bezüglich der Komplikationsrate von Vorteil zu sein. Die berichtete geringe Pseudarthrosenrate von nur 5 % (Cloward 1953) konnte von anderen Autoren mit Fehlverheilungen in 40,9 % und 60 % jedoch nicht bestätigt werden (Adkins 1955, Dommisse 1959, Samini 1974).

Instrumentierte Fusion
Dorsale Fusionsprinzipien

Bei allen bisher beschriebenen nicht-instrumentierten Techniken verbleibt – wie oben beschrieben – eine mehr oder weniger hohe Pseudarthrosenrate, was zur Forderung nach einer zusätzlichen Ruhigstellung des entsprechenden Wirbelsäulenabschnittes durch eine Osteosynthese (Instrumentation) Anlass gab. Zunächst wurden hierfür an den Dornfortsätzen angebrachte Platten verwendet (King 1948). Weitere Verbesserungen wurden durch die bekannten Instrumentationen nach Luque, Harrington oder Hartshill erreicht (Harrington u. Tullos 1971, Harrington u. Dickson 1976, Luque 1982, Dove 1986). Die durch Haken und Drähte an den Wirbelbögen oder Dornfortsätzen verankerten Systeme wurden in der Folge dann durch intrapedikuläre Verankerungssysteme ersetzt. Hier standen zunächst Plattensysteme im Vordergrund, die über Pedikelschrauben über den Gelenkfortsätzen verankert wurden (Roy-Camille u. Berteaux 1976, Louis 1986). Bei diesen Systemen war die noch fehlende Winkelstabilität zwischen Pedikelschraube und Längsträger von Nachteil. Über eine winkelstabile Instrumentierung wurde schließlich erstmalig in Form des Fixateurs interne von Dick 1984 berichtet. Ausgehend von dieser Methode wurden später weitere winkelstabile Fixationssysteme zur klinischen Anwendung gebracht (Krag et al.1986, Kluger u. Gerner 1988, Olerud et al.1988).

Operationsziel: Vergröße-
rung des Querschnittes der
Foramina und des Spinal-
kanalvolumens

Mit der instrumentierten Fusion eines degenerativ veränderten Wirbelsäulenabschnittes wird angestrebt, durch Flexion und Distraktion des Segmentes den Querschnitt der Foramina und das Volumen des Spinalkanales zu vergrößern und eine Retention in der erreichten Stellung bis zur abschließenden soliden, ossären Fusion zu gewährleisten (❐ Abb. 4.41–4.43). **Die Vorteile dieser Operationsmethode** werden wiederum durch **folgende Nachteile** »erkauft«:

- möglicher Implantatbruch mit der Notwendigkeit der Nachoperation,
- Möglichkeit einer allergischen Reaktion auf das eingebrachte Metall,
- Gefahr von Nerven- und Gefäßverletzungen beim Einbringen der Pedikelschrauben.

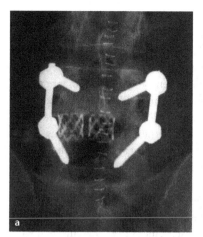
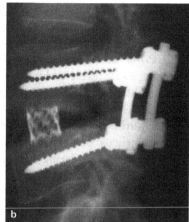

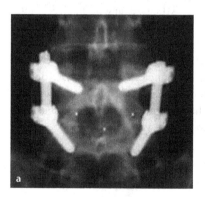
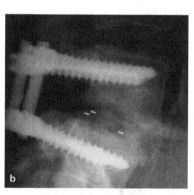

Abb. 4.41 a, b. Monosegmentale dorsoventrale Fusion L4/L5 im Röntgennativbild bei Bandscheibendegeneration mit überlastungsbedingter Instabilität und schmerzhaftem Facettensyndrom. **a** a.p.-Ansicht, **b** Seitansicht

Abb. 4.42 a, b. Rein dorsale Fusion mit Fixateur interne und einem transforaminal eingesetzten Cage im Röntgennativbild (Fusionsergebnis 3 Monate postoperativ). **a** a.p.-Strahlengang, **b** seitlicher Strahlengang

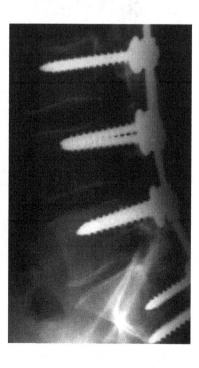

Abb. 4.43. Mehrsegmentale dorsale Fusion (L3–L5) mit dem USIS-Instrumentarium bei Bandscheibendegeneration in mehreren Etagen und nachfolgender schmerzhafter Überlastungsproblematik der lumbalen Facettengelenke (Röntgennativbild im seitlichen Strahlengang)

Perkutane Fusion

Operatives Vorgehen in zwei Schritten

Als besonders schonendes Verfahren haben Leu u. Schreiber (1991) die perkutane Fusion im Bereich der lumbalen Wirbelsäule in Europa eingeführt. Zunächst wird ein **dorsaler Fixateur externe** appliziert. Seine Verankerung in die fraglich schmerzauslösenden Bewegungssegmente erfolgt über modifizierte Schanz-Schrauben, die unter BV-Kontrolle perkutan in die Bogenwurzeln eingebracht werden. An diesen Schraubenverankerungen wird der Rahmen des Fixateur externe befestigt und das Bewegungssegment temporär immobilisiert (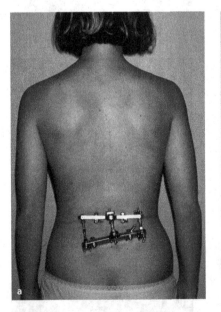 Abb. 4.44 a, b). Wenn durch diese Ruhigstellung ein Rückgang oder gar ein Verschwinden der Symptomatik erreicht werden kann, wird in einer **zweiten Sitzung** die **perkutane interkorporelle Fusion** des betroffenen Bewegungssegmentes durchgeführt. Diese erfolgt dann in der **biportalen Technik**, die von Schreiber et al. (1989), von Leu (1990) und von Leu u. Schreiber (1991) beschrieben wurde. Bei diesem Vorgehen wird über posterolaterale Zugänge von einer Seite ein Diskoskop, von der anderen Seite ein Arbeitszugang in die degenerativ veränderte Bandscheibe platziert. Nach Ausräumung des Zwischenwirbelraumes unter Sicht und zusätzlicher BV-Kontrolle werden die knöchernen Grund- und Deckplatten der angrenzenden Wirbelkörper angefrischt und der Intervertebralraum mit Beckenkammspongiosa aufgefüllt. Der dorsale Fixateur externe verbleibt bis zur knöchernen Durchbauung des Segmentes. Langzeitergebnisse oder vergleichende Studien mit anderen Fusionsverfahren liegen hier bisher jedoch noch nicht vor.

▣ Abb. 4.44 a, b. Temporäre perkutane Fusion im unteren LWS-Bereich mit Fixateur externe. **a** Ansicht von hinten, **b** Seitansicht

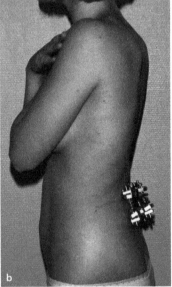

Begutachtungsrichtlinien

Im Falle schmerzhafter Affektionen der lumbalen Facettengelenke wird in einigen Fällen eine sozialmedizinische Bewertung der gesundheitlichen Situation erforderlich. Die jeweilige gutachterliche Einschätzung für die unterschiedlichen Kostenträger und Versicherungen verlangt – neben dem klinischen Fachwissen um die einzelnen Krankheitsbilder und deren Verläufe – eine hohe Fachkompetenz. So differieren in unserem Gesundheitswesen die einzelnen Bewertungsrichtlinien – je nach Anspruchsvoraussetzung – teilweise erheblich.

5.1　Gesetzliche Krankenversicherung

Lohnfortzahlung im Krankheitsfall über maximal 18 Monate

Im Falle einer **Arbeitsunfähigkeit** hat der gesetzlich Krankenversicherte Anspruch auf eine Lohnfortzahlung durch den Arbeitgeber von bis zu 6 Wochen. Ist zu diesem Zeitpunkt immer noch keine Arbeitsfähigkeit gegeben, kann bis zu 18 Monate von der gesetzlichen Krankenkasse – bei regelmäßiger Überprüfung der gesundheitlichen Situation durch den medizinischen Dienst der Krankenkassen (MdK) – Übergangsgeld gewährt werden. Entscheidend für die Beurteilung der Arbeitsfähigkeit ist die Frage, ob der betroffene Patient in seiner zuletzt ausgeübten Tätigkeit wieder voll leistungsfähig ist oder nicht. Die Möglichkeit einer teilweisen (evt. nur stundenweisen) Arbeitsfähigkeit existiert nicht.

Bei vorübergehenden oder bleibenden Beeinträchtigungen infolge von Schädigungen der lumbalen Facettengelenke spielen in erster Linie eine wichtige Rolle:

- klinisch fassbare funktionelle Defizite der Rumpfwirbelsäule (v.a. Ante- und Reklination sowie Lateralflexion, weniger die Rotation),
- mögliche muskuläre Reizzustände,
- evtl. auch begleitende neurologische Irritationen oder gar Ausfälle.

Persistierende radikuläre Irritationen schränken das Leistungsvermögen erheblich ein

Liegen heftige lumbalgieforme Beschwerdebilder vor mit radikulären Irritationen, so ist in aller Regel von einer weitgehend aufgehobenen Belastbarkeit des Achsenorganes auszugehen. Demgegenüber sind bekanntermaßen radiologisch fassbare degenerative Aufbrauchserscheinungen alleine – bei klinisch oft blander kompensierter Situation – für die Fortattestierung von Arbeitsunfähigkeit nicht entscheidend.

❗ Wichtig

Die ärztliche Einschätzung wird häufig durch mehr oder weniger objektivierbare, überwiegend subjektiv gefärbte Beschwerdeangaben durch den betroffenen Patienten deutlich erschwert, vor allem bei psychosomatisch überlagerten Störungen.

5.2 Private Krankenversicherung

Die private Krankenversicherung gewährt, je nach individuell abgeschlossenem Vertrag, **Tagegeldzahlungen** in unterschiedlicher Höhe bis zum Wiedereintritt der Arbeitsfähigkeit, wobei für die ärztliche Beurteilung hier ebenfalls in erster Linie die körperlichen Belastungen in der zuletzt ausgeübten beruflichen Tätigkeit zugrunde gelegt werden. Die sozialmedizinische Bewertung wird – bei aufscheinenden Zweifelsfällen – durch eine gutachterliche Einschätzung beratender Fachärzte vorgenommen. In der Regel wird eine Weitergewährung von Tagegeldzahlungen abgelehnt, wenn der betroffene Patient seine letzte berufliche Tätigkeit zumindest teilweise wieder aufnehmen kann.

Berufsunfähigkeit wird attestiert, wenn:

- eine berufliche Reintegration aufgrund erheblicher persistierender Beeinträchtigungen ausgeschlossen ist,
- der Erkrankte nicht mehr in der Lage ist, zumindest 50 % seiner beruflichen Aufgaben wahrzunehmen.

> ❗ **Wichtig**
> Eine Berufsunfähigkeit schließt die Weiterzahlung von Krankentagegeld aus.

Im Falle eines lumbalen Facettensyndroms ist dies nur bei schwersten Störungen und im Falle einer erheblichen beruflichen Belastung der Rumpfwirbelsäule (z. B. beim Heizungsbauer, Gießereiarbeiter, Maurer u. ä.) anzunehmen.

Tagegeldgewährung nur bei völlig aufgehobener Belastbarkeit im zuletzt ausgeübten Beruf

5.3 Gesetzliche Rentenversicherung

Die gesetzliche Rentenversicherung (BfA, LVA) leistet vorzeitige Rentenzahlungen, wenn ein erkrankter Patient nicht mehr sinnvoll in das allgemeine Erwerbsleben reintegriert werden kann – finanzielle Leistungen können vorübergehend (auf Zeit) oder auf Dauer gewährt werden.

Die hierfür zugrunde liegende individuelle sozialmedizinische Bewertung wird in aller Regel im Rahmen eines **fachärztlichen Gutachtens** vorgenommen. Auch hier ist die aktuelle klinische Situation der Rumpfwirbelsäule mit evtl. gegebenen funktionellen Defiziten, muskulären Irritationen und lokalen Reizzuständen, neurologischen Ausfallserscheinungen u. a. ausschlaggebend. Eingeschätzt wird einerseits, ob im zuletzt ausgeübten Beruf wieder eine teilweise oder volle Belastbarkeit gegeben ist oder nicht. In den meisten Fällen ist – selbst bei deutlichen persistierenden Störungen – von einer Verweisbarkeit auf dem sog. allgemeinen Arbeitsmarkt auszugehen. In diesem Zusammenhang gibt der Fachgutachter eine Bewertung des verbliebenen Restleistungsvermögens ab. Hier wird zunächst überprüft ob **zeitliche (quantitative) Beeinträchtigungen** gegeben sind:

- vollschichtig, d. h. über 6 Stunden tgl. körperlich einsetzbar,
- nur noch teilschichtig 3–6 Stunden tgl. belastbar,
- nur noch weniger als 3 Stunden tgl. auf dem Arbeitsmarkt belastbar.

Die Restbelastbarkeit wird lediglich für den sog. allgemeinen Arbeitsmarkt bewertet

Im Weiteren erfolgt eine sozialmedizinische Überprüfung, ob vorübergehend oder auf Dauer von **qualitativen Beeinträchtigungen** auszugehen ist:

- schwere/mittelschwere/leichte Tätigkeiten,
- spezielle Einschränkungen der Körperhaltung, v. a. im Hinblick auf spezielle wirbelsäulenbelastende Bewegungsmuster, des Hebens und Tragens von Lastgewichten oder des beruflichen Umfeldes,
- die Notwendigkeit längerer Arbeitspausen u. a. m.

Abgegeben wird die Einschätzung des **negativen Leistungsbildes** (Was kann der Patient nicht mehr?) und eines **positiven Leistungsbildes** (Was ist dem Patienten nicht nur vorübergehend noch zuzumuten?). Hier spielen auch die Befunde der bildgebenden Diagnostik der BWS und v. a. der LWS eine wichtige Rolle.

Im Falle eines lumbalen Facettensyndroms meist nur qualitative Beeinträchtigungen des Restleistungsvermögens gegeben

Im Falle degenerativer Affektionen der unteren LWS sind nur in wenigen Ausnahmefällen quantitative Einschränkungen des körperlichen Restleitungsvermögens begründbar. Auch die sog. **Wegefähigkeit** des Betroffenen (Wegstrecken von minimal 500 m müssen zumindest 4-mal tgl. ohne größere Probleme zu bewältigen sein) ist in aller Regel erhalten, so dass Erwerbsunfähigkeit nicht zu diskutieren ist.

5.4 Gesetzliche Unfallversicherung

Prozentuale Bewertung bleibender Defizite durch die Berufsgenossenschaft

Die noch auf Bismarck zurückgehende gesetzliche Unfallversicherung (**Träger: Berufsgenossenschaften**) entschädigt im Falle eines Unfallgeschehens während der Arbeit oder auf dem Hin- bzw. Rückweg zur/von der Arbeitsstelle unfallbedingte bleibende funktionelle Defizite. Deren Gradierung erfolgt grundsätzlich prozentual (meist in 10er Schritten) als sog. Minderung der Erwerbsfähigkeit (MdE). Die jeweilige Höhe ist tabellarisch vorgegeben.

Funktioneller Zustand der Rumpfwirbelsäule als entscheidendes Kriterium

Im Bereich der Rumpfwirbelsäule werden – z. B nach Wirbelkörper- oder Wirbelbogenfrakturen – in erster Linie **dauerhaft fortbestehende funktionelle Beeinträchtigungen** (Ante- und Reklination, Lateralflexion, Rotation), eine evtl. bestehende posttraumatische Instabilität, fehlstatisch bedingte Irritationen der Rückenstreckmuskulatur, die Notwendigkeit einer orthetischen Versorgung und letztlich der Umfang evtl. bestehender radiologisch fassbarer, traumatisch begründeter, degenerativer Veränderungen als Unfallfolgen berücksichtigt. Das subjektiv berichtete Ausmaß fortbestehender Beschwerdebilder in Ruhe oder unter Belastungsbedingungen spielt ebenso keine Rolle wie die Art der beruflichen Tätigkeit (maßgeblich ist lediglich der sog. »allgemeine« Arbeitsmarkt).

Unterschieden werden eine (meist großzügigere) Einschätzung der MdE zum Zeitpunkt des Abschlusses der Heilbehandlung mit dem erstmaligen Wiedereintritt der Arbeitsfähigkeit und die oft strengere Bewertung unter sog. Dauerrenten-Gesichtspunkten 3 Jahre nach dem Unfallgeschehen.

Eine Auszahlung erfolgt nur bei einer MdE von 20 % und mehr, bei einer geringeren MdE nur im Falle einer gleichzeitig bestehenden Stützrente.

Zu späteren Zeitpunkten muss bei beabsichtigter Höherstufung bzw. Reduzierung der MdE im weiteren Verlauf jeweils eine wesentliche Verschlechterung bzw. Verbesserung der klinischen Situation gutachterlich belegt werden.

> ❗ **Wichtig**
>
> Die finanzielle Entschädigung erfolgt durch eine **monatliche Rententeil-zahlung**, deren Höhe sich am zuletzt verdienten Gehalt orientiert.

> ℹ️ **Tipps**
>
> Eine zeitliche begrenzte oder dauerhafte Abfindung ist möglich.

Im Falle einer traumatischen Affektion im Bereich der lumbalen Facetten-gelenke ist in Einzelfällen bei gegebener Funktionsbeeinträchtigung der Rumpfmobilität eine MdE in Höhe von 10–20 % begründbar.

5.5   Private Unfallversicherung

Im Rahmen des privaten Unfallversicherungsrechtes wird für dauerhaft fortbestehende postakzidentelle körperliche Beeinträchtigungen oder Behinderungen der Rumpfwirbelsäule die Invalidität im Sinne einer blei-benden Leistungsminderung eingeschätzt, wobei – je nach Versicherungs-vertrag – evtl. die letzte berufliche Tätigkeit zugrunde gelegt werden kann. **Für die Wirbelsäule hier gilt eine prozentuale Gradierung.** Die gutach-terliche Bewertung sollte nicht vor einem Jahr und nicht später als 2 Jahre nach dem Unfallgeschehen in die Wege geleitet werden.

Letzte berufliche Tätigkeit ist für die Bewertung der Invalidität wichtig

> ❗ **Wichtig**
>
> Die gewährte finanzielle Entschädigung erfolgt in aller Regel als **einmalige pauschale Abfindung** (auch im Hinblick auf möglicherweise sich zukünftig noch ergebende Spätfolgen), nicht als monatliche Rentenzahlung.

Für die Bewertung spielen in erster Linie objektiv fassbare Bewegungstö-rungen, muskuläre Fehlfunktionen, Instabilitäten und auch entsprechende, bildgebend darstellbare, traumatisch begründete, degenerative Aufbrauch-serscheinungen die wesentliche Rolle, weniger das subjektiv empfundene Ausmaß des Schmerzempfindens.

Funktioneller Zustand der Rumpfwirbelsäule als entscheidendes Kriterium

> ℹ️ **Tipps**
>
> Wie bei der gesetzlichen Unfallversicherung sind in Einzelfällen MdE-Bewer-tungen von 10–20 % realistisch.

5.6   Schwerbehindertengesetz

Das Schwerbehindertengesetz beinhaltet Regelungen der Voraussetzun-gen für die **Inanspruchnahme spezieller Vergünstigungen für bleibend Behinderte**, z. B.:

- Kündigungsschutz,
- Einkommensteuer-Ersparnis,
- KFZ-Steuernachlass,

— evtl. unentgeltliche Beförderung im Nahverkehr,

— Zusatzurlaub u. a. m.

Ausmaß (Grad) der Behinderung als Kriterium

Von einer Schwerbehinderung ist dann auszugehen, wenn der sog. GdB (**Grad der Behinderung** als absolute Zahl, nicht als Prozentangabe!) 50 oder mehr beträgt. Bei einem GdB von 30 besteht die Möglichkeit der sog. Schwerbehinderten-Gleichstellung, um den Arbeitsplatz durch das Arbeitsamt zu sichern, wenn infolge der Behinderung ein geeigneter Arbeitsplatz ansonsten nicht mehr gefunden oder erhalten werden kann.

Die Einschätzung des GdB – abgestuft in 10er Schritten – erfolgt durch die Versorgungsämter bzw. Landesversorgungsämter individuell, wobei hier vom Bundesministerium für Arbeit und Sozialordnung tabellarisch aufgelistete Anhaltspunkte publiziert wurden (◘ Tab. 5.1). Diese berücksichtigen im Bereich der Rumpfwirbelsäule in erster Linie persistierende (nicht nur vorübergehende) funktionelle Defizite, Instabilitäten, das (bildgebende) Ausmaß möglicher altersübersteigerter degenerativer Veränderungen, weniger den Ausprägungsgrad subjektiv empfundener Beschwerdebilder.

> **❶ Wichtig**
>
> Der Einzel-GdB bewegt sich im Falle eines lumbalen Facettensyndroms in nahezu allen Fällen zwischen 10 und 20. Nur bei schwersten Störungen liegt er in Ausnahmefällen auch einmal bei 30.

Eine Addition der jeweiligen Behinderungsgrade (obere Extremitäten, Wirbelsäule, untere Extremitäten) ist nicht zulässig. Entscheidend ist der Gesamtgrad der Behinderung, unabhängig von der speziellen beruflichen Belastung.

◘ Tab. 5.1. GdB- und MdE-Einschätzung bei krankhaften Affektionen im Bereich der lumbalen Wirbelsäule. (Nach: Bundesministerium für Arbeit und Sozialordnung: Anhaltspunkte für die ärztliche Gutachtertätigkeit 2004)

Wirbelsäulenschäden im Bereich der LWS	GdB/MdE-Grad
Ohne Bewegungseinschränkung oder Instabilität	0
Mit geringen funktionellen Auswirkungen (Verformung, rezidivierende bzw. anhaltende Bewegungseinschränkung oder Instabilität geringen Grades, seltene und kurzdauernd auftretende leichte Wirbelsäulensyndrome)	10
Mit mittelgradigen funktionellen Auswirkungen in einem Wirbelsäulenabschnitt (Verformung, häufig rezidivierende bzw. anhaltende Bewegungseinschränkung oder Instabilität mittleren Grades, häufig rezidivierende und Tage andauernde Wirbelsäulensyndrome)	20
Mit schweren funktionellen Auswirkungen in einem Wirbelsäulenabschnitt (Verformung, häufig rezidivierende bzw. anhaltende Bewegungseinschränkung oder Instabilität schweren Grades, häufig rezidivierende und Wochen andauernde ausgeprägte Wirbelsäulensyndrome)	30

Anhaltende Funktionsstörungen infolge Wurzelkompression mit motorischen Ausfallerscheinungen – oder auch intermittierende Störungen bei der Spinalkanalstenose – sowie Auswirkungen auf die inneren Organe (z. B. Atemfunktionsstörungen) sind bei der MdE- bzw. GdB-Einschätzung zusätzlich zu berücksichtigen.

Bei außergewöhnlichen Schmezsyndromen können auch ohne nachweisbare neurologische Ausfallerscheinungen (z. B. Postdiskotomiesyndrom) GdB/MdE-Werte über 30 in Betracht kommen.

Ein Nachteilsausgleich (sog. **Merkzeichen**) – wie z. B. eine erhebliche Gehbehinderung (»G«), eine außergewöhnliche Gehbehinderung (»aG«) u. a. – ist im Falle eines lumbalen Facettensyndroms nicht zu erwarten.

Spezielle Merkzeichen nicht zu erwarten

Der GdB/MdE-Grad bei erworbenen Wirbelsäulenschäden (einschließlich Bandscheibenschäden, Scheuermann-Krankheit, Spondylolisthesis, Spinalkanalstenose und sog. Postdiskotomiesyndrom) ergibt sich primär aus dem **Ausmaß der Bewegungseinschränkung**, der **Wirbelsäulenverformung** und **-instabilität** sowie aus der **Anzahl der betroffenen Wirbelsäulenabschnitte**.

Der Begriff **Instabilität** beinhaltet die abnorme Beweglichkeit zweier Wirbel gegeneinander unter physiologischer Belastung und die daraus resultierenden Weichteilveränderungen und Schmerzen. Sogenannte Wirbelsäulensyndrome (Lumbalsyndrom, Ischialgie) können bei Instabilität und bei Einengung des Spinalkanales oder der Zwischenwirbellöcher auftreten.

Für die Bewertung von chronisch-rezidivierenden Bandscheibensyndromen sind aussagekräftige anamnestische Daten und klinische Untersuchungsbefunde über einen ausreichend langen Zeitraum von besonderer Bedeutung. Im beschwerdefreien Intervall können die objektiven Untersuchungsbefunde nur gering ausgeprägt sein (Bundesministerium für Arbeit und Sozialordnung: Anhaltspunkte für die ärztliche Gutachtertätigkeit 2004).

Literaturverzeichnis

Abel, M. S.: The unstable apophyseal joint: An early sign of lumbar disc disease. Skeletal. Radiol.2 (1977) 31–37

Abram, S. R.; A. A. Tedeschi; C. L. Partain; B. Blumenkopf: Differential diagnosis of severe back pain using MRI. South. Med. J. 81 (1988) 1487–1492

Adams, M. A.; W. C. Hutton: The effect of posture on the role of the apophyseal joints in resisting intervertebral compressive forces. J. Bone Joint Surg. 62B (1980) 358–362.

Adkins, E. W. O.: Spondylolisthesis. J.Bone Joint Surg.37B (1955) 48

Akkerveeken, P. F.: Pain patterns and diagnostic blocks. In: Weinstein,J.N., S.W.Wiesel (eds.): The Lumbar Spine. Saunders, Philadelphia (1990)

Albee, F. H.: Transplantation of a portion of the tibia into the spine for Pott's disease. JAMA 57 (1911) 885

Alexander, F.: Psychosomatische Medizin. Grundlagen und Anwendungsgebiete. de Gruyter, Berlin (1951)

Andersen, K. H.; K. Mosdal; K. Vaernet: Percutaneous radiofrequency facet denervation in low-back and extremity pain. Act. N eurochir. 87 (1987) 48–51

Anderson, G. B. J.: Epidemiologic aspects of back pain in industry. Spine 6 (1981) 53–57

Anderson, R.: Spinal disease from prehistory to present. Conservative care of low back pain. St.Louis, CV Mosby (1989)

Andres, K. H.; M. v.Düring: Morphology of cutaneous receptors. In: Iggo, A. (ed.): Handbook of sensory physiology. Springer Berlin, New York (1972) 3–28

Antoniadis G.; H. P. Richter; E. Kast E et al.: Juxtafacettenzysten als raumfordernde spinale Prozesse. Nervenarzt 68 (1997) 515–520

Aprill, C.: Lumbar Facet joint arthrography and injection in the evaluation of painful disorders of the low back. International Society for the Study of the Lumbar Spine (Dallas,1986) abstr.

Ayres, C. E.: Further case studies of lumbosacral pathology with consideration of the intervertebral discs and the articular facets. New Engl. J. Med. 213 (1935) 716

Badgley, C. E.: The articular facets in relation to low-back pain and sciatic radiation. J. Bone Joint Surg. 23-B (1941) 481–496.

Banerjee T.; H. H. Pittman: Facet rhizotomy. Another armamentarium for treatment of low backache. North Carolina Med. J. 37 (1976) 354–360.

Banning, C. S.; Thorell, W. E.; L. G. Leibrock: Patient Outcome after Resection of Lumbar Juxtafacet Cysts. Spine 26 (2001) 969–972

Barnsley, L.; S. Lord; N. Bogduk: Comparative local anaesthetic blocks in the diagnosis of cervical zygapophysial joints pain. Pain 55 (1993) 99–106

Bell, G. R., R. H. Rothman; R.E..Booth: A study of computer-assisted tomography. II Comparison of metrizamide myelography and computed tomography in the diagnosis of herniated lumbar disc and spinal stenosis. Spine 9 (1984) 552–556

Berges, P. U.: Myofascial pain syndromes. Postgrad. Med. 53 (1973) 161–168

Bergquist-Ullman, M.; U. Larsson: Acute low back pain in industry. Acta Orthop. Scand. (Suppl.) (1977) 170

Berlemann, U.; D. J. Jeszenszky; D. W. Buhler; J. Harms, J.: Facet joint remodeling in degenerative spondylolisthesis: an investigation of joint orientation and tropism. Eur. Spine J. 7 (1998) 376–380

Bernard, T. N.; W. H. Kirkaldy-Willis: Recognizing specific characteristics of nonspecific low-back pain. Clin. Orth. 217 (1987) 266–280

Best, B. A.; F. Guilak; L. A. Setton; W. Zhu; F. Sajed-Nejad; A. Ratcliffe; M.Weidenbaum; V. C. Mow: Compressive mechanical properties of the human anulus fibrosus and their relationship to biochemical composition. Spine 19 (1994) 212–221

Biering-Sorensen, F.: A prospective study of low back pain in a general population. Scand. J. Rehab. Med. 15 (1983) 71–79

Bischoff, H.-P.: Chirodiagnostische und chirotherapeutische Technik. Perimed, Erlangen (1988)

Boden, S.; S. Wiesel: Lumbosacral segmental motion in normal individuals. Spine 15 (1990) 571

Bogduk, N.; R. R. Munro: Posterior ramus-anterior ramus reflexes (Abstr.). Proceedings of the Australian Physiological and Pharmaclolgical Society 4 (1973) 183–184

Bogduk, N.; R. R. Munro: Dorsal ramus-ventral ramus reflexes in cathe cat and man (Abstr.). J. Anat. 118 (1974) 394

Bogduk, N.; D. M. Long: The anatomy of the so-called »articular nerves« and their relationship to facet denervation in the treatment of low back-pain. J. Neurosurg. 51 (1979) 172–177

Bogduk, N.; D. M. Long: The anatomy of the so-called »articular nerves« and their relationship to facet denervation in the treatment of low back-pain. J. Neurosurg. 51 (1979) 172–177

Bogduk, N.: Lumbar dorsal ramus syndrom. Med. J. Austr. 2 (1980) 537–541

Bogduk, N.: The anatomy and pathology of lumbar back disability. Bull. Post-Grad. Comm. Med., Sydney (1980) 2–17

Bogduk, N.; D. M. Long: Lumbar medial branch neurotomy. A modification of facet denervation. Spine 5 (1980) 193–201

Bogduk, N.; W. Tynan; A. S. Wilson: The nerve supply of the human lumbar intervertebral discs. J. Anat. 131 (1981) 39–56

Bogduk, N.: The lumbar accessory ligament. its anatomical and neurosurgical significance. Spine 6 (1981) 162–167

Bogduk, N.; W. Tynan; A. S. Wilson: The human lumbar dorsal rami. J. Anat. 134 (1982) 383–397

Bogduk, N.: The innervation of the lumbar spine. Spine 8 (1983) 286.

Bogduk, N.; R. Engel: The menisci of the lumbar zygapophyseal joints. A review of their anatomy and clinical significance. Spine 9 (1984) 454–460

Bogduk, N.; J. Macintosh; A. Marsland: Technical limitations to the efficacy of radiofrequency neurotomy for spinal pain. Neurosurg. 20 (1987) 529–535

Bogduk, N; C. Aprill; R. Derby: Diagnostic blocks of synovial joints. In: White, A. H. (ed), Spine Care. Volume One: Diagnosis and Conservative Treatment. Mosby, St Louis (1995) 298–321

Bogduk N.: Anatomy of the spine. In: White, A.H. (ed): Spine Care. Volume Two: Operative Treatment. Mosby, St Louis (1995) 809–836

Bogduk, N.: Standards for the performance of spinal injection procedure. Part 1: Zygapophysial joint blocks. ISIS Scentific newsletter 2 (1997) 54–86

Bogduk, N.; S. Holmes: Controlled zygapophysial joint blocks: the travesty of cost-effectiveness. Pain Med. 1 (2000) 24–34

Bogduk, N: Klinische Anatomie von Lendenwirbelsäule und Sakrum. Springer (2000)

Bogduk, N.; R. Engel: The menisci of the lumbar zygapophyseal joints. A review of their anatomy and clinical significance. Spine 9 (1984) 454–460

Bosworth, D. M.: Clothespin or inclusion graft for spondylolisthesis or laminal defects of the lumbar spine. Surg. Gynecol.& Obstet. 75 (1942) 593

Bosworth, D. M.: Clothespin graft of spine for spondylolisthesis and laminal defects. Am. J. Surg. 67 (1945) 61

Bradley, K. C.: The anatomy of backache. Aust. N. Z. J. Surg. 44 (1974) 227–232

Brisby H.; K. Olmarker; K. Larsson; M. Nutu; B. Rydevik: Proinflammatory cytokines in cerebrospinal fluid and serum in patients with disc herniation and sciatica. Eur. Spine J. 11 (2002) 62–66

Brodsky, A. E.: Post-laminectomy and post-fusion stenosis of the lumbar spine. Clin. Orthop.115 (1976) 130

Brown, M. F.; M. V. J. Hukkanen; I. D McCarthy; D. R. M. Redfern; J. J. Batten; H. V. Crock; S. P. F. Hughes; J. M. Polak: Sensory and sympathetic innervation of the vertebral endplate in patients with degenerative disc disease. J. Bone Joint Surg. 79-B (1997) 147–153

Brown, T.; J. S. Barr; J. C. Nemiah; H. Barry: Psychological factors in low-back pain. New Eng. J. Med. 251 (1954) 123–128

Bucknill, A. T.; K. Coward; C. Plumpton; S. Tate; C. Bountra; R. Birch; A. Sandison; S. P. F. Hughes; P. Anand: Nerve fibres in lumbar spine structures and injured spinal roots express the sensory neuron-specific sodium channels SNS/PN3 and NaN/SNS2. Spine 27 (2002) 135–140

Burn, J.; L. Langdorn: Duration of action of epidural methyl prednisolone. Amer. J. phys. Med. 53 (1974) 29

Burton, C. V.: Practical aspects of RF lesion generation. Appl. Neurophysiol. 39 (1977) 77–79

Burton, C. V.: Percutaneous radiofrequency facet denervation. Appl. Neurophysiol. 39 (1977) 80–86

Burton, C. V.;W. H. Kirkaldy-Willis; K. Yong-Hing; K. Heithoff: Causes of failure of surgery on the lumbar spine. Clin. Orthop. 157 (1981) 191

Campbell, W. C.: An operation for extra articular arthrodesis of the sacroiliac joint. Surg. Gynecol. & Obstet. 45 (1927) 218

Capener, N.: Spondylolisthesis. Br. J. Surg. 19 (1932) 374

Carrera, G. F.: Lumbar facet arthrography and injection in back pain. Wisconsin Med. J. 78 (1979) 35–37

Carrera, G. F.; V. M. Haughton; A. Syvertsen; A. L. Williams: Computed tomography of the lumbar facet joints. Radiology 134 (1980) 145–148

Carrera, G.F.: Lumbar facet joint injection in low-back pain and sciatica. Radiology 137 (1980) 665–667

Carrera, G.F.: Lumbar facet joint injection in low-back: Diagnostic test or therapeutic procedure? Radiology 151 (1984) 333–336

Cartwright, M. J.; D. G. Nehls; C. A. Carrison CA, et al.: Synovial Cyst of a Cervical Facet Joint: Case Report. Neurosurgery 16 (1985) 850–852

Cassidy, J. D.; D. Loback; K. Yong-Hing; S. Tschang: Lumbar facet joint asymmetry: intervertebral disc herniartion. Spine 17 (1992) 570–574

Castro,W. H. M.; P.V.Akkerveeken: The diagnostic value of selective lumbar nerve root block. Z. Orthop. Ihre Grenzgeb. 129 (1991) 374–379

Cavanaugh, J. M.; A. C. Ozaktay; T. Yamashita; A. Avramov; T. V. Getchell; A. I. King: Mechanisms of low back pain: a neurophysiologic and neuroanatomic study. Clin. Orthop. 335 (1997) 166–180

Cloward, R. B.: The treatment of ruptured lumbar intervertebral discs by vertebral body fusion. J. Neurosurg. 10 (1953) 154

Coan, R. M.; G. Wong, et al.: The acupuncture treatment of low back pain: a randomized controlled study. Am. J. Chin. Med. 8 (1980) 181–189

Colt, E.W.D.; S. L. Wardlaw; A. G. Frantz: The effect of running on plasma endorphin. Life Sci.. 28 (1981) 1637–1640

Conrad, M; D. Pitkethly: Bilateral Synovial Cysts Creating Spinal Stenosis. J. Comput. Assist. Tomogr. 11 (1987) 196–197

Coppes, M.H.; E. Marani; R. T. W. M. Thomeer; M. Oudega; G. J. Groen: Innervation of anulus fibrosus in low back pain. Lancet 336 (1990) 189–190

Coppes, M. H.; E. Marani; R. T. W. M. Thomeer; G. J. Groen: Innervation of »painful« lumbar discs. Spine 20 (1997) 2342–2350

Cremerius, J.: Zur Theorie und Praxis der psychosomatischen Medizin. Suhrkamp, Frankfurt (1978)

Crook, I.; E. Tunks; E. Rideaut: Defining the »chronic pain syndrom«: An epidemiological method. Paper presented on the 4th World Congress on Pain of the International Association for the Study of Pain. Seattle (1984)

Cyron, B. M.; W. C. Hutton: Articular tropism and stability of the lumbar spine. Spine 5 (1980) 168–172

Debrunner, H. U.: Schweres Heben und Tragen: Die Problematik der Wirbelsäulenschäden aus Schweizerischer Sicht. Arbeitsmed. Sozialmed. Präventivmed. 26 (1991) 199–204

Deinsberger, W; C. Schindler; D. K. Böker: Juxta-Facett-Zysten. Pathogenese, klinische Symptomatik und Therapie. Nervenarzt 68 (1997) 825–830

Dejerine, J.: Sémiologie des Affections du Systeme Nerveaux .Masson, Paris (1926)

Demirel, T.: Erfahrungen mit der perkutanen Facett-Neurektomie. Med. Welt 31 (1980) 1096

Destouet, J. M.; L. A. Gibula; W. A. Murphy; B. Monses: Lumbar facet joint injection: Indication, technique, clinical correlation and preliminary results. Radiology 145 (1892) 321

Dick, W.: Innere Fixation von Brust- und Lendenwirbelfrakturen. In: Burri, C; F. Harder; M. Jäger (Hrsgb.): Aktuelle Probleme in Chirurgie und Orthopädie. Bd. 28. Huber, Bern, Stuttgart, Toronto, (1984)

Dommisse, G. F.: Lumbo-sacral interbody spinal fusion. J.Bone Joint Surg.41-B (1959) 87

Doran, D. M. L.; D. J. Newell: Manipulation in treatment of low back pain: a multicenter study. Br. Med. J. 2 (1975) 161

Dory, M..: Arthrography of the lumbar facet joints. Radiology 140 (1981) 23–27

Dove, J.: Internal fixation of the lumbar spine – The Hartshill rectangle. Clin. Orthop. 203 (1986) 135

Doyle, A.J., M. Merrilees: Synovial Cysts of the Lumbar Facet Joints in a Symptomatic Population: Prevalence on Magnetic Resonance Imaging. Spine 29 (2004) 874–878

Dreyfuss, P.; A. C. Schwarzer, P. Lau, N. Bogduk: Specificity of lumbar medial branch and L5 dorsal ramus blocks. Spine 22 (1997) 895–902

Dreyfuss, P., et al.: Lumbar radiofrequency neurotomy for chronic zygapophysial joint pain. A pilot study using dual medial branch blocks. ISIS Scientific Newsletter 3,2 (1999) 13–31

Dunlop, R. B.; M. A. Adams; W. C. Hutton: Disc space narrowing and the lumbar facet joints. J. Bone Joint Surg. 66-B (1984) 706–710

Düring von, M.; K. H. Andres: Topography and fine structure of group III and IV nerve terminals of the cat's gastrocnemius-soleus muscle. In: Zenker, W.; W. Neuhuber (eds.): The primary afferent neuron – A survey of recent morpho-functional aspects. Plenum Press (1990) 35–41

Düring von, M.; M. Bauersachs; B. Böhmer; R. W.Veh; K. H. Andres: Neuropeptide Y- and substance P-like immunoreactive nerve fibres in the rat dura mater encephali. Anat. Embryol. 182 (1990) 363–373

Düring von, M.; B. Fricke; A. Dahlmann: Topography and distribution of nerve fibres in the posterior longitudinal ligament of the rat: an immunocytochemical and electronmicroscopical study. Cell Tissue Res. 281 (1995) 325–338

Düring von, M.; B. Fricke: Anatomische Grundlagen der Schmerzentstehung. In: Zenz, M.; I. Jurna (Hrsgb.) Lehrbuch der Schmerztherapie. Wiss. Verlagsgesellschaft (2001) 25–38

Dvorak, J.; V. Dvorak: Manuelle Medizin-Diagnostik. Thieme, Stuttgart, New York (1985)

Dvorak, J.; V. Dvorak: Checkliste Manuelle Medizin. Thieme, Stuttgart, New York (1990)

Edelist, G.; A. E. Gross; F. Langer: Treatment of low back pain with acupuncture. Can. Anaesth. Soc. J. 23 (1976) 303–306

Edgar, M. A.; J. A. Ghadially: Innervation of the lumbar spine. Clin. Orthop. 115: (1976) 35–41

Edwards, B. C.: Low back pain and pain resulting from lumbar spine conditions: a comparison of treatment results. Aust. J. Physiother. 15 (1969) 104

Epstein, N. E.: Lumbar Laminectomy for the Resection of Synovial Cysts and Coexisting Lumbar Spinal Stenosis or Degenerative Spondylolisthesis: An Outcome Study. Spine 29 (2004) 1049–55

Epstein, J. A.; B. S. Epstein; A. D. Rosenthal; R. Carras; L. S. Lavine: Sciatica caused by nerve root entrapment in the lateral recess: The superiour facet syndrome. J. Neurosurg. 36 (1972) 584–589

Fairbank, J. C.; W. M. Park; I. W. McCall; J. P. O'Brian: Apophyseal injection of local anaesthetic as a diagnostic aid in primary low-back pain syndromes. Spine 6 (1981) 598

Farfan, H. F.; J. D. Sullivan: The relation of facet orientation to intervertebral disc failure. Can. J. Surg. 10 (1967) 179–185

Farfan, H. F.: Re-orientation in the surgical approach to degenerative lumbar intervertebral joint disease. Orthop. Clin. North Am. 8 (1977) 9

Farfan, H. F.: Pathological anatomy of degenerative spondylolisthesis. Spine 5 (1980) 414

Farfan, H. F.; W. H. Kirkaldy-Willis: The present status of spinal fusion in the treatment of lumbar intervertebral joint disorders. Clin. Orthop. 158 (1981) 198

Farrel, J. P.; L. T. Twomey: Acute low back pain: comparison of two conservative treatment approaches. Med. J. Austr.1 (1982) 160

Fassio, J. P. ; J. P. Bouvier ; J. F. Ginestie ; C. Byscayret : Le syndrome des articulations vertebrales posterieures. Rhumatologie. 31 (1979) 341–346

Fassio, J. P. ; J. P. Bouvier, J.P. ; J. F. Ginestie: Denervation articulaire posterieure percutanée et chirurgicale. Rev. Chir. Orthop. (Supp. II) 67 (1981) 131–136

Faustmann, P. M.; C. G. Haase; S. Romberg, S.; D. Hinkerohe; D. Szlachta ; D. Smikalla ; D., Krause ; R. Dermietzel: Microglia activation influence dye coupling and Cx43 expression of the astrocytic network. Glia 42 (2003) 101–108

Faustmann, P. M.: Neuroanatomische Grundlagen des diskogenen Schmerzes. Z. Orthop. 142 (2004) 706–708

Feinstein, B.; J. N. Langton; R. M. Jameson; F. Schiller: Experiments of pain referred from deep somatic tissues. J. Bone Joint Surg. 36-A (1954) 981–997

Ferguson, A.B.: The clinical and roentgenographic interpretation of lumbosacral anomalies. Radiology 22: (1934) 548–558.

Fernandez, F.S.; B. B. Bodora; P. A. Lera; M. L. Fernandez Melcon: Treatment of facet-syndrome. Zentrbl. Neurochir. 48 (1987) 343–346

Fidler, M.: Back-pain without direkt root involvement. Presented at Internat. Soc. Study Lumbar Spine, Paris (1981).

Finlay, D.; H. Stockdale: Ultrasonic quantification of the lumbar spine: Some critical comments. J. Bone Joint Surg. 63-B (1981) 639

Finneson, B. E.: Low Back Pain. Piladelphia, J. B. Lippincott Company (1973) 358

Fiorni, G.; D. McCammond.: Forces on lumbo-vertebral facets. Ann. Biomed. Eng. 4 (1976) 354–363

Fox, F. L.; H. V. Rizzoli: Identification of radiologic coordinates for the posterior articular nerve of Luschka in the lumbar spine. Surg. Neurol. 1 (1973) 343–346

Fraioli, F.; C. Moretti; D. Paolucci; E. Alicicco; F. Crescenzi; G. Fortunio: Physical exercise stimulates marked concomitant release of ß-endorphin and adrenocorticotropic hormone (ACTH) in peripheral blood in man. Experientia 36 (1980) 987–989

Franck, J.I., R. B. King; G. R. Petro, et al.: A Posttraumatic Lumbar Spinal Synovial Cyst. Case Report. J. Neurosurg 66 (1987) 293–296

Freemont, A. J.; T. E. Peacock; P. Goupille; J. A. Hoyland; J. O'Brien, J.; M. I. V. Jayson: Nerve ingrowth into diseased intervertebral disc in chronic back pain. Lancet 350 (1997) 178–181

Freiberg, A.H.: Sciatic pain and its relief by operations on muscles and fascia. Arch Surg. 34 (1937) 337

Freidberg, S. R.; T. Fellows; C. B. Thomas, et al.: Experience with Symptomatic Epidural Cysts. Neurosurgery 34 (1994) 989–993

Frymoyer, J. W.: Epidemiologic studies of low back pain. Spine 5 (1980) 419–423

Gallagher J, P. L. P. di Vadi; J. R. Wedley, et al. Radiofrequency facet Joint denervation in the treatment of low back pain: a prospective controlled doubleblind Studie to assess ist efficacy. The Frymoyer, J. W.; H. M. Pope, xx. Clements: Risk factors in low back pain. J. Bone Joint Surg. 65-A (1983) 213–218

Garron, D.C.; F. Laevitt: Chronic low back pain and depression. J. Clin. Psychol. 39 (1983) 486–493

Gaw, A.C.; L. W. Chang; L. C. Shaw: Efficacy of acupuncture on osteoarthritic pain: A controlled double-blind study. N. Engl. J. Med. 293 (1975) 375–378

Ghomerley, R.K.: Low back pain, with special reference to the articular facets, with presentation of an operative procedure. JAMA 101 (1933) 1773–1777

Giles, L. G. F.; J. R. Taylor: Intra-articular synovial protrusions in the lower lumbar apophyseal joints. Bull. Hosp. Joint. Dis. 42 (1982) 248–255

Giles, L. G. F.; J. R. Taylor; A. Cockson: Human zygapophyseal joint synovial folds. Acta. Anat 126 (1986) 110–114

Giles, L. G. F.; J. R. Taylor: Innervation of lumbar zygapophyseal joint synovial folds. Acta Orthop. Scand. 58 (1987) 43–46

Giles, L. G. F.: Innervation of zygapophyseal joint synovial folds in low-back pain. Lancet (1987) 692

Giles, L. G. F.: The surface lamina of the articular cartilage of human zygapophyseal joints. Anat. Rec. 233 (1992) 350–356

Glover, J. R.; J. G. Morris; T. Khosla: Back pain: a randomized clinical trial of rotational manipulation of the trunk. Br. J. Ind. Med. 31 (1974) 59

Glover, J. R.: Arthrography of the joints of the lumbar vertebral arches. Orthop. Clin. North. Am. 8 (1977) 37–42

Goldstone, J. C., J. H. Pennant: Spinal anaesthesia following facet joint injection. Anaesthesia 42 (1987) 754

Goldthwait, J. E.: The lumbosacral articulation. An explanation of many cases of lumbago, sciatica and paraplegia. Boston Med. Surg. J. 64 (1911) 365–372

Greenmann, P.; A. A. Buerger: Empirical approaches to the validation of manual medicine. Thomas, Springfield/III (1984)

Greenspan, A.: Skelettradiologie. Edition VCH, Weinheim (1990)

Greher, M.; G. Scharbert; L. P. Kamolz; H. Beck; B. Gustorff; L. Kirchmair; S. Kapral: Ultrasound-guided lumbar facet nerve block: a sonoanatomic study of a new methodologic approach. Anesthesiology 100 (2004) 1242–1248

Grifka, J.; H. Witte; H. Schulze; G. Heers; J. Bohlen; S. Recknagel: Das lumbale Ligamentum flavum. Anatomische Besonderheiten in Hinsicht auf die Mikrodiskotomie. Z. Orthop. 135 (1997) 328–334

Groen, G. J.; B. Baljet; J. Drukker: Nerves and nerve plexus of the human vertebral column. Am. J. Anat. 188 (1990) 282–296

Grogan, J.; B. H. Nowicki; T. A. Schmidt, T.A.; V. M. Haughton: Lumbar facet joint tropism does not accelerate degeneration of the facet joints. Am. J. Neuroradiol. 18 (1997) 1325–1329

Grönemeyer, D. H. W.; R. M. M. Seibel: Interventionelle Computertomographie. Ueberreuther Wissenschafts-Verlag, Wien, Berlin (1989)

Grönemeyer, D. H. W.: Persönliche Mitteilung (1992)

Habtemariam, A.; J. Virri; M. Grönblad; S. Seitsalo; E. Karaharju: The role of mast cells in disc herniation inflammation. Spine 24 (1999) 1516–1520

Haddad, G. H.: Analysis of 2932 worker's compensation back injury cases. Spine 12 (1987) 765

Hadley, L. A.: Anatomical-roentgenographic studies of the posterior spinal articulations. A. J. R. 86 (1961) 270–276

Hadra, B. E.: Wiring of the spinous process in Pott's disease. Trans. Orthop. Assoc. 4 (1891) 206

Hagen, A.; D. Tertsch, R. Schön, R. Richwien: Die spinale Ultraschalltomographie in der Diagnostik des lumbalen Bandscheibenvorfalls. Zentrbl. Neurochir. 48 (1987) 281–284

Hagen, A; D. Tertsch; R .Schön; A. Rieger: Die transabdominelle lumbale Ultraschalltomometrie – sonographische Messungen an der Lendenwirbelsäule. Ultraschall 9 (1988) 240–245

Hagen, T.; H. Daschner; T. Lensch:vJuxtafacettenzysten: Magnetresonanztomographische Diagnostik. Der Radiologe 41 (2001) 1056–62

Hagg, O.; A. Wallner: Facet joint asymmetry and protrusion of the intervertebral disc. Spine 15 (1990) 356–359

Hakanson, R.; Z. Y. Wang: Sensory neuropeptides in the eye. In: Gepetti, P.; P. Holzer (eds.): Neurogenic inflammation. CRC Press (1996) 131–140

Handwerker, H. O.: Nozizeption und Schmerz. In: Schmidt, R.F. (Hrsgb.) Neuro- und Sinnesphysiologie. Springer, Heidelberg, New York (1993) 249–261

Harmon, P. H.: Anterior excision and vertebral body fusion operation for intervertebral disk syndromes of the lower lumbar spine: Three- to five-year results in 244 cases. Clin. Orthop. 26 (1966) 107

Harrington, P. R.; H. S. Tullos: Spondylolisthesis in children. Clin. Orthop. 79 (1971) 75

Harrington, P. R.; J. H. Dickson: Spinal instrumentation in the treatment of severe progressive spondylolisthesis. Clin. Orthop. 117 (1976) 157

Harris, R. I.; I. McNab: Structural changes in the lumbar intervertebral discs; their relationship to low-back pain and sciatica. J. Bone Joint Surg. 36-B (1954) 304–322

Hathaway, S. R.; J. McKinley: The Minnesota Multiphasic Personality Inventory Manual. New York. Psychological Corporation (1967)

Haughton,V. M.; O.P.Eldevik; B. Magnaes; P. Amundsen: A prospective comparison of computed tomography and myelography in diagnosis of herniated lumbar discs. Radiology 142 (1982) 103–110

Hauser, E. D. W.: Corrective cast for treatment of low back pain. J. Amer. med. Ass. 128 (1945) 92

Hawkes, C. M.; G. M. Roberts: Lumbar canal stenosis. Br. J. Hosp. Med. 23 (1980) 502

Heary, R.F.; S. Stellar; E. S. Fobben: Preoperative Diagnosis of an Extradural Cyst Arising from a Spinal Facet Joint: Case Report. Neurosurgery 30 (1992) 415–418

Hedtmann, A.; D. Kolditz; S. Wansor: Die klinische Relevanz degenerativer Wirbelsäulenveränderungen im Röntgenbild alter Menschen. 72. Tagung der DGOT, Frankfurt (1985). Mitteilungsblatt der DGOT 3 (1985) 65

Heisel, J.: Sinnvoller Einsatz lumbaler Orthesen in der Rehabilitation. Orth. Prax. 35 (1999) 89

Heisel, J.: Manual Wirbelsäule. Ecomed, Landsberg-Lech (2003).

Heisel, J.: Konservative Therapieoptionen beim engen kumbalen Spinalkanal. In: Pfeil, J.; J. D. Rompe (Hrsgb.): Der enge Spinalkanal. Steinkopff, Darmstadt (2004) 71

Heisel, J.: Lumbale Spinalkanalstenose. Klinische Symptomatik – konservative Behand-lungsstrategien. In: Jerosch, J.; J. Heisel; A. B. Imhoff (Hrsgb.): Fortbildung Orthopädie – Traumatologie 10. Steinkopff, Darmstadt (2004) 62

Heisel, J.: Physikalische Medizin. Thieme, Stuttgart (2005)

Heisel, J.: Frührehabilitation nach lumbaler Nukleotomie. Orth. Prax. 41 (2005) 7

Heliovaara, M.: Body height, obesity, and risk of herniated lumbar intervertebral disc. Spine 12 (1987) 469–472

Hemminghytt, S.; D. N. Daniels; M. L. Williams, et al.: Intraspinal Synovial Cysts: Natural His-tory and Diagnosis by CT. Radiology 145 (1982) 375–376

Hibbs ,R. H.: An operation for progressive spinal deformities. N.Y .J. Med. 93 (1911) 1013

Hickey, R .F J.; G. D. Tregonning: Denervation of spinal facet joints for treatment of chronic low-back pain. N. Z. Med. J. 85 (1977) 96–99

Higuchi, K.; T. Sato: Anatomical study of lumbar spine innervation. Folia Morphol. 61 (2002) 71–79

Hildebrandt, J.; A. Weyland: Die perkutane lumbale Facettendenevation. Z. Orthop. 125 (1987) 154–159

Hipp, R.; R. Gradinger; K Flock; G. Opitz; E.Hipp: Der Kreuzschmerz – Ursachen, Diagnose und Therapie. Fortschr. Med. 107 (1989) 36–50

Hirsch, C.; B.-M. Ingelmark; M. Miller: The anatomical basis for low-back pain. Acta. Orthop. Scand. 33 (1963) 1–17

Hirsch, C.: Ethiology and pathogenesis of low-back-pain. Isr. J. Med. Sci. 2 (1966) 362–370

Hitselberger, W. E.; R. M. Witten: Abnormal myelograms in asymptomatic patients. J. Neuro-surg. 28 (1968) 204–206

Hockaday, J.M.; C. W. M. Whitty: Patterns of referred pain in the normal subject. Brain 90 (1967) 481–496

Hoehler, F. K.; J. S. Tobis; A. A. Buerger: Spinal manipulation for low back pain. JAMA 245 (1981) 1835

Holm, S.; A. Nachemson: Nutritional changes in the canine intervertebral disc after spinal fusion. Clin. Orthop. 169 (1982) 243–258

Holm, S.; A. Maroudas; J. P G. Urban; G. Selstam; A. Nachemson: Nutrition of the interverte-bral disc: Effect of fluid flow on solute transport. Clin. Orthop. 170 (1982) 296–302

Holm, S.; A. Nachemson, A.: Nutrition of the intervertebral disc: Acute effect of cigarette smoking. An experimental animal study. Int. J. Micro. 3 (1984) 406

Howard, L.G.: Low-back pain and lumbosacral joint. Med. lin. North. Am. 26 (1942) 1551–1579

Howorth, B.: Low backache and sciatica: Results of surgical treatment. J. Bone Joint Surg. 46-A (1964) 1485

Iggo, A.; Andres, K. H.: Morphology of cutaneous receptors. Ann. Rev. Neurosci. 5 (1982) 1–31

Ignelzi, R. J.; T. W. Cummings: A statistical analysis of percutaneous radiofrequency lesions in the treatment of chronic low-back pain and sciatica. Pain 8 (1980) 181–187

Imasato, H.; K. Nagata; S. Hashimoto; H. Komori; A. Inoue: Objective evaluation of pain in various spinal diseases: neuropeptide immunorectivity in the cerebrospinal fluid. Spi-nal Cord 35 (1997) 757–762

Indahl, A.; A. M. Kaigle; O. Reikeras; S. H. Holm: Interaction between the porcine lumbar intervertebral disc, zygapophysial joints, and paraspinal muscles. Spine 24 (1997) 2834–2840

Inman, V.T.; J. B. Saunders: Referred pain from skeletal structures. J. Nerv. Ment. Dis. 99 (1944) 660–667

Inman, V. T., et al.: Referred pain from experimental irritative lesions. In: Studies Relating to Pain in the Amputee, Series II, Issue 23 (1952) 49–78

Isermann, H.: Zur Psychosomatik des Lumbalsyndroms. In: D. Hohmann; B. Kügelgen; K. Liebig; M. Schirmer (Hrsgb.): Neuroorthopädie 2. Springer, Berlin (1984)

Jackson, H. C.; R. K. Winkelmann; W. H. Bickel: Nerve endings in the human lumbar spinal column and related structures. J. Bone Joint Surg. 48-A (1966) 1272–1281 (1966).

Jackson, R. P.; R. R. Jacobs; P. X. Montesano: Facet joint injection in low-back pain. A prospec-tive statistical study. Spine 13 (1988) 966–971

Jayson, M. W.; H. Sims-Williams; S. Young; H. Baddeley; E. Collins: Mobilization and manipula-tion for low back pain. Spine 6 (1981) 409

Jerosch, J.; W. H. M. Castro; H. Halm, G. Müller-Silvergieter: Langzeitergebnisse nach perkutaner lumbaler Facettenkoagulation. Z.Orthop.131 (1993) 241–247

Jerosch, J.; W. H. M. Castro: Das Facetten-Syndrom. Enke, Stuttgart (1993)

Jerosch, J.; J. M. Strauss; W. H. M. Castro; U. Schlicker: Sonographische Diagnostik des lumbalen Bandscheibenvorfalles – eine klinisch relevante Methode?. Ultraschall in Med. 13 (1992) 187–192

Jerosch, J.; R. Tappiser; J. Assheuer: MR-gesteuerte Facettenblockade – Technik und erste Ergebnisse. Biomed. Technik 43 (1998) 249–252

Jessell, T.M.: Pain. Lancet (1982) 1084–1088

Johnston, I. N.; E. D. Milligan; J. Wieseler-Frank; M. G. Frank; V. Zapata; J. Campisi; S. Langer; D. Martin; P. Green; M. Fleshner; L. Leinwand; S. F. Maier; L. R. Watkins: A role for proinflammatory cytokines and fractalkine in analgesia, tolerance, and subsequent pain facilitation induced by chronic intrathecal morphine. J. Neurosci. 24 (2004) 7353–7465

Johnstone, B.; M. T. Bayliss: The large proteoglycans of the human intervertebral disc. Spine 20 (1995) 674–684

Jokle, P.: Keynote address: Muscle and low back pain. J. Am. Ostheopath. Assoc. 84 (1984) 114

Kadzioka, R.; M. Asztely; K. Hanai; T. Hansson; A. Nachemson: Ultrasonic measurement of the lumbar spinal canal. The origin and precision of the recorded echoes. J. Bone Joint Surg. 63-B (1981) 504–507

Kane, R. L., et al.: Manipulating the patient. A comparison of the effectiveness of physician and chiropractor care. Lancet (1974) 1333

Kaneko K; Y. Inoue: Haemorrhagic Lumbar Synovial Cysts. A Cause of Acute Radiculopathy. J Bone Joint Surg 82-B (2000) 583–584

Kao, C,C, ; A. Uihlein A ; W. H. Bickel, et al: Lumbar Intraspinal Extradural Ganglion Cyst. J Neurosurg 29 (1968) 168–172

Kao, C.C.; S. S. Winkler; J. H. Turner: Synovial Cyst of the Spinal Facet. Case Report. J. Neurosurg 41 (1974) 372–376

Karacan, I.; T. Aydin; Z. Sahin; M. Cidem; H. Koyuncu; I. Aktas; M. Uludag: Facet angles in lumbar disc herniation: their relation to anthropometric features. Spine 29 (2004) 1132–1136

Katz, S.S. ; M. H. Savitz: Percutaneous Radiofrequency rhizotomy of the lumbar facets. Mount Sinai Journal of Medicine 53 (1986) 523–525

Kellgren, J. H.: Observations on referred pain arising from muscle. Clin. Sci. 3 (1938) 175–190

Kellgren, J. H.: On the distribution of pain arising from deep somatic structures with charts of segmental pain areas. Clin. Sci. 4 (1939) 35–46.

Kelsey, J. L.: An epidemiological study of acute herniated lumbar intervertebral discs. Rheumatol. Rehab.14 (1975) 144–159

Key, J. A.: Low-back pain as seen in an orthopadic clinic. Am. J. Med. 168 (1924) 526–534

King, D.: Internal fixation for lumosacral fusion. J. Bone Joint Surg.30-A (1948) 560

King, J. S.; R. Lagger: Sciatica viewed as a referred pain syndrom. Surg. Neurol. 5 (1976) 46–50

Kirkeldy-Willis, W. H.; R. J. Hill: A more precise diagnosis for low-back pain. Spine 4 (1979) 102–109

Kirkeldy-Willis, W. H.; H. F. Farfan: Instability of the lumbar spine. Clin. Orthop. 165 (1982) 110–123

Kirkeldy-Willis, W. H.; J. D. Cassidy: Toward a more precise diagnosis of low-back pain. In: Gennant, H.G. (ed.): Spine update 1984. Radiology Research and Education Foundation (1983) 5–16

Kleef, M. v.; G. A. M. Barendse; A. Kessels; H. M.Voegts; W. E. J. Weber; S. de Lange: Randomized trial of radiofrequency lumbar facet denervation for chronic low back pain. Spine 24 (1999) 1937–1942

Kluger, P.; H. J. Gerner: Klinische Erfahrungen mit dem Fixateur interne und seine Weiterentwicklung. In: Wirbelsäule in Forschung und Praxis, Bd.107. Hippokrates, Stuttgart (1988)

Ko, H. Y.; B. K. Park: Facet tropism in lumbar motion segments and its significants in disc herniation. Arch. Phys. Med. Rehabil. 78 (1997) 1211–1214

Köhler, A.; E. A. Zimmer: Grenzen des Normalen und Anfänge des Pathologischen im Röntgenbild des Skeletts. Thieme, Stuttgart, New York (1989)

Kolarik, J.; P. Nadvornik; M. Dvorak; M. Anders: Crossed transvertebral puncture to block spinal ganglion in treatment of pain. Zentr bl. Neurochir. 49 (1988) 185–188

Köller, H.; N. Allert; D. Oel; G. Stoll; M. Siebler: TNF alpha induces a protein kinase C-dependent reduction in astroglial K$^+$ conductance. Neuroreport 11 (1998) 1375–1378

Köller, H.; M. Siebler; H. P. Hartung: Immunologically induced electrophysiological dysfunction: implications for inflammatory diseases of the CNS and PNS. Prog. Neurobiol. 52 (1997) 1–26

Kraft, G. L.; D. H. Levinthal: Facet synovial impingement. Surg. Gynec. & Obstet.. 93 (1951) 439–443

Krag, M. H.; B .D. Beynnon; M. H. Pope; J. W. Frymoyer; L. D. Haugh; D. L. Weaver: An internal fixator for posterior application to short segments of the thoracic, lumbar or lumbosacral spine. Design and testing. Clin.Orthop.203 (1986) 75

Krähe, T.; K. Zielke: Stabilisierung des lumbosakralen Abschnitts durch distrahierende posterolaterale Spondylodese über den geteilten Sakralstabaufbau nach Zielke. Z. Orthop. 121 (1986) 713–725

Krämer, J.: Mieder- und Korsettversorgung unter Berücksichtigung der lumbalen Entlastungshaltung. MOT 101 (1981) 22

Krämer, J.: Zum Stoffaustausch der Bandscheibe. Z. Orthop. 111 (1973) 507

Krämer, J.: Bandscheibenbedingte Erkrankungen. Ursachen, Diagnose, Behandlung, Vorbeugung, Begutachtung. 4. Aufl. Thieme, Stuttgart (1997).

Krause, H.: Diagnosis and treatment of low back pain. Gen. Pract. 5 (1952) 35–39

Krause, H.: Prevention of low back pain. J. Assoc. Phys. Ment. Rehab. 6 (1952) 12–15

Krause, W.: Das lumbale Wurzelreizsyndrom und die paravertebrale Blockade nach Reischauer. Z. Orthop.102 (1967) 236

Kütemeyer, M.; U. Schultz: Psychosomatik des Lumbago-Ischias-Syndroms. In: T. V. Uexküll (Hrsgb.): Psychosomatische Medizin 3.Aufl.. Urban & Schwarzenberg, München (1986)

Laitinen, J.: Acupuncture and transcutaneous electric stimulation in the treatment of chronic sacrolumbalgia and ischialgia. Am. J. Chin. Med. 4 (1976) 169–175

Lane, J. D.; E. S. Moore: Transperitoneal approach to the interververtebral disc in the lumbar area. Ann. Surg. 127 (1948) 537

Lange, F.: Support of the spondylolitic spine by means of buried stee bars attached to the vertebrae. Am. J. Orthop. Surg. 8 (1910) 344

LaRocca, H.; I. MacNab: Value of pre-employment radiographic assessment of the lumbar spine. Can. med. Assoc. J. 101 (1969) 383–388

Laslett, M.; B. Oberg; C. N. Aprill; B. McDonald: Zygapophysial joint blocks in chronic low back pain: a test of Revel's model as a screening test. BMC Musculoskelet. Disord. 5 (2004) 43

Lau, P.; S. Mercer; J. Govind; N. Bogduk: The surgical anatomy of lumbar medial branch neurotomy (facet denervation). Pain Med. 5 (2004) 289–298

Lazorthes, G. ; J. Gaubert, J.: L'innervation des articulations interapophysaires vertebral. Comp. Rend. Assoc. Anat. 43 (1956) 488–494

Lazorthes, G. ; S. Juskiewenski: Etude comparative des branches postérieures des nerfs dorsaux et lombaires et de leurs rapports avec des articulations interapophysaires vertébrales. Bull. Assoc. Annat. 49 (1964) 1025–1033

Lazorthes, G.: Les braches postérieures des nerfs rachidiens et de plan articulaire vertebrale postérieur. Ann. Med. Phys. 15 (1972) 192–202

Lazorthes, G. ; J. C. Verdie ; J.Lagarrigue: Thermokoagulation perkutanée des nerfs rachidiens a visée analgesique. Neuro. Chir. 22 (1976) 445–453

Leander, S.; R. Hakanson; S. Rosell; K. Folkers; F. Sundler; K. Tornquist: A specific substance P antagonist blocks smooth muscle contraction induced by non-cholinergic, non-adrenergic nerve stimulation. Nature 294 (1981) 467–469

Leclaire R; L. Fortin L; M. Rossignol, et al. Radiofrequency facet Joint denervation in the treatment of low back pain. Spine 26 (2001) 1411–1417.

Lee, J.; K. Hida; T. Seki, T., et al.: An interspinous process distractor (X STOP) for lumbar spinal stenosis in elderly patients: preliminary experiences in 10 consecutive cases. J. Spinal Disord..Tech. 17 (2004) 72–78

Lenz, G.; K. P. Schulitz: Das Facettensyndrom als mögliche Ursache persistierender Schmerzen nach lumbaler Discotomie-Aufzeigung therapeutischer Möglichkeiten. Orth. Prax. 16 (1980) 14

Lenz, G.: Neurologische Diagnostik bei pseudoradikulärer Symptomatik an der unteren Extremität. Orth. Prax. 17 (1981) 576

Leu, H. J.; A. Schreiber: Perkutane Nukleotomie mit Diskoskopie – eine minimal invasive Therapie bei nichtsequestrierter Bandscheibenhernie. Schweiz.Rundschau Med. Praxis 80 (1991) 364–368

Leu, H. J.: Von der perkutanen Nukleotomie mit Diskoskopie bis zur perkutanen Spondylodese. Ein neues Konzept zeichnet sich ab. Z.Orthop.128 (1990) 266–275

Leung, P.C.: Treatment of low back pain with acupuncture. Am. J. Chin. Med. 7 (1979) 372–378

Levenson, H.; N. Glenn; M. L. Hirschfeld: Duration of chronic pain and the Minnesota Multiphasic Personality Inventory: Profiles of industrially injured workers. Journal of Occupational Medicine 30 (1988) 809–812

Lewin, T.; B. Moffett; A. Viidik: The morphology of the lumbar synovial intervertebral joints. Acta Morphol. Neerl. Scand 4 (1962) 299–319

Lewin, T.: Osteoarthritis in lumbar synovial joints. A morphologic study. Acta Orthop. Scand. Suppl. 73 (1964) 1–112

Lewinnek, G. E.; C. A. Warfield: Facet joint degeneration as a cause of low-back pain. Clin. Orthop. 213 (1986) 216–222

Lidström, A.; M. Zachrisson: Physical therapy on low back pain and sciatica. An attempt at evaluation. Scand. J. Rehabil. Med 2 (1970) 37–42

Lilius, G.; P. Laasonen; P. Myllynen; A. Harilainen; L. Salo: Lumbar facet joint syndrome. The significance of inappropriate signs. A randomized, placebo-controlled clinical trial. Rev. Chir. Orthop. 75 (1989) 493–500

Lilius, G.; A. Harilainen; P. Laasonen; P. Myllynen: Chronic Unilateral Low-Back Pain. Predictors of Outcome of Facet Joint Injections. Spine 15 (1990) 780–782

Lippit, A. B.: The facet joint and its role in spine pain. Spine 9 (1984) 746

Liu, S. S.; K. D. Williams; B. P. Drayer, et al.: Synovial Cysts of the Lumbosacral Spine: Diagnosis by MR Imaging. AJNR 10 (1989) 1239–42, 1989

Long, D. M.; D. L. Filtzer; M. BenDebba, et al.: Clinical features of the failed-back syndrome. J. Neurosurg. 69 (1988) 61–71 (1988).

Lopes, N M M.; F. F. Aesse; D. K. Lopes: Compression of Thoracic Nerve Root by a Facet Joint Synovial Cyst: Case Report Surg. Neurol 38 (1992) 338–40

Lora, J.; D. M. Long: So-called facet denervation in the management of intractable back pain. Spine 1 (1976) 121–126

Lord, S.M.; L. Barnsley; N. Bogduk: The utility of comparative local anaesthetic blocks versus placebo-controlled blocks for the diagnosis of cervical zygapophysial joint pain. Clin. J. Pain 11 (1995) 208–213

Lord, S., et al: Percutaneous neurotomy for chronic cervical zygapophysial joint pain. N. Engl. J. Med. 335 (1996) 1721–1726

Lorenz, M.; A. Patwardhan; R. Vanderby: Load-bearing characteristics of lumbar facets in normal and surgically altered spinal segments. Spine 8 (1983) 122–130

Louis, R.: Fusion of the lumbar and sacral spine by internal fixation with srew plates. Clin. Orthop. 203 (1986) 18

Lumsden, R. M.; J. M. Morris: An in vivo study of axial rotation and immobilization at the lumbosacral joint. J.Bone Joint Surg.50-A (1968) 1591

Luque, E.: Segmental spinal instrumentation for correction of scoliosis. Clin. Orthop. 163 (1982) 192

Lynch, M. C.; F. C. Taylor: Facet joint injection for low-back pain. A clinical study. J. Bone Joint Surg. 68-B (1986) 138–141

Lyons, M K.; J. L. D. Atkinson; R. E. Wharen, et al.: Surgical Evaluation and Management of Lumbar Synovial Cysts: The Mayo Clinic Experience. J. Neurosurg 93 (2000) 53–57

MacNab, I.; D. Dall: The blood supply of the lumbar spine and its application to the technique of intertransverse lumbar fusion. J. Bone Joint Surg.53-B (1971) 628

MacNab, I.: The traction spur. An indicator of segmental instability. J. Bone Joint Surg. 53-A (1971) 663–670

MacNab, I.: Negative disc exploration. J. Bone Joint Surg.53-A (1971) 891–903

Maezawa, Y; H. Baba; K. Uchida K, et al.: Spontaneous Remission of a Solitary Intraspinal Synovial Cyst of the Lumbar Spine. Eur. Spine J. 9 (2000) 85–87

Maggi, C.A.: Tachykinins and calcitonin gene-related peptide (CGRP) as co-transmitters released from peripheral endings of sensory nerves. Prog. Neurobiol. 45 (1995) 1–98

Magora, A.; A. Schwartz: Relation between low-back pain and x-ray findings. Degenerative osteoarthritis. Scand. J. Rehab. Med. 8 (1976) 115

Maldague, B.; P. Mathurin; J. Malghem: Facet joint arthrography in lumbar spondylolysis. Radiology 140 (1981) 29–36

Mani, J. R.: Pittfalls in the computed tomographic diagnosis of herniated disks. In: Genant, H.K. (ed): Spine update 1984. Radiology Research and Education Foundation (1983) 79–95

Marks, R; A. J. Semple: Spinal anaesthesia after facet joint injection. Anaesthesia 43 (1988) 65–66

Marks, R.: Distribution of pain provoked from lumbar facet joints and related structures during diagnostic spinal infiltration. Pain 39 (1989) 37–40

Marshall, L. L.: Multiple bilateral percutaneous rhizolysis. Med. J. Aust. 8 (1973) 244

Maslow, G.; R. Rothman: The facet joints: another look. Bull. N. Y. Acad. Med. 51 (1976) 1294–1311

Mattmiller, A. W.: Low back injury prevention in Southern Pacific Railroad: A five year follow up study. Presented at the I.S.S.L.S. Eight Annual Meeting (1981)

Mau, H.: Degenerative diseases of the spinal column . Chirurg. 53 (1982) 292–298

McCall, I. W.; W. M. Park; J. P. O'Brian: Induced pain referral from posterior lumbar elements in normal subjects. Spine 4 (1979) 441

McCleskey, E. W.; M. S. Gold: Ion channels of nociception. Ann. Rev. Physiol. 61 (1999) 835–856

McCulloch, J. A.: Percutaneous radiofrequency lumbar rhizolysis (rhizotomy). Appl.. Neurophysiol. 39 (1976–1977) 87–96

McCulloch, J. A.; L. W. Organ: Percutaneous radiofrequency lumbar rhizolysis. C. M. A. J. 116 (1977) 309–311

McCulloch, J. A.: Chemonucleolysis. J. Bone Joint Surg. 59-B (1977) 45–52

McRae, B. L.: Asymptomatic intervertebral disc protrusions. Acta Radiol. 46 (1955) 9–27

Mehta, M.: Facet joint injections in intractable pain. In: Mushkin, W.W. (consult. ed.): Vol. 2 in the series: major problems in anaesthesia. W.B. Saunders, London (1973) 242–245

Melzack, R.: Myofascial trigger points: Relation to acupuncture and mechanisme of pain. Arch. Phys. Med. Rehabil. 62 (1981) 114

Mense, S.: Group III and IV receptors in skeletal muscle: are they specific or polymodal. Prog. Brain Res. 113 (1996) 83–100

Mercader J; J. M. Gomez; C. Cardenal: Intraspinal Synovial Cyst: Diagnosis by CT. Follow-Up and Spontaneous Remission. Neuroradiology 27 (1985) 346–348

Metellus, P; I. Flores-Parra; S. Fuentes et al.: A Retrospective Study of 32 Lumbar Synovial Cysts. Clinical Aspect and Surgical Management. Neurochirurgie 49 (2003) 73–82

Metha, R.; M. E. Sluijter: The treatment of chronic back pain. Anaesthesiol. 34 (1979) 768

Miles, M; W. E. Sullivan: Lateral bending at the lumbar and lumbosacral joints. Anat. Rec.139 (1961) 387

Mitchell, F. L.; P. S. Moran; N. A. Pruzzo: An evaluation and treatment manual of osteopathic muscle energy procedures. Valley Park/Mo. (1979)

Mixter, W. S.; J. S. Barr: Rupture of intervertebral disc with involvement of the spinal canal. N. England J. Med. 211 (1934) 210

Mooney, V. M.: Alternative approaches for the patient beyond the help of surgery. Orthop. Clin. North. Am. 6 (1975) 331 .

Mooney, V.; D. Cairns, D.; J. Robertson: A system for evaluating and treating chronic back disability. West. J. Med. 124 (1976) 370

Mooney, V.; J. Robertson: The facet syndrome. Clin. Orthop. 115 (1976) 149–156 .

Mooney, V.: Facet joint syndrome. In: Jayson, M. I. V. (ed.): The lumbar spine back pain, 3rd ed. Churchill Livingstone Edinburgh (1987) 370–382

Mooney, V.: Where is the pain coming from? Spine 12 (1987) 754–759

Moran, R.; D. O'Connell; M. G. Walsh: The diagnostic value of facet joint injections. Spine 13 (1988) 1407–1410

Morris, J. M.: Biomechanics of the lumbar spine. In: Finneson, B.E. (ed.): Low-back pain. Philadelphia, Lippincott (1980) 27–43

Morris, J. M.; D. B. Lucas; B. Bresler: The role of the trunk in stability of the spine. J. Bone Joint Surg. 43-A (1961) 327

Murley, A. H. G.: Facet joints and low-back pain. Brit. Med. J. 2 (1978) 125–126

Murtagh, F. R.: Computed tomographic guided anaethesia and steroid injection in the facet syndrom. In: Donavan Post, M. J. (ed.): Computed tomography of the spine. Baltimore, Williams & Wilkins (1984) 492–494

Nachemson, A. L.: The influence of spinal movements on the lumbar intradiscal pressure and on the tensile stresses in the anulus fibrosus. Acta Orthop. Scand. 33 (1963) 183

Nachemson, A.: The effects of forward leaning on lumbar intradiscal pressure. Acta Orthop. Scand. 35 (1965) 314

Nachemson, A.L.: The lumbar spine. An orthopedic challenge. Spine 1 (1976) 59

Nachemson, A. L.: Lumbar spine instability. A critical update and symposium summery. Spine 10 (1985) 290–291

Nachemson, A. L.: Recent advances in the treatment of low-back pain. Int. Orthop. 9 (1985) 1.

Nachemson, A. L.: Orthotic treatment for injuries and disease of the spinal column. In: Physical Medicine and Rehabilitation: State of the art review. Vol 1. Philadelphia, Hanley and Belfus, (1987) 1–24

Nade, S.; E. Bell; B. D. Wyke: Articular neurology of the feline lumbar spine (Abstr.). J. Bone Joint Surg. 60-B (1978) 292

Nade, S.; E. Bell, E.; B. D. Wyke, B.D.: The innervation of the lumbar spinal joint and its significance. J. Bone. Joint Surg. 62-B (1980) 253

Neidre, G.; I. MacNab: Anomalies of the lumbosacral nerve roots. Spine 8 (1983) 294

Nentwig, C. G.; J .Krämer; C.-H.Ullrich: Die Rückenschule. Enke, Stuttgart (1990)

Neumann, H.-D.: Manuelle Medizin. Springer, Berlin, Heidelberg, New York (1983)

Newman, P.H.: Surgical treatment for derangement of the lumbar spine. J. Bone Joint Surg. 55-B (1973) 7

Noren, R.; J. Trafimow; C. B. J. Andersson; M. S. Hucjman: The role of facet joint tropism and facet angle in disc degeneration. Spine 16 (1991) 530–532

O'Brian, J.: The role of fusion of chronic low back pain. Orthop. Clin. North Am. 14 (1983) 639

Oegema, T. R.; S. L. Johnson; D. J. Aguiar; J. W. Ogilvie: Fibronectin and its fragments increase with degeneration in the human intervertebral disc. Spine 25 (2000) 2742–2747

Oertel, M.F.; Y. Ryang; A. Ince A, et al.: Microsurgical Therapy of Symptomatic Lumbar Juxta Facet Cysts. Minim. Invasive Neurosurg. 46 (2003) 349–353

Ogsbury, J. S.; R. H. Simon; R. A. Lehman: Facet »denervation« in the treatment of low-back syndrom. Pain 3 (1977) 257

Ohtori, S.; K. Takahashi; T. Chiba; M. Yamagata; H. Sameda; H. Moriya: Sensory innervation of the dorsal portion of the lumbar intervertebral discs in rats. Spine 26 (2001) 946–950

Olerud, S.; G. Karlstrom; L. Sjostrom: Transpedicular fixation of thoracolumbar vertebral fractures. Clin. Orthop.227 (1988) 44

Onofrio, B.M.; A. D. Mih: Synovial Cysts of the Spine. Neurosurgery 22 (1988) 642–647

Oppenheimer, A.: Diseases of the apophyseal (intervertebral) articulations. J. Bone Joint Surg. 20-B (1938) 285–313

Oshima, H.; P. G. Urban: The effect of lactate and ph on proteoglycan and protein synthesis rate in the intervertebral disc. Spine 17 (1992) 1079–1082

Oudenhoven, R. C.: Articular rhizotomy. Surg. Neurol. 2 (1974) 275–278

Oudenhoven, R. C.: Paraspinal elektromyography following facet rhizotomy. Spine 2 (1977) 299–304

Oudenhoven, R. C.: The role of laminectomy, facet rhizotomy, and epidural steroids. Spine 4 (1979) 145–147

Oudenhoven, R. C.: Results of facet denervation. Presented at the internat. Soc. Study. Lumbar Spine, Paris. Spine 6 (1981) 46

Overton, L. W.: Arthrodesis of the lumbosacral spine: A study of end results. Clin. Orthop. 5 (1955) 97–102

Ozaktay, A. C.; J. M. Cavanaugh; I Asik; J. A. DeLeo; J. N. Weinstein: Dorsal root sensitivity to interleukin-1beta, interleukin-6 and tumor necrosis factor in rats. Eur. Spine J. 11 (2002) 467–475

Pace, J.; D. Nagle: Piriform syndrom. West. J. Med. 124 (1976) 435

Palmgren, T.; M. Gronblad; J. Virri; S. Seitsalo; M. Ruuskanen; E. Karaharju: Immunohistochemical demonstration of sensory and autonomic nerve terminals in herniated lumbar disc tissue. Spine 21 (1996) 1301–1306

Panjabi, M.W.; A. A. White: Basic biomechanics of the spine. Neurosurg. 7 (1980) 76–93

Paris, S. V.; R. Nyberg; V, T. Mooney; W. Gonyea: Three level innervation of the lumbar facet joints. Presented at the Internat. Soc. Study. Lumbar Spine, New Orleans (1980).

Paris, S. V.: Anatomy as related to funktion and pain. Orthop. Clin. North Am. 14 (1983) 475

Park, J. B.; H. Chang; K. W. Kim; S. J. Park: Facet tropism: a comparison between far lateral and posterolateral lumbar disc herniations. Spine 26 (2001) 677–679

Park, W. M.: The place of radiology in the investigation of low-back pain. Clin. Rheum. Dis.6 (1980) 93–132

Parlier-Cuau, C.; M. Wybier; R. Nizard, et al.: Symptomatic Lumbar Facet Joint Synovial Cysts: Clinical Assessment of Facet Joint Steroid Injection after 1 and 6 Months and Long-Term Follow-Up in 30 Patients. Radiology 210 (1999) 509–513

Parris, W. C. V.; J. R. Kambam; R. J. Naukam; B. V. R. Sastry: Immunoreactive substance P is decreased in saliva of patients with chronic back pain syndromes. Anesth. Analg. 70 (1990) 63–67

Pawl, R. P.: Results of the treatment of low-back syndrome from sensory neurolysis of the lumbar facets (facet rhizotomy) by thermal coagulation. Proc. Inst. Med. Chic. 30 (1974) 150–151

Pedersen, H. E.; F. J. Blunck; E. Gardner: The anatomy of lumbosacral posterior rami and meningeal branches of spinal nerves (sinuvertebral nerves) with an experimental study of their function. J. Bone Joint Surg. 38-B (1956) 377–390

Perl, E. R.: Mode of action of nociceptors. In: Hirsch, C.; Y. Zotterman (eds.): »Cervical pain«, Oxford, Pergamon Press (1972).

Pfeil, J.; J. D. Rompe (Hrsgb.): Der enge Spinalkanal. Steinkopff, Darmstadt (2004)

Pheasant, H.; D. Gilbert; J. Goldfar; L. Herron: The MMPI as a predictor of outcome in low-back surgery. Spine 4 (1979) 78–84

Picaza, J. A.; C. N. Shealy; C. D. Ray: Scoring system for pain evaluation. In: Ray, C.D. (ed.): Pain Symposium. Electrical Stimulation of the Human Nervous System for the Control of Pain (monograph). Surg. Neurol. 4 (1975) 61–204

Pinsky, J. J.: Chronic intractable benigne pain: A syndrome and it's treatment with intensive short-term group psychotherapy. J. Hum. Stress 4 (1978) 17

Pirotte, B; N. Gabrovsky; N.Massager, et al.: Synovial Cysts of the Lumbar Spine: Surgery-Related Results and Outcome. J. Neurosurg 99 (2003) 14–19

Platzer, W. Bewegungsapparat. Taschenatlas der Anatomie Band 1. Thieme, Stuttgart (1999)

Pontinen, P.J.: Acupuncture in the treatment of low back pain and sciatica. Acupunct. Electrother. Res. Int. J. 4 (1979) 53–57

Porter, R. W.; M. Wicks; D. Ottewell: Measurement of the spinal canal by diagnostic ultrasound. J. Bone Joint Surg. 60-B (1978) 481–484

Porter, R.W.; C. S. Hibbert: M. Wicks: The spinal canal in symptomatic lumbar disc lesions. J. Bone Joint Surg. 60-B (1978) 485–487

Porter, W.: Measurement of the spinal canal by diagnostic ultrasound. In: Jayson, M. I. V. (ed): The lumbar spine and back pain. 2nd edn. Pitman Medical Limited, London (1980) 231–245

Privat, J. M. ; J. P. Bouvier ; J. Benezeck, et al.: Facet syndrome pathologie articulaire postérieure et sciatique. In: Simon, L. (ed): La Sciatique et le Nerf Sciatique. Paris, Masson (1980) 182–189

Puhl, W.; W. Noack, W.: Indikation zur differenzierten operativen Therapie im Ablauf der pathogenetischen Kette: Umbaustörungen der Interartikularportion-Spondylolisthese. In: D. Hohmann; B. Kügelgen; K. Liebig; M. Schirmer (Hrsgb.): Neuroorthopädie 2. Springer, Berlin (1984).

Puig, M. M.; M. L. Laorden; F. S. Miralles; M. J. Olaso: Endorphin levels in cerebrospinal fluid of patients with postoperative and chronic pain. Anesthesiology 57 (1982) 1–4

Putti, V.: New conceptions in the pathogenesis of sciatic pain. Lancet (1927) 53–60

Putz, R.: Funktionelle Anatomie der Wirbelgelenke. Normale und pathologische Anatomie. Band 43. Thieme, Stuttgart (1981)

R., L.: Akupunktur hat eine wissenschaftliche Basis. Selecta 50 (1991) 27

Ramani, P. S.: Variation in size of the bony lumbar canal in patients with prolapse of lumbar intervertebral discs. Clin. Radiolog. 27 (1976) 301–307

Ransford, A. O.; D. Cairns; V. Mooney: The pain drawing as an aid to the psychological evaluation of patients with low-back pain. Spine 1 (1976) 127

Ray, C. D.: Percutaneous radiofrequency facet nerve blocks: Treatment of the mechanical low-back syndrome. Radionics Procedure Techniques Series (1982).

Raymond, J.; J. M. Dumas: Intraarticular facet block: Diagnostic test or therapeutic procedure? Radiology 154 (1984) 333–336

Rees, W. E. S.: Multiple bilateral subcutaneous rhizolysis of segmental nerves in the treatment of the intervertebral disc syndrome. Ann. Gen. Pract. 26 (1971) 126–127

Rees, W. E. S.: Multiple bilateral subcutaneous rhizolysis. Med. J. Aust. 1 (1975) 536–537

Reichel, G.; F. Gaersch jr.: Das Piriformis-Syndrom. Ein Beitrag zur Differentialdiagnose von Lumbago und Kokzygodynie. Zentr bl. Neurochir. 49 (1988) 178–184

Reischauer, F.: Über die akuten Vertebralsyndrome. Mkurse Ärztl. Fortbildung 11 (1961) 457

Reischauer, F.: Untersuchungen über den lumbalen und cervikalen Wirbelbandscheibenvorfall. Thieme, Stuttgart (1949)

Reulen, H. J; S. Pfaundler; U. Ebeling: The Lateral Microsurgical Approach to the »Extracanalicular« Lumbar Disc Herniation. Acta Neurochir (Wien) 84 (1987) 64–67

Roberts, S.; J. Menage; P. G. Urban: Biochemical and structural properties of the cartilage endplate and its relation to the intervertebral disc. Spine 14 (1989) 166–174

Roberts, S.; J. Menage; V. Duance; S. Watton; S. Ayad: Collagen types arround the cells of the intervertebral disc and cartilage endplate: an immunolocalization study. Spine 16 (1991) 1030–1038

Rolander, S. D.: Motion of the lumbar spine with spinal posterior fusion: An experimental study of autopsy specimens. Acta Orthop. Scand.(Suppl.) (1966) 90

Rompe, G.; A. Erlenkämper: Begutachtung der Haltungs- und Bewegungsorgane. 2. Aufl. Thieme, Stuttgart New York (1997)

Rosenfeld, M. G.; J.-J. Mermod; S. G. Amara; L. W. Swanson; P. E. Sawchenko; J. Rivier; W. W. Vale; R. M. Evans: Production of a novel neuropeptide encoded by the calcitonin gene via tissue-spessific RNA processing. Nature 304 (1983) 129–135

Rothman, H.; F. A. Simeone; F. Rashbaum; M. G. Forsythe: Radiofrequency rhizolysis in the management of low-back pain: A controled double blind study. J. Bone Joint Surg. 61-B (1979) 247

Roy-Camille, R. ; D. Berteaux: Technique et résultats des ostéosynthèses du rachis lombaire par plaques postérieures vissées dans les pédicules vertébraux. Montpellier Chir.22 (1976) 307

Rubak, J. M.; M. Poussa; V. Ritsilä: Effects of joint motion on the repair of articular cartilage with free periosteal grafts. Acta Orthop. Scand. 53 (1982) 187–191

Sabo, R. A; P. T. Tracy; J. M. Weinger: A Series of 60 Juxtafacet Cysts: Clinical Presentation, the Role of Spinal Instability, and Treatment. J. Neurosurg 85 (1996) 560–565

Salter, R. B.: Regeneration of articular cartilage through continous passive motion – past, present and future. In: Straub, R.; P. Wilson jr (eds): Clinical trends in Orthopaedics. Thieme, Stratton, New York (1982) 101–107

Samini, H.: Klinische Untersuchungsergebnisse nach interkorporaler Spondylodese im LWS-Bereich nach der Methode von Cloward in modifizierter Form nach Wiltberger. Z. Orthop. 112 (1974) 770

Sandhu, F. A.; P. Santiago; R. G. Fessler, et al.: Minimal Invasive Surgical Treatment of Lumbar Synovial Cysts. Neurosurgery 54 (2004) 107–111

Sauvage, P; L. Grimault L; D. Ben Salem D, et al.: Lumbar Intraspinal Synovial Cysts: Imaging and Treatment by Percutaneous Injection. Report of Thirteen Cases. J. Radiol 81(2000) 33–38

Schaerer, J. P.: Radiofrequency facet rhizotomy in the treatment of chronic neck and low-back pain. Int. Surg. 63 (1978) 53

Schellinger, D.; L. Werner, L.; B. D. Ragsdale; N. J. Patronas: Facet joint disorders and their role in the production of back pain and sciatica. RadioGraphics 7 (1987) 923–944

Schewior, T.: Eine biomechanisch orientierte Untersuchungstaktik zur Differentialdiagnose des arthrogen-facettär bedingten pseudoradiculären Lumbalsyndroms. In: D. Hohmann; B. Kügelgen;, K. Liebig; M. Schirmer (Hrsgb.): Neuroorthopädie 2. Springer, Berlin (1984).

Schmorl, G.; H. Junghanns: Human spine in health and disease. New York, Grune and Stratton, Inc.: (1971) 22

Schreiber, A.; Y. Suezawa; H. J. Leu: Does percutaneous nucleotomy with discoscopy replace conventional discectomy?. Clin. Orthop. 238 (1989) 35–42

Schulitz, K.P.; G. Lenz: Das Facetten-Syndrom-Klinik und Therapie. In: D. Hohmann; B. Kügelgen;, K. Liebig; M. Schirmer (Hrsgb.): Neuroorthopädie 2. Springer, Berlin (1984).

Schulitz, K.-P.; J.Assheuer: Die Bedeutung der Kernspin-Resonanz-Tomographie für die Diagnose degenerativer Lendenwirbelsäulenerkrankungen. Z. Orthop. 126 (1988) 334–344

Schwarzer, A. C; C. N. Aprill; R. Derby; J. Fortin; G. Kine; N. Bogduk: The false-positive rate of uncontrolled diagnostic blocks of the lumbar zygapophysial joint. Pain 58 (1994) 195–200

Schwarzer, A. C; C. N. Aprill; R. Derby; J. Fortin; G. Kine; N. Bogduk: The relative contributions of the disc and zygapophyseal joint in chronic low back pain. Spine 19 (1994) 801–806

Schwarzer, A. C; C. N. Aprill; R. Derby; J. Fortin; G. Kine; N. Bogduk: Clinical features of patients with pain stemming from the lumbar zygapophysial joints. Is the lumbar facet syndrome a clinical entity? Spine 19 (1994) 1132–1137

Schwarzer, A.C.; C. N. Aprill; R .Derby; J. Fortin; G. Kine; N. Bogduk: Pain from the lumbar zygapophysial joints: a test of two models. J. Spinal Disord. 7 (1994) 331–336

Schwarzer, A. C; C. N. Aprill; N. Bogduk N: The sacroiliac joint in chronic low back pain. Spine 20 (1995) 31–37.

Schwarzer, A.C.; S. Wang; N. Bogduk; P. J. McNaught; R. Laurent: Prevalence and clinical features of lumbar zygapophysial joint pain: a study in an Australian population with chronic low back pain. Ann. Rheum. Dis. 54 (1995) 100–106

Schwarzer, A. C; S. Wang; D. O'Driscoll; T. Harrington; N. Bogduk; R. Laurent: The ability of computed tomography to identify a painful zygapophysial joint in patients with chronic low back pain. Spine 20 (1995) 907–912

Scott, V.; K. Gijsbers, K.: Pain perception in competitive swimmers. Br. Med. J. 283 (1981) 91–93

Selby, D. K.: American Academy of Orthopedic Surgeons, Instructional Course Lectures 28 (1979) 181.

Selby, D. K.: Facet injection therapy. International Society for the Study of the Lumbar Spine, Paris. Spine 6 (1981) 46

Selby, D. K.; S. C. Paris: Anatomy of facet joints and its correlation with low-back pain. Contemp. Orthop. 312 (1981) 1097–1103

Selby, D. K.: Internal fixation with Knodt's rods. Clin. Orthop. 203 (1986) 179–185

Selby, D. K.: Posterior spinal fusion. In: Weinstein ,J.N.; S. W.Wiesel (eds.): The Lumbar Spine. Saunders, Philadelphia (1990)

Senegas, J.: Mechanical supplementation by non-rigid fixation in degenerative intervertebral lumbar segments: the Wallis system. Eur. Spine J. 11 (Suppl 2) (2002) 164–169

Shah, R. V; G. E. Lutz: Lumbar Intraspinal Synovial Cysts: Conservative Management and Review of the World's Literature. Spine J. 3 (2003) 479–88

Shealy, C. N.; A. Prieto; C. V. Burton, C.V.; D. M. Long: Articular nerve of Luschka rhizotomy for the relief of back and leg pain. Presented at the annual meeting. Amer. Ass. Neurol. Surg., Los Angeles (1973).

Shealy, C. N.: The role of the spinal facets in back and sciatic pain. Haedache 14 (1974) 101–104

Shealy, C. N.: Percutaneous radiofrequency denervation of spinal facets and treatment of chronic back pain and sciatica. J. Neurosurg. 43 (1975) 448–451

Shealy, C. N.: Facet denervation in the management of back and sciatic pain. Clin. Orthop. 115 (1976) 157–164

Shyu, B. C.; S. A. Andersson; P. Thoren, P.: Endorphin mediated increase in pain threshold induced by long-lasting exercise in rats. Life Sci. 30 (1982) 833–840

Silbergleit R.; S. S. Gebarski; J. A. Brunberg, et al..: Lumbar Synovial Cysts: Correlation of Myelographic, CT, MR, and Pathologic Findings. AJNR 11 (1990) 777–779

Simon, D. B.; S. Ringel; R. L. Sufit: Clinical spectrum of fascial inflammation. Muscle (1981) 525

Simons, D. G.; J. Travell, J.: Myofascial origins of low back pain. 2. Torso muscles. Postgrad. Med. 73 (1982) 81

Simons, D.G.; J. Travell: Myofascial origins of low back pain. 3. Pelvic and lower exremity muscles. Postgrad. Med. 73 (1983) 99

Simons, D. G.; J. Travell, J.: Myofascial pain syndromes. In: Wall, P. D.; D. Melzack (eds.): Textbook of pain. Great Britain, Churchill Livingstone (1984) 263 –276

Simons, D. G.: Myofascial pain syndroms due to trigger points: 1. Principles, diagnosis and perpetuating factors. Man. Med. 1 (1985) 67

Sinclair, D. C.; W. H. Feindel; G. Weddell; M. A. Falconer: The intervertebral ligaments as a source of segmental pain. J. Bone Joint Surg. 30-B (1948) 515–521

Skarda, R. T.; G. A. Tejwani; W. W. Muir: Cutaneous analgesia, hemodynamic and respiratory effects, and beta-endorphin concentration in spinal fluid and plasma of horses after acupuncture and electroacupunture. Am. J. Vet. Res. 63 (2002) 1435–1442

Sluijter, M. E.; M. Mehta: Recent developments in radiofrequency denervation for chronic back and neck pain. (Abstract) Pain (Suppl.1) (1981) 290

Sluijter, M. E.: Treatment of chronic back and neck pain by percutaneous thermal lesions. In: Lipton, S.; J. Miles (eds.): Persistant Pain, Vol. 3. Academic Press, London (1981).

Sluijter, M. E.: Radiofrequency procedures in the treatment of chronic neck and back pain. In: Rizzi, R.; M. Visentin (eds.): Pain Therapy. Elsevier, Amsterdam (1983)

Smith, H. P.; J. M. McWhorter; V. R. Challa: Radiofrequency neurolysis in a clinical model: Neuropathological correlation. J. Neurosurg. 55 (1981) 246–253

Smith-Petersen, M. N.; W. A. Rogers: End result study of arthrodesis of the sacroiliac joint for arthritis-traumatic and non-traumatic. J. Bone Joint Surg. 8-B (1926) 118

Snoek, W., H. Weber: Double blind evaluation of extradural methyl prednisolone for herniated lumbar discs. Acta Orthop. Scand. 48 (1977) 635

Soren, A: Pathogenesis and Treatment of Ganglion. Clin. Orthop. 48 (1966) 173–179

Sorenson, K. H.: Scheuermann's juvenile kyphosis. Clinical appearance, radiography, aetiology, and prognosis. Munksgaard, Copenhagen (1964).

Spangfort, E. V.: The lumbar disc herniation. A computeraided analysis of 2504 operations. Acta Orthop. Scand. Suppl. 149 (1972) 1

Spetzger, U; H. Bertalanffy; D. G. v. Keyserlingk, et al.: Unilateraler Zugang zur bilateralen mikrochirurgischen Dekompression bei lumbaler Spinalkanalstenose. Unfallchirurg 271 (1999) 222–236

Staudte, H. W.; A. Hild; P. Niehaus: Klinische Ergebnisse mit der Facettenkoagulation des Ramus articularis der unteren Lendenwirbelsäule. In: Hohmann, D.; B. Kügelgen; K. Liebig; M. Schirmer (Hrsgb.): Neuroorthopädie 2. Springer, Berlin (1984)

Steffen, R.; J. Krämer; A. Hedtmann: Gesundheitsschäden an der Wirbelsäule durch schweres Heben und Tragen. Arbeitsmed. Sozialmed. Präventivmed (1991) 26: 194–196 (1991)

Steindler, A.; J. V. Luck: Differential diagnosis of pain low in the back. JAMA 110 (1938) 108–112

Steindler, A.: Interpretation of sciatic radiation and the syndrom of low-back pain. J. Bone Joint Surg. 22-A (1948) 28–34

Stillwell, D.L.: The nerv supply of the vertebral column and its associated structures in the monkey. Anat. Rec. 125 (1956) 635

Stockdale, H. R.; D. Finlay: Use of diagnostic ultrasound to measure the lumbar spinal canal. Br. J. Radiol. 53 (1980) 1101

Stux, G.; N. Stiller; B. Pomeranz: Akupunktur – Lehrbuch und Atlas. Springer, Berlin, Heidelberg, New York (1989)

Sunderland, S.: Traumatized nerves, roots and ganglia: Musculoskeletal factors and neuropathological consequences: The Neurobiologic Mechanisms in Manipulative Therapy. In: Korr, J. M. (ed.) . New York, Plenum (1978) 137–166

Sung, C. S.; Z. H. Wen; W. K. Chang; S. T. Ho; S. K. Tsai; Y. C. Chang; C. S. Wong: Intrathecal interleukin-1beta administration induces thermal hyperalgesia by activating inducible nitric oxide synthase expression in the rat spinal cord. Brain Res. 1015 (2004) 145–153

Suseki, K.; Y Takahashi; K. Takahashi; T. Chiba; M. Yamagata; H. Moriya: Sensory nerve fibres from lumbar intervertebral discs pass through rami communicantes – a possible pathway for discogenic low back pain. J. Bone Joint Surg. 80-B (1998) 737–742

Swanson, K.E.; D. P. Lindsey; K. Y. Hsu, et al.: The effects of an interspinous implant on inter-vertebral disc pressures. Spine 28 (2003) 26–32

Swartz, P.G.; F. R. Murtagh: Spontaneous Resolution of an Intraspinal Synovial Cyst. AJNR 24 (2003) 1261–1263

Takahashi, Y.; T. Morinaga; S. I. Nakamura; K. Suseki; K. Takahashi; Y. Nakajima: Neural connec-tion between the ventral portion of the lumbar intervertebral disc and the groing skin. J. Neurosurg. 85 (1996) 323–328

Tatter, S.B.; G. R. Cosgrove: Hemorrhage into a Lumbar Synovial Cyst Causing an Acute Cauda Equina Syndrome. J Neurosurg. 81 (1994) 449–52

Taylor, J.R: The development and adult structure of lumbar intervertebral discs. J. Man. Med. 5 (1990) 43–47

Terenius, L.: Endorphins and pain. Front. Horm. Res. 8 (1981) 162–195 .

Terenius, L.; A, Tamsen: Endorphins and the modulation of acute pain. Acta Anaethesiol. Scand. Suppl. 74 (1982) 21–24

Thompson, W. A. L.; E. L. Ralston: Pseudarthrosis following spine fusion. J. Bone Joint Surg. 31-A (1949) 400

Thomson, S. J.; D. M. Lomax; B. J. Collett: Chemical meningism after lumbar facet joint block with local anaesthetic and steroids. Anaesthesia 46 (1991) 563–564

Tillich, M.; M. Trummer; F. Lindbichler; G. Flaschka: Symptomatic Intraspinal Synovial Cysts of the Lumbar Spine: Correlation of MR and Surgical Findings. Neuroradiology 43 (2001) 1070–1075

Toakley, J.G.: Subcutaneous lumbar »rhizolysis« – an assessment of 200 cases. Med. J. Austr 2: (1973) 490–492

Tölly, E.; F. Ebner: Transabdominal sonography of the lumbar intervertebral discs and intra-spinal structures. J. Ultrasound Med. 3 (1984) 169

Tölly, E.: Transabdomiale Sonographie lumbaler Bandscheiben und intraspinaler Strukturen. Fortschr. Röntgenstr. 141 (1984) 546–555

Travell, J.; S. Rinzler: The myofascial genesis of pain. Postgrad. Med.11 (1952) 425

Troisier, O. ; E. Gozlan: Mesure comparative des hernies discales sur la discographie et le scanner. Ann. Readapt. Med. Phys. 30 (1987) 247–254

Trummer, M; G. Flaschka; M. Tillich; C.N. Homann, F. Unger, S. Eustacchio: Diagnosis and Surgical Management of Intraspinal Synovial Cysts: Report of 19 cases. J. Neurol. Neu-rosurg. Psychiatry. 70 (2001) 74–77

Tsigos, C.; S. Gibson; S. R. Crosby; A. White; R. J. Young: Cerebrospinal fluid levels of beta endorphin in painful and painless diabetic polyneuropathy. J. Diabetes Complications 9 (1995) 92–96

Ulett, G. A.; S. Han; J. S. Han: Electroacupuncture: mechanisms and clinical application. Biol. Psychiatry 44 (1998) 129–138

Urban, J. P. G.; S. Holm; A. Maroudas; A. Nachemson: Nutrition of the intervertebral disc. An in vivo study of solute transport. Clin. Orthop. 129 (1977) 101–114

van Kleef M; G. A. M. Barendse ; A. Kessels, et al.: Randomized trial of radiofrequency lumbar facet denervation for chronic low back pain. Spine 24 (1999) 1937–1942.

van Schalk, J. P. J.; H. Verbiest; F. D. J. van Schalk: The orientation and shape of the lower lumbar facet joints: A computed tomography study of their variationin 100 patients with low-back pain and a discussion of their possible clinical implications. In: Donavan Post, M. J. (ed.): Computed tomography of the spine. Baltimore, Williams & Wilkins (1984) 495–505

Verband Deutscher Rentenversicherungsträger (Hrsgb.): Sozialmedizinische Begutachtung für die gestzliche Rentenversicherung. 6. Aufl. Springer, Berlin, Heidelberg, New York (2003)

Videman, T.: Experimental osteoarthritis in the rabbit: Comparison of different periods of repeated immobilisation. Acta Ortop. Scand. 53 (1982) 339–347

von Torklus, D.: Hamburger Flektionskorsett bei chronischem Lumbalsyndrom und Lum-boischialgie. Orth. Prax. 18 (1982) 239

Waddell, G.; E. G. Kummel; W. N. Lotto, et al.: Failed lumbar disc surgery and repeat surgery following industrial injuries. J. Bone Joint Surg. 61-A U(1979) 201–207

Waddell, G.; J. A. McCulloch; E. Kummel; R. M. Wenner: Nonorganic physical signs in low back pain. 1979 Volvo Award in clinical science. Spine 5 (1980) 117–125

Waddell, G.; C. J. Main; E. W. Morris; M. D. Paola; C. M. Gray: Chronic low-back pain, psychologic distress and illness behaviour. Spine 9 (1984) 209

Waddell, G.; C. J. Main: Assessment of serverity in low-back disorders. Spine 9 (1984) 204

Waddell, G.; I. Pilowsky; M. R. Bond: Clinical assessment and interpretation of abnormal illness behaviour in low back pain. Pain 39 (1989) 41–53

Watkins, M. B.: Posterolateral fusion of the lumbar and lumbosacral spine. J.Bone Joint Surg. 35-A (1953) 1014

Watkins, M. B.: Posterolateral bone grafting for fusion of the lumbar and lumbosacral spine. J. Bone Joint Surg. 41-A (1959) 388

Weber, A.; J. Peyer: Ergebnisse der dorsalen lumbosacralen Spondylodese. Z. Orthop.112 (1974) 779

Wehling, P.: Synoviale Zytokine begünstigen die Entstehung spontaner Nervenwurzelaktivität nach Kompression. Z. Orthop. 129 (1991) 417–422

Weinstein, J.: Mechanisms of the spinal pain. The dorsal root ganglion and its role as a mediator of low-back pain. Report of the 1985 ISSLS Traveling Fellowship. Spine 10 (1986) 999–1001

White, A. A.; M. M. Panjabi: Clinical biomechanics of the spine. Lippincott, Philadelphia (1990)

White, H.; R. Derby; G. Wynne: Epidural injections for the diagnosis and treatment of low back pain. Spine 5 (1980) 78

Wiesel, S. W.; N Tsourmas; H. L. Feffer; C. M. Citrin; N. Patronas: A study of computer-assisted tomography. I. The incidence of positive cat scans in an asymptomatic group of patients. Spine 9 (1984) 549–551

Wiesenfeld-Hallin, Z.; T. Hökfeld; J. M. Lundberg; W. G. Forssmann; M. Reinecke; F. A. Tschopp; J. A. Fischer: Immunoreactive Calcitonin gene-related substance P coexist in sensory neurons to the spinal cord and interact in spinal behavioral responses of the rat. Neuroscience Letters 52 (1984) 199–204

Wilder, D. G.; B. B. Woodworth; J. W. Frymoyer; M. H. Pope: Vibration and the human spine. Spine 7 (1982) 243–254

Wilkinson, H. A.: Failed-back syndrome. J. Neurosurg. 70 (1989) 659

Williams, P. C.; L. Yglesias: Lumbosacral facetectomy for post fusion persistent sciatica. J. Bone Joint Surg. 15-A (1933) 579

Wiltse, L. L.; I. G. Bateman; R. H. Hutchinson; W. E. Nelson: The paraspinal sacrospinalis-splitting approach to the lumbar spine. J. Bone Joint Surg. 50-A (1968) 919

Wing, P. C.; J. F. Wilfling; P. J. Kokan: Psychological demographic and orthopaedic factors associated with prediction of outcome of spinal fusion. Clin. Orthop. 90 (1973) 153–160

Wiseman, C.; D. Lindsey; A. Fredrick, et al.: The effect of an interspinous implant on facet load during extension. Spine 28 (2003) 203–214

Wolff, H.-D.: Neurophysiologische Aspekte der Manuellen Medizin. Springer, Berlin, Heidelberg, New York (1983)

Woo, S. L. Y.; R. H. Gelberman; N. G. Cobb; D. Amiel; K. Lothringer; W. H. Akeson: The importance of controlled passive mobilization on flexor tendon healing. A biomechanical study. Acta Orthop. Scand. 52 (1981) 615–622

Wyke, B.: The neurology of joints. Ann. Roy. Coll. Surg. 41 (1967) 25–50

Wyke, B.: Articular neurology – a review. Physiotherapy 58 (1972) 94–99

Wyke, B.; P. Polacek: Articular neurology: the present position (Abstr.). J. Bone Joint Surg. 57-B: (1975) 401

Wyke, B. D.: Reflexsysteme in der Brustwirbelsäule. Theoretische Fortschritte und praktische Erfahrungen der Manuellen Medizin. Konkordia, Bühl (1979) 99–100

Yamashita, T.; J. M. Cavanaugh; A. C. Ozaktay; A. Avramov; T. V. Getchell; A. I. King: Effect of substance P on mechanosensitive units of tissues around and in the lumbar facet joint. J. Orthop. Res. 11 (1993) 205–214

Yamashita, T.; Y. Minaki; A. C. Ozaktay; J. M. Cavenaugh; A. I. King: A morphological study of the fibrous capsule of the human lumbar facet joint. Spine 21 (1996) 538–543

Yamashita, T.; I. M. Cavanagh; A. A. El-Bohy; T. V. Getchell; A. I. King: Mechanosensitive afferent units in the lumbar facet joint. J.Bone Joint Surg. 72-A (1990) 865

Yates, A.: Treatment of backbain. In: Jayson, M. (ed.) : The Lumbar Spine and Backpain. Pitman, London (1985)

Young, R. F.; F. W. Bach; A. S. van Norman; T. L. Yaksh: Release of beta-endorphin and methio-nine-enkephalin into cerebrospinal fluid during deep brain stimulation for chronic pain. Effects of stimulation locus and site of sampling. J. Neurosurg. 79 (1993) 816–825

Young, R.J.: The effect of regular exercise on cognitive functioning and personality. Br. J. Sports Med. 3 (1979) 110–117

Zoidl, G.; J. Grifka; D. Boluki; R. E. Willburger; C. Zoidl; J. Krämer; R. Dermietzel; P. M. Faust-mann: Molecular evidence for local denervation of paraspinal muscles in failed-back surgery/postdiscotomy syndrome. Clin. Neuropathol. 22 (2003) 71–77

Zucherman, J. F.; K. Y. Hsu; C. A. Hartjen, et al.: A prospective randomized multi-center study for the treatment of lumbar spinal stenosis with the X STOP interspinous implant: 1-year results. Eur. Spine J. 13 (2004) 22–31

Züch, K.: Anatomische Grundlagen und Technik der paravertebralen Spinalnervenblockade. Med.Welt 20 (1969) 2679

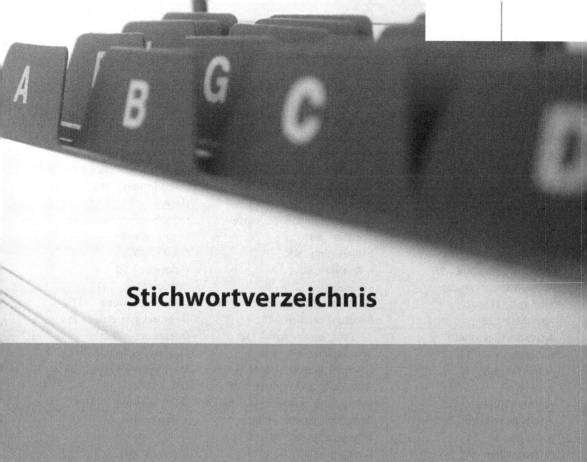

Stichwortverzeichnis

X

Z

Printed in the United States
By Bookmasters